D. Tafrali, S. Barus
Ich will Medizin studieren!

In Erinnerung an das warme Zuhause einer Familie
ist dieses Buch gewidmet Siyahal und Savure,
deren Verlust die Welt ein wenig kälter zurückgelassen hat.

Deniz Tafrali, Sinan Barus

Ich will Medizin studieren!

Der Studienführer Medizin
Universitäten, Zulassung, Studium

1. Auflage

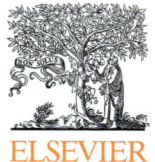

ELSEVIER

Elsevier GmbH, Bernhard-Wicki-Str. 5, 80636 München, Deutschland
Wir freuen uns über Ihr Feedback und Ihre Anregungen an kundendienst@elsevier.com

ISBN 978-3-437-41203-5

Wichtiger Hinweis für den Benutzer
Die medizinischen Wissenschaften unterliegen einem sehr schnellen Wissenszuwachs. Der stetige Wandel von Methoden, Wirkstoffen und Erkenntnissen ist allen an diesem Werk Beteiligten bewusst. Sowohl der Verlag als auch die Autorinnen und Autoren und alle, die an der Entstehung dieses Werkes beteiligt waren, haben große Sorgfalt darauf verwandt, dass die Angaben zu Methoden, Anweisungen, Produkten, Anwendungen oder Konzepten dem aktuellen Wissenstand zum Zeitpunkt der Fertigstellung des Werkes entsprechen.
Der Verlag kann jedoch keine Gewähr für Angaben zu Dosierung und Applikationsformen übernehmen. Es sollte stets eine unabhängige und sorgfältige Überprüfung von Diagnosen und Arzneimitteldosierungen sowie möglicher Kontraindikationen erfolgen. Jede Dosierung oder Applikation liegt in der Verantwortung der Anwenderin oder des Anwenders. Die Elsevier GmbH, die Autorinnen und Autoren und alle, die an der Entstehung des Werkes mitgewirkt haben, können keinerlei Haftung in Bezug auf jegliche Verletzung und/oder Schäden an Personen oder Eigentum, im Rahmen von Produkthaftung, Fahrlässigkeit oder anderweitig übernehmen.

Bibliografische Information der Deutschen Nationalbibliothek
Die Deutsche Nationalbibliothek verzeichnet diese Publikation in der Deutschen Nationalbibliografie; detaillierte bibliografische Daten sind im Internet über http://www.dnb.de/ abrufbar.

22   23   24   25   26   5   4   3   2   1

In ihren Veröffentlichungen verfolgt die Elsevier GmbH das Ziel, genderneutrale Formulierungen für Personengruppen zu verwenden. Um jedoch den Textfluss nicht zu stören sowie die gestalterische Freiheit nicht einzuschränken, wurden bisweilen Kompromisse eingegangen. Selbstverständlich sind **immer alle Geschlechter** gemeint.

Planung: Veronika Rojacher, München
Projektmanagement: Elisabeth Märtz, München
Redaktion und Herstellung: Hildegard Graf, Germering
Satz: Straive, Puducherry/Indien
Druck und Bindung: Drukarnia Dimograf Sp. z o. o., Bielsko-Biała/Polen
Umschlaggestaltung: Spiesz Design, Neu-Ulm
Titelfotografie: © colourbox.com

Aktuelle Informationen finden Sie im Internet unter **www.elsevier.de**.

Vorwort

Das Ziel dieses Buches ist es, euch eine Stütze bei der Bewerbung zum Medizinstudium zu sein und euch dabei über die Zulassung, das Studium und das ärztliche Berufsbild und allem, was damit einhergeht, bestmöglich zu informieren.

Medizin zu studieren ist der Traum von sehr vielen Menschen. Diese Behauptung wird zum einen durch die unglaublich hohe Anzahl an Bewerbungen für die Fächer Human-, Zahn- und Tiermedizin in Deutschland gestützt (925.000 Bewerbungen für das WS 2020/21). Zum anderen zeigt die stetig steigende Zahl an Bewerbern für diese Fächer, dass der Trend immer weiter in dieselbe Richtung geht: Im WS 2010/11 wollten ca. 40.000 Personen Medizin studieren, im WS 2020/21 waren es schon ca. 50.000, die sich für ein Medizinstudium interessierten.

Natürlich ist nicht jeder Bewerber gleich. Die Gründe für den Studienwunsch sind aber oft ähnlich. Folgendes vorweg: Das Vorurteil des reichen Arztkindes, das nur studiert, um die Praxis der Eltern zu übernehmen, ist heutzutage (zum Glück) überholt. Trotzdem entscheiden sich die meisten, Medizin zu studieren, damit sie später als Arzt oder als Ärztin tätig sein können. Wieder andere möchten den Menschen besser helfen oder haben besondere Fähigkeiten, die ihrer Meinung nach sehr gut zum Studium passen. Ein weiterer Grund für die Entscheidung zum Medizinstudium ist, dass viele Personen für die Inhalte des Faches starkes Interesse hegen.

Ungeachtet der Gründe für ein Medizinstudium kann es passieren, dass die Wünsche und Vorstellungen nicht vollumfänglich mit der Realität übereinstimmen. Oft vergessen Bewerber und ihre Angehörigen, dass der Beruf des Arztes oder der Ärztin am Ende auch einfach nur ein Beruf ist. Es ist ein schöner Beruf, weil man Leben rettet, Krankheiten vorbeugt und kranken Menschen helfen kann – aber immer noch ein Beruf. Außerdem ist das Studium sehr anstrengend, man arbeitet sehr viel und die Bezahlung ist insbesondere in den ersten Jahren nicht gerade erfreulich (vom PJ ganz zu schweigen).

Deshalb solltet ihr eure Entscheidung, Medizin studieren zu wollen, sehr genau analysieren. Ihr solltet euch stets selbst reflektieren und darüber nachdenken, ob eure Vorstellungen mit der Realität übereinstimmen. Schlechte Gründe für ein Medizinstudium, wenn Ihnen unreflektiert nachgegangen wird, können folgende Beispiele sein:

- Ich wollte schon als Kind Arzt oder Ärztin werden.
- Ich möchte hohes Ansehen, viel Geld verdienen oder das andere Geschlecht beeindrucken.
- Ich möchte sein wie [eine beliebige Figur aus einer Arztserie].

Als Kinder hattet ihr sicher einen anderen Wissenstand als heute, vielleicht andere Vorstellungen und sogar andere Werte. Ihr seid keine Kinder mehr und solltet Entscheidungen, die ihr als Kinder getroffen habt, stets kritisch überprüfen und abwägen, ob sie für euch immer noch aktuell sind.

Mediziner und Medizinerinnen sind Experten auf einem Gebiet, das jeden Menschen betrifft. Darüber hinaus gibt es verhältnismäßig wenig Ärzte im Vergleich zur allgemeinen Bevölkerung. Außerdem besteht heute noch manchmal die Ansicht des erstmals im Krimkrieg geprägten Ausdrucks, dass Ärzte „Halbgötter in Weiß" seien. Dem ist heutzutage aber nicht so. Man erhält mit der Studienzulassung und der Approbation ein gewisses Ansehen und Bewunderung, die sich aber in Grenzen hält. Man verdient später auch gutes Geld (Betonung auf später), wenn man den richtigen Facharzt auswählt und sich selbstständig macht. Mit einer Lehre ab 16 verdient man über seine gesamte Lebensspanne meist genauso viel oder eventuell sogar mehr.

Dass man die Partnersuche nicht auf den eigenen Berufsstand reduzieren sollte, brauchen wir an diese Stelle hoffentlich nicht zu erwähnen. Ebenso, dass man sich nicht aufgrund irgendwelcher TV-Serien für den Beruf als Medizinerin oder Mediziner entscheiden sollte.

Zu guter Letzt solltet ihr nicht vergessen, dass der Rest der Gesellschaft von Medizinerinnen und Medizinern ein gewisses Verhalten erwartet. Spätestens nach dem Medizinstudium gehen größere Eskapaden mit Alkohol, kleinste Straftaten und allgemein ungebührendes Verhalten mit einem sofortigen Vertrauensverlust der Gesellschaft einher. Man wird schlicht und einfach in eine Schublade gesteckt und muss ein Vorbild für den Rest der Bevölkerung sein. Das ist etwas positives, jedoch werden dadurch auch einige persönliche Freiheiten im eigenen Gebaren eingeschränkt, denn man muss sich dem ärztlichen Stand gebührend verhalten. Es ist also keine einfache Entscheidung, Medizin studieren zu wollen, auch wenn sie oft leichtfertig getroffen wird.

Selbstverständlich sollten diese mahnenden Worte keinen Schatten auf die positiven Aspekte des Medizinstudiums werfen. Für uns persönlich gilt, dass wir sehr gerne Mediziner sind und wir es uns nicht anders gewünscht hätten. Das Studium ist aufregend, die Arbeit ist erfüllend und es wird einem nie langweilig. Es ist unseres Erachtens das beste Fach, das man studieren kann.

Die Zulassung zum Studium ist jedoch nicht einfach. Wir können uns in jeden von euch hineinversetzen, der Bedenken hat, überhaupt Medizin studieren zu können, weil er keine perfekte Abiturnote hat, vielleicht nicht über die Mittel zur Finanzierung des Studiums verfügt oder wenn das Umfeld nicht daran glaubt, dass man eine Zusage erhält – bei uns war es nicht anders. Bei dem Durcharbeiten dieses Buches werdet ihr jedoch sehen, dass eine Zusage gar nicht so unwahrscheinlich ist, wie man vielleicht glauben mag.

Wir drücken deshalb jedem und jeder von euch die Daumen und hoffen, dass euch dieses Buch ein verlässlicher Begleiter auf dem Weg zum Medizinstudium sein wird.

Ellwangen und Stuttgart im Herbst 2021
Deniz Tafrali und Sinan Barus

Danksagung

An dieser Stelle möchten wir Frau Veronika Rojacher von der Elsevier GmbH für ihre herausragende Arbeit und die akribische Planung des Studienführers danken.

Auch bei unserer langjährigen Lektorin Frau Hildegard Graf, die mit ihrem großen Erfahrungsschatz und der exzellenten Arbeit dieses Buch monatelang feingeschliffen hat, bedanken wir uns herzlich.

Einen besonderen Dank richten wir an Frau Kerstin Lütge-Varney und Herrn Martin Schneider von der Stiftung für Hochschulzulassung (hochschulstart.de) für ihre großartigen und sehr hilfreichen fachlichen und inhaltlichen Anmerkungen.

Ellwangen und Stuttgart im Herbst 2021
Deniz Tafrali und Sinan Barus

Die Autoren

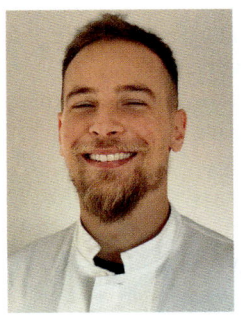

Dr. med univ. Deniz Tafrali

Arzt, Unternehmer und Autor. Nach seinem Abitur 2011 in Baden-Württemberg entschied er sich Medizin zu studieren. Da es ihm aufgrund des Numerus clausus in Deutschland nicht möglich war einen Studienplatz zu erhalten absolvierte er 2013 erfolgreich den medizinischen Aufnahmetest (MedAT) in Österreich. Sein ordentliches Studium der Humanmedizin beendete er 2019 an der Medizinischen Universität Graz mit Studien- und Forschungsaufenthalten in Cambridge, Malta und Hamburg und begann anschließend 2020 seine Facharztweiterbildung in der Neurologie am Universitätsklinikum in Ulm. Er ist seit 2017 Autor bei Elsevier und außerdem Gründer des Unternehmens get-to-med, das seit 2015 erfolgreich junge Menschen im deutschsprachigen Raum ins Medizinstudium führt.

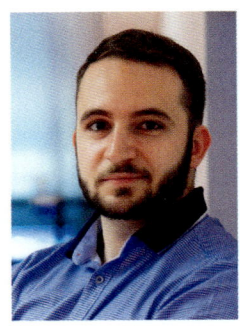

Sinan Barus

Seit 2015 Student der Humanmedizin an der Eberhard-Karls-Universität in Tübingen. Nach seinem Abitur im Jahre 2012 studierte er zunächst 2 Semester Technologie- und managementorientierte Betriebswirtschaftslehre an der Technischen Universität München und 3 Semester Molekulare Medizin in Tübingen. Er war Stipendiat der Wilhelm- und Else-Heraeus-Stiftung und Gast der Leopoldina. Auch neben dem Studium engagiert er sich in Wissenschaft, Forschung und Lehre, so war er als wissenschaftliche Hilfskraft am Max-Planck-Institut für Entwicklungsbiologie und am Universitätsklinikum Tübingen sowie als Tutor für Sonographie im Medizinstudium und als Tutor für das Anatomische Institut im Rahmen des großen Präparierkurses tätig. Seit 2019 fertigt er seine medizinische Dissertation mit Unterstützung des Sigmund-Kiener-Promotionsstipendiums am Tübinger Hertie-Institut für klinische Hirnforschung an. Er ist seit 2018 Autor des Elsevier-Verlages.

DER NC-RECHNER: NUMERUS APERTUS
Wir errechnen deine Chancen auf ein Studium in Deutschland und Europa!

- Zusätzlich zu diesem Buch hat Dr. Deniz Tafrali auf seiner Website get-to-med.com einen NC-Rechner programmiert, der euch sowohl in Deutschland als auch in der gesamten EU aus über 350 Universitäten diejenigen Standorte anzeigt, an denen ihr euren Qualifikationen ensprechend eine Zulassung zum Medizinstudium erhaltet.
- Der NC-Rechner öffnet euch die Tür zum Medizinstudium – und daher auch der Name: *Numerus apertus* – das Gegenteil des Numerus clausus*.

 https://else4.de/5ze

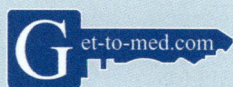

* lat. *numerus* für „Zahl, Anzahl" und *apertus* für „offen, nicht verschlossen"

Abbildungsnachweis

Der Verweis auf die jeweilige Abbildungsquelle befindet sich bei allen Abbildungen im Werk in eckigen Klammern, entweder am Ende des Legendentextes oder direkt an der Abbildung. Alle Landkarten mit den Uni-Standorten sind gezeichnet von Heike Hübner, Berlin. Die Weltkarten mit Länderflaggen in Kap 2 © colourbox.com.

J751	Istockphoto.com
J787	Colourbox.com
J812-035	Adobe Stock / Anatoly
J812-036	Adobe Stock / New Africa
J812-037	Adobe Stock / Sina Ettmer
J812-038	Adobe Stock / runzelkorn
J812-039	Adobe Stock / Margarita
J812-040	Adobe Stock / nedomacki
J812-041	Adobe Stock / mhfotodesign
J813-003	Pixabay / neufal54
J813-003	Pixabay / Peter H
J813-004	Pixabay / flyupmike
L231	Stefan Dangl, München
P1046	Dr. med. univ. Deniz Tafrali, Ulm
P1047	Sinan Barus, Tübingen
T1166	RWTH Aachen University
T1167	Charité - Universitätsmedizin Berlin
T1169	HHU/Ivo Mayr
T1170	FAU Erlangen
T1171	Universität Greifswald
T1174	Carl von Ossietzky Universität Oldenburg
T1175	Universität Regensburg
T1176	Universitätsklinikum Tübingen
W1160	MediMeisterschaften GmbH & Co. KG, Senden
X333-014	Wikimedia Commons / Galen
X333-015	Wikimedia Commons / Portrait Andreas Vesal
X333-016	Wikimedia Commons / Vesalius Fabrica
X333-017	Wikimedia Commons / Vesalius fertigt
X333-018	Wikimedia Commons / Rudolf Ludwig Karl Virchow
X333-019	Wikimedia Commons / André Koehne, Robert Koch
X333-020	Wikimedia Commons / Jeno Doby, Ignaz Semmelweis
X333-021	Wikimedia Commons / Hippokratischer Eid
X381-004	Wellcome Collection: The Asclepion in the Hellenistic period, from east
X381-005	Wellcome Collection: Hippokrates

Abkürzungen

ABQ	Abiturbestenquote	**KMP**	Kumulative Modulprüfung
AdH	Auswahlverfahren der Hochschulen	**KPJ**	Klinisch-praktisches Jahr (Studieneignungstest USA)
ADIA	Anderer Dienst im Ausland	**MCAT**	
AntOn	Antragstellung Online	**MD**	Medical Doctor (USA)
ASB	Arbeiter-Samariter-Bund	**MedAT**	Medizinischer Aufnahmetest (Österreich)
BMS	Basiskenntnistest für medizinische Studien	**NC**	Numerus clausus
DKMS	Deutsche Knochenmarkspenderdatei	**ÖGD**	Öffentlicher Gesundheitsdienst
		p. a.	per anno/pro Jahr
DLRG	Deutsche Lebensrettungsgesellschaft	**PJ**	Praktisches Jahr
		PM	Pflichtmodul
DoSV	Dialogorientiertes Serviceverfahren	**SEK**	Sozial-emotionale Kompetenzen
DRK	Deutsches Rotes Kreuz	**SfH**	Stiftung für Hochschulzulassung
ECTS	European Credit Transfer and Accumulation System / Punktesystem für die Vergleichbarkeit von Unis weltweit	**SIPs**	Summative integrierte Prüfungen
		stav	Studierendenauswahl-Verbund
		THW	Technisches Hilfswerk
		TMS	Test für medizinische Studiengänge
EMS	Eignungstest für medizinische Studiengänge (Schweiz)	**TOEFL**	Test of English as a Foreign Language
EWR	Europäischer Wirtschaftsraum	**TV**	Textverständnis
FÖJ	Freiwilliges Ökologisches Jahr	**VAQ**	Vorabquote
FSJ	Freiwilliges Soziales Jahr	**VMC**	Virtueller Medizinischer Campus
HAM-Nat	Hamburger Naturwissenschaftstest	**ZEQ**	Zusätzliche Eignungsquote
HQ	Hauptquote		
HZB	Hochschulzugangsberechtigung		
KFF	Kognitive Fähigkeiten und Fertigkeiten		

Fehler gefunden?

https://else4.de/978-3-437-41203-5

An unsere Inhalte haben wir sehr hohe Ansprüche. Trotz aller Sorgfalt kann es jedoch passieren, dass sich ein Fehler einschleicht oder fachlich-inhaltliche Aktualisierungen notwendig geworden sind. Sobald ein relevanter Fehler entdeckt wird, stellen wir eine Korrektur zur Verfügung. Mit diesem QR-Code gelingt der schnelle Zugriff. Wir sind dankbar für jeden Hinweis, der uns hilft, dieses Werk zu verbessern. Bitte richten Sie Ihre Anregungen, Lob und Kritik an folgende E-Mailadresse: kundendienst@elsevier.com

Hinweise zur Lektüre

Dieses Buch richtet sich sowohl an alle Menschen, die Medizin studieren möchten, als auch an solche, die eine Faszination für die Medizin als solche haben. Da Letzteres für so gut wie alle Personen zutrifft, die Medizin studieren möchten, haben wir diese zwei Themengebiete in einem Buch vereint. Jedoch: Wir haben auch eine klare Trennung der beiden Themenblöcke im Buch eingehalten. Deshalb ist der Studienführer Medizin inhaltlich in zwei Bereiche geteilt:

Die **Teile I bis III** befassen sich mit der Zulassung, den Rahmenbedingungen und der Organisation des Medizinstudiums. Dabei werden nicht nur die Länder Deutschland, Österreich und Schweiz intensiv behandelt, sondern sowohl alle europäischen Nationen als auch darüber hinaus, wenn auch nur vereinzelt, Studiengänge für Medizin aus dem Rest der Welt (z. B. der USA). Dieser Teil des Buches ist dementsprechend hauptsächlich informativ und gibt klare Handlungsanweisungen für die Zulassung zum Medizinstudium sowie Informationen zum Studium als solches.

Teil IV des Studienführers hat vor allem den Sinn und Zweck, die Faszination für das Fach Medizin zu wecken und den Beruf des Mediziners von vielen verschiedenen Seiten zu beleuchten – wir haben ihn aus gutem Grund „Über das Arztsein" genannt. Um dieses Ziel zu erreichen, wird zum einen intensiv auf die Geschichte der Medizin eingegangen und es werden zum anderen die Grundlagen der Wissenschaft hinter der modernen Medizin beleuchtet. Darüber hinaus bringen wir euch den ärztlichen Beruf im Wandel der Zeit näher sowie das ärztliche Ethos und das Thema der Ethik in der Medizin. Nicht zuletzt werden wir in diesem Teil des Buches den Menschen als Ganzes betrachten und uns mit dem Leben und dem Tod beschäftigen. Zu guter Letzt werden euch in diesem Teil auch die mentalen und persönlichen Kapazitäten nähergebracht, die mit der Arbeit als Mediziner vergesellschaftet sind. Dieser zweite Teil des Studienführers ist sehr theoretisch und informativ. Die Texte sind umfassender und behandeln die oben angesprochen Themen intensiver und ausführlicher, als dies bei den Teilen I bis III angebracht wäre.

QR-CODES, DIE ZEIT SPAREN

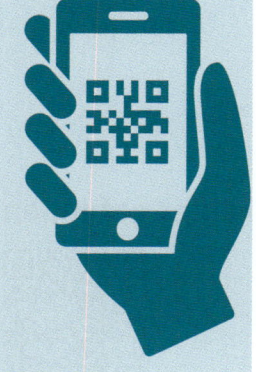

In diesem Werk findet ihr über 125 QR-Codes, die euch Zeit ersparen bei der eigenen Recherche – gerade bei Suche nach Fakultäts- und Fachschaftsseiten oder wichtigen Infos, Statistiken und Terminen. Los geht's: Handy gezückt, Kamera aktiviert und mit einem Klick ins Netz ganz ohne Suche!

Dieses Buch enthält Links zu externen Webseiten Dritter, auf deren Inhalte wir keinen Einfluss haben. Deshalb können wir für diese fremden Inhalte auch keine Gewähr übernehmen. Für die Inhalte der verlinkten Seiten ist stets der jeweilige Anbieter oder Betreiber der Seiten verantwortlich.

Eine Überprüfung der Inhalte der von uns verlinkten externen Seiten ohne tatsächliche und konkrete Anhaltspunkte für einen Rechtsverstoß leisten wir nicht. Falls uns aber entsprechende Hinweise bekannt werden, werden wir unverzüglich eine Überprüfung, soweit möglich, einleiten und die dabei erzielten Ergebnisse bei Neuauflagen berücksichtigen.

Wir sind uns bewusst, dass externe Webseiten sich jederzeit ändern können. Trotzdem ist es unser Anliegen, die im Buch verwendeten Links aktuell zu halten. Sollte wider Erwarten ein Link nicht funktionieren, wendet euch bitte an: kundendienst@elsevier.com.

Inhaltsverzeichnis

Medizin studieren – aber wie und wo?

1 Medizin studieren in Deutschland, Österreich und der Schweiz

Euch alle eint eine Sache: Ihr möchtet zum Medizinstudium zugelassen werden. Damit dieser Wunsch auch in Erfüllung geht, müsst ihr aber planvoll und gezielt an die Sache herangehen. Um das bewerkstelligen zu können, braucht ihr zuerst einmal eine Fülle von wichtigen Informationen, anhand derer ihr essenzielle Entscheidungen bezüglich eurer Studienortswahl, eurer Finanzen und vielem mehr treffen könnt.

Eines Vorab: Wir wollen euch bei den folgenden Kapiteln nicht mit Informationen erschlagen. Vielmehr sind die Texte, die nun folgen, kurz, sauber und einfach verständlich gehalten. In einer Zeit des Informationsüberschusses ist es nämlich nicht wichtig, alle noch so irrelevanten Informationen zu haben, sondern genau die richtigen Informationen zu kennen.

1.1 Deutschland

1.1.1 Allgemeine Voraussetzungen

hochschulstart.de Auf dieser Website findet ihr alle Informationen zum Thema *Medizin studieren in Deutschland*. Doch welche Informationen sind für euch relevant? Es sind diejenigen, die ihr benötigt, um einen erfolgreichen Bewerbungsprozess zu durchlaufen und am Ende euren Anforderungen entsprechend zum Medizinstudium zugelassen zu werden.

INFO
Was ist hochschulstart.de?
hochschulstart.de ist die Website der Stiftung für Hochschulzulassung (SfH), die die Studienplatz-vergabe von zulassungsbeschränkten Studienfächern organisiert. Darunter fallen neben örtlich zulassungsbeschränkten Studienfächern (z. B. Psychologie) auch bundesweit zulassungsbeschränkte Fächer wie Human-, Veterinär- und Zahnmedizin sowie Pharmazie. Dieses Buch befasst sich rein mit der Zulassung zum Studium der Humanmedizin.

Hochschulstart vergibt Studienplätze an deutsche Bewerber, an sogenannte Bildungsinländer, an Bürger eines Mitgliedsstaates der Europäischen Union (EU) und des europäischen Wirtschaftsraumes (EWR) sowie an in Deutschland wohnende Familienangehörige von Bürgern eines Staates in der EU bzw. dem EWR.

INFO
Was sind Bildungsinländer?
Personen, die zulassungsrechtlich deutschen Bewerber gleichgestellt sind – also Personen mit einem ausländischen Pass, die im Inland die Hochschulzugangsberechtigung (z. B. Abitur) erlangt haben.

Die sogenannte „Hochschulzugangsberechtigung" (kurz: HZB) ist die zentrale Voraussetzung für die Teilnahme am Zulassungsverfahren von Hochschulstart. Wer sich in das Thema HZB einlesen will, kann gerne auf Hochschulkompass.de sein Wissen diesbezüglich erweitern. Um für das Medizinstudium zugelassen zu werden, muss man aber kein Experte in dieser Sache sein (es reicht, eine deutsche HZB oder ein Äquivalent zu besitzen).

NICE TO KNOW
Ihr könnt euch auch in ein anderes Studium einschreiben, dieses absolvieren und euch dann als Zweitstudienbewerber auf Studienplätze der Medizin bewerben! (Erfolg nicht garantiert)

Neben Deutschen und Bildungsinländern können sich auch folgende Gruppen bewerben:
- Quereinsteiger aus einem anderen Studiengang
- Personen, die Gasthörer sein möchten
- Personen, die außerhalb Deutschlands zum Medizinstudium eingeschrieben waren oder sind
- Besitzer eines Teilstudienplatzes, die sich auf eine endgültige Zulassung bewerben
- Erfolgreiche Studienplatzkläger

- Personen ohne HZB, die eine anderweitige anerkannte Qualifikation für ein Medizinstudium besitzen (z. B. Zweitstudienbewerber)

Die allgemeinen Voraussetzungen, um überhaupt am Vergabeverfahren teilnehmen zu können, haben wir nun herausgefunden. Im Folgenden geht es darum, wie das Vergabeverfahren abläuft.

1.1.2 Vergabe der Studienplätze

Wir erklären euch nun, wie die Studienplatzvergabe im Fach Medizin seit dem Ablauf des Wintersemesters 2021 geregelt wird.

Entscheidung des Bundesverfassungsgerichts vom 19. Dezember 2017

Das Vergabeverfahren für Studienplätze im Fach Humanmedizin war vor dem Jahr 2019 laut dem Bundesverfassungsgericht in Karlsruhe teilweise verfassungswidrig. In der herkömmlichen Form verletzte das Auswahlverfahren zum Medizinstudium die Chancengleichheit der Bewerber. Darüber hinaus war es in einigen Bereichen mit dem Grundgesetz unvereinbar. Deshalb wird seit dem Sommersemester 2020 ein neues, verfassungskonformes Auswahlverfahren durchgeführt, das wir im Folgenden näher beleuchten möchten.

Etwas Wichtiges vorab: Die gesamten Regelungen wurden nach Vorgabe des Bundesverfassungsgerichts bundesweit neu geregelt, sodass sich Universitäten an bestimmte neue Rahmenbedingungen halten müssen. Eine dieser Rahmenbedingungen ist z. B., dass in der Zusätzlichen Eignungsquote (ZEQ) Bewerber schulnotenunabhängig zugelassen werden müssen. Es sollen dabei im Hinblick auf die Studienplatzvergabe vor allem das **Ergebnis eines Medizinertests**, **Interviews**, **Berufsausbildungen** und **Dienste** maßgebliche Kriterien sein. Was das bedeutet, erklären wir euch im nächsten Kapitel.

Das Verfahren

Es gibt in Deutschland insgesamt ca. 9.500 Studienplätze für das Fach Humanmedizin im Wintersemester (WS) und ca. 1700 im Sommersemester (SS). Wir betrachten diese Zahlen je Semester als 100 %.

20 % dieser Studienplätze, also 1.900 (WS) bzw. 340 (SS), werden als sogenannte Vorabquote (VAQ) vergeben.

80 % dieser Studienplätze, also 7.600 (WS) bzw. 1.360 (SS), werden in der Hauptquote (HQ) vergeben.

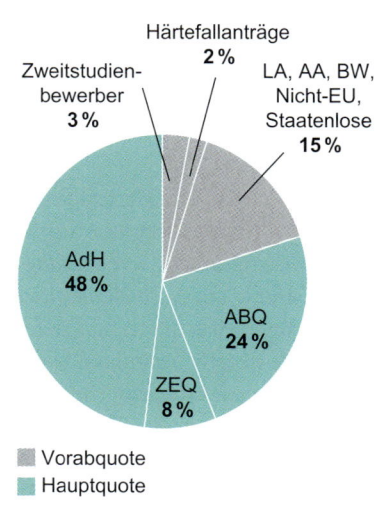

Abb. 1.1 Kuchendiagramm über die Verteilung der Studienplätz in Medizin (Deutschland) [L231]

AUFGEPASST!
Wenn man über 55 Jahre alt ist, darf man nur in Ausnahmefällen am Zulassungsverfahren teilnehmen!

Die Vorabquote

Die Vorabquote (VAQ) unterteilt sich in folgende Bewerbergruppen:
1. Härtefallanträge
   2 % insgesamt (10 % der VAQ)
2. Beruf in Bereichen besonderen öffentlichen Bedarfs (z. B. Landarztquote,
   Bundeswehr)
   Gemeinsam mit 3. 15 % insgesamt (75 % der VAQ); Verhältnis je nach Bundesland
   unterschiedlich
3. Nicht-EU-Ausländer und Staatenlose
   Gemeinsam mit 3. 15 % insgesamt (75 % der VAQ); Verhältnis je nach Bundesland
   unterschiedlich
4. Zweitstudienbewerber
   3 % insgesamt (15 % der VAQ)

Das exakte Verhältnis der Prozentzahl in der VAQ wird vom jeweiligen Bundesland
bestimmt. Zumeist sind aber 2,2 % der gesamten Studienplätze für Sanitätsoffiziere der
Bundeswehr reserviert sowie 5 % für Nicht-EU-Ausländer und Staatenlose.

AUFGEPASST!
Da die gesetzlichen Bestimmungen in jedem Bundesland unterschiedlich sein können und darüber
hinaus einem stetigen Wandel unterzogen sind, macht es an diesem Punkt keinen Sinn, auf die
Regelungen jedes einzelnen Bundeslandes einzugehen!

Härtefallanträge

Härtefallanträge gelten als sogenannte Sonderanträge. Die Maßstäbe für das Gewähren
eines Härtefallstatus sind sehr hoch – und zwar deswegen, weil man durch den Härtefallantrag **sofort zum Studium zugelassen** wird. Mögliche Gründe für einen Härtefall
wären eine Krankheit mit fortschreitender Tendenz, eine Behinderung, die keinen anderen Beruf zulässt oder besondere soziale oder familiäre Umstände, die allesamt bewiesen
werden müssen.

Es gibt neben dem Härtefallantrag noch zwei weitere Arten von Sonderanträgen: den
Antrag auf Nachteilsausgleich zur Verbesserung der Durchschnittsnote und den *Antrag auf
Nachteilsausgleich zur Verbesserung der Wartezeit.*

Der *Antrag auf Nachteilsausgleich zur Verbesserung der Durchschnittsnote* ist für diejenigen unter euch interessant, deren Abschlussnote in der HZB maßgeblich durch äußere
Umstände negativ beeinflusst worden ist. Das kann eine Krankheit sein, eine Mitglied-
schaft in einem professionellen Sportkader in der Abi-Zeit oder der Verlust eines oder
beider Elternteile in derselben Zeit. Wichtig ist dabei, dass das Ereignis bzw. der Umstand
sich **nachweislich und anhand eines Gutachtens der Schule nachvollziehbar negativ
auf die Abschlussnote ausgewirkt hat.**

Der *Antrag auf Nachteilsausgleich zur Verbesserung der Wartezeit* ist für diejenigen von
euch von Bedeutung, die Umstände in ihrem Leben vorzuweisen haben, die den Erwerb

der Hochschulzugangsberechtigung verzögert haben. Auch hier gilt, dass man das zu beweisen hat.

AUFGEPASST!

Diese Anträge sind kompliziert. Ihre Einzelheiten solltet ihr den offiziellen Dokumenten auf hochschulstart.de entnehmen.

Beruf in Bereichen besonderen öffentlichen Bedarfs

2,2 % der gesamten Studienplätze bundesweit sind für Sanitätsoffiziere der Bundeswehr reserviert. Außerdem vergeben Bundesländer seit 2020 auch bevorzugt Studienplätze an solche Bewerber, die sich dazu verpflichten, zehn Jahre nach dem Studium als Allgemeinmediziner in Regionen zu arbeiten, in denen es einen Mangel in der Primärversorgung gibt (Landarztquote) bzw. seit 2021 auch an solche, die sich für zehn Jahre für den öffentlichen Gesundheitsdienst verpflichten (Amtsarztquote). Des Weiteren können Bundesländer für diesen Bereich weitere Gesetze erlassen, die berufsabhängige Kriterien zur Zulassung zum Studium heranziehen.

Nicht-EU-Ausländer und Staatenlose

Für Staatenlose, Nicht-EU-Ausländer bzw. Personen, die ihre HZB nicht im Europäischen Wirtschaftsraum (EWR) erlangt haben, gilt, dass sie sich direkt bei den Hochschulen bewerben müssen.

NICE TO KNOW

Friedrich Nietzsche war zeitweise staatenlos!

Zweitstudienbewerber

Das sogenannte Zweitstudium ist ein Studium, das nach dem Absolvieren eines vorangehenden Studiums angetreten wird. Das bedeutet in Bezug auf die Bewerbung zum Medizinstudium, dass der Bewerber ein bestenfalls fachlich einschlägiges Bachelor-, Master- oder Diplomstudium beendet hat und darauffolgend Medizin studieren möchte – dann spricht man von einem Zweitstudienbewerber.

Die Vergabe der Studienplätze an Zweitstudienbewerber im Rahmen der VAQ wird anhand eines Punktesystems geregelt:

Es gibt drei Kategorien mit einer eigenen Staffelung der vergebenen Punkte – die Noten des Erststudiums, die Gründe für die Bewerbung zum Zweitstudium und zwingende familiäre Gründe. Die Punktestaffelung gestaltet sich wie folgt:

- Noten des Erststudiums
  - 4 Punkte für „ausgezeichnet" und „sehr gut"
  - 3 Punkte für „gut" und „voll befriedigend"
  - 2 Punkte für „befriedigend"
  - 1 Punkt für „ausreichend"
  - 1 Punkt für „nicht nachgewiesen"
- Gründe für die Bewerbung
  - 11, 9 oder 7 Punkte für wissenschaftliche Gründe

- – 9 Punkte für zwingende berufliche Gründe
- – 7 Punkte für besondere berufliche Gründe
- – 4 Punkte für sonstige berufliche Gründe
- – 1 Punkt für sonstige Gründe
- Familiäre Gründe (falls gegeben)
- – 2 Punkte für zwingenden Berufswechsel durch Ehe oder Kindererziehung

Maximal sind also 17 Punkte erreichbar. Erfahrungsgemäß liegt die Grenze beim Studienfach Medizin **bei 9–11 Punkten**.

AUFGEPASST!

Die Kriterien für die Einordnung eurer Gründe für die Bewerbung und das Stattgeben des familiären Grundes sind umfangreich und daher bestenfalls den offiziellen Dokumenten auf hochschulstart.de zu entnehmen.

Die Hauptquote

AUFGEPASST!

Zur Erinnerung:
20 % aller Studienplätze werden in der sogenannte Vorabquote (VAQ) vergeben und 80 % der Studienplätze werden in der Hauptquote (HQ) vergeben.
Die Prozentsätze 30 %, 10 % und 60 % auf hochschulstart.de beziehen sich demnach rein auf die
Hauptquote!

Die Hauptquote (HQ) gestaltet sich wie folgt:
1. Abiturbestenquote
   24 % insgesamt (30 % der HQ)
2. Zusätzliche Eignungsquote (ZEQ)
   8 % insgesamt (10 % der HQ)
3. Auswahlverfahren der Hochschulen (AdH)
   48% insgesamt (60 % der HQ)

AUFGEPASST!

Man nimmt an den Standorten, an denen man sich bewirbt, stets an **allen Quoten** teil!
Bewerbt ihr euch also z.B. in Ulm, nehmt ihr sowohl an der Abiturbestenquote als auch an der zusätzlichen Eignungsquote und auch am Auswahlverfahren der Hochschulen für diesen Standort teil!

Abiturbestenquote

Die Abiturbestenquote (ABQ) vergibt **30 %** der Studienplätze in der Hauptquote an die Bewerber mit der höchsten Punktzahl in der HZB. Hier werden die Bewerber in einem dreistufigen Verfahren von der besten HZB zur schlechtesten anhand von **Länderlisten**, einer **Bundesliste** und schließlich der **Studienfachfilterung** gereiht.

Die Rangreihung der HZBs anhand der **Länderliste** wird zunächst ohne Rücksicht auf die Studienfachwahl (Medizin, Zahnmedizin, Tiermedizin oder Pharmazie) länderspezifisch geregelt. Das bedeutet, dass die Abiturbesten des jeweiligen Bundeslandes nach Punkt-

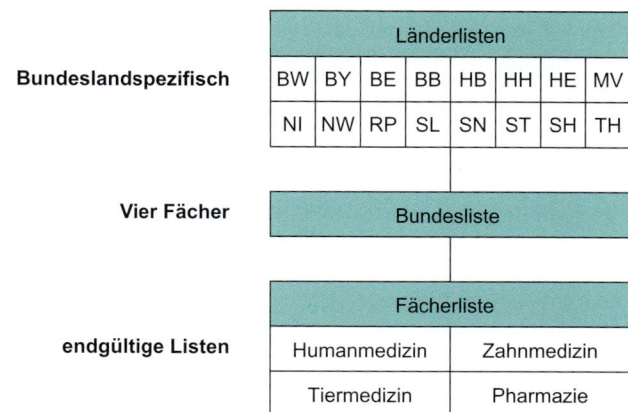

Länderlisten							
BW	BY	BE	BB	HB	HH	HE	MV
NI	NW	RP	SL	SN	ST	SH	TH

Bundeslandspezifisch

Vier Fächer — Bundesliste

Fächerliste	
Humanmedizin	Zahnmedizin
Tiermedizin	Pharmazie

endgültige Listen

Abb. 1.2 Schema der jährlich erstellten, studienfachspezifischen Bundesliste [L231]

zahlen im Abitur sortiert miteinander konkurrieren und in eine Liste eingetragen werden. Gibt es eine Ranggleichheit bei mehreren Bewerbern, werden solche bevorzugt, die einen Dienst (s.u.) absolviert haben. Besteht danach weiter Ranggleichheit, entscheidet das Los.

Diese 16 Listen der 16 Bundesländer werden in einer einzigen bundesweiten **Bundesliste** vergleichbar angeglichen und wieder gereiht. Dabei gilt eine besondere Vorgehensweise: Jede Landesliste erhält prozentuale Beteiligung an der Bundesliste. Diese wird zu einem Drittel anhand des Anteiles an der Gesamtzahl der bundesweiten Bewerber berechnet und zu zwei Dritteln an dem Prozentsatz der 18–21-jährigen Personen in der Bevölkerung des jeweiligen Bundeslandes. Besteht danach eine Ranggleichheit bei mehreren Bewerbern, werden solche bevorzugt, die einen Dienst absolviert haben. Besteht danach weiter Ranggleichheit, entscheidet das Los. Darüber hinaus gilt, dass die unterschiedlichen Punktzahlen verschiedener HZBs (900 und 840) nach einer bestimmten Formel aneinander angeglichen und vergleichbar gemacht werden:

Formel zur Umrechnung der Punktzahlen im Abitur:

$$P900 = \frac{P840 \times 180}{168}$$

Danach werden für jedes der **Studienfächer** die Personen in der Bundesliste **ausgefiltert,** die sich auf das besagte Studienfach (in eurem Fall Medizin) beworben haben. Et voilà – wir haben jedes Jahr eine Liste der besten Abiturienten in Deutschland, die sich bewerben.

AUFGEPASST!

Habt ihr eure **Hochschulzugangsberechtigung in einem EU-Land außerhalb Deutschlands** erworben, dann gilt für euch, dass nur die Prüfungsnote (nicht die letzten zwei Jahre des Gymnasiums) für die Zulassung in Deutschland herangezogen wird. Habt ihr zum Beispiel in Wien mit 1,0 maturiert, dann erhaltet ihr ein Punkteäquivalent von 862 Abiturpunkten (die Durchschnittspunktzahl für 1,0 in der 900er-Notenskala des Abiturs) und nehmt wie Deutsche und Bildungsinländer an den Quoten teil (➤ Tab. 1.1). Wichtig ist dann aber, dass ihr in der ABQ einem **zufälligen Bundesland zugelost** werdet. Damit hängt eine Zusage in der ABQ für EU-Bewerber in Deutschland stark vom **Zufall** ab!

Tab. 1.1 Notenäquivalente* für Bewerber in der Abiturbestenquote

Schulnote	Punktzahl (hoch)	Punktzahl (niedrig)	Notenäquivalent	Δ
1,0	900	823	862	77
1,1	822	805	814	17
1,2	804	787	796	17
1,3	786	769	778	17
1,4	768	751	760	17
1,5	750	733	742	17
1,6	732	715	724	17
1,7	714	697	706	17
1,8	696	679	688	17
1,9	678	661	670	17
2,0	660	643	652	17
2,1	642	625	634	17
2,2	624	607	616	17
2,3	606	589	598	17
2,4	588	571	580	17
2,5	570	553	562	17
2,6	552	535	544	17
2,7	534	517	526	17
2,8	516	499	508	17
2,9	498	481	490	17
3,0	480	463	472	17
3,1	462	445	454	17
3,2	444	427	436	17
3,3	426	409	418	17
3,4	408	391	400	17
3,5	390	373	382	17
3,6	372	355	364	17
3,7	354	337	346	17
3,8	336	319	328	17
3,9	318	301	310	17
4,0	300	300	300	0

Gilt für alle Bewerber aus der EU und der EWR, auch z.B. für die Bewerber aus Österreich mit einer Matura sowie für beruflich Qualifizierte, für Bewerber, die z.B. eine Abendschule oder ein Kolleg absolviert und ihre HZB erhalten haben und für einige andere. Wer alles nach dieser Tabelle eine äquivalente Punktzahl im Abitur erhält, ergibt sich aus den Anlagen 2 und 3 der Landesvergabeordnung der jeweiligen Bundesländer.

Es gibt eine interessante statistische Verteilung der Abiturpunktzahlen der 41.442 Bewerber in der Abiturbestenquote im Wintersemester 2020/21. Die Punktzahl 862, also die Durchschnittspunktzahl der Note 1,0, wurde sage und schreibe 525-mal erreicht. Die Punkzahlen 861 und 863 hingegen nur 26-mal (➤ Abb. 1.3). Alle Maxima der ➤ Abb. 1.3 entsprechen den jeweiligen Notenäquivalenten aus ➤ Tab. 1.1.

Dementsprechend gestalten sich auch die einzelnen **Zulassungsgrenzen** in der Abiturbestenquote (➤ Abb. 1.4). Wichtig ist hierbei, dass für jede Universität 16 Zulassungsgrenzen, entsprechend den 16 Bundesländern der Bundesrepublik Deutschland, existieren. Das macht bei zu dem Zeitpunkt 38 Universitäten insgesamt 608 Werte für die Abiturpunktzahlen der zuletzt zugelassenen Bewerber. Auch hier sehen wir eine eklatante Häufung bei den exakten Werten der Notenäquivalente (➤ Tab. 1.1).

Würde man z. B. nur die HZBs der allgemeinbildenden Gymnasien in Baden-Württemberg betrachten, sind wir uns ziemlich sicher, dass das Schaubild eine Gauß'sche Glockenkurve darstellen würde. Ebenso würde es sich wahrscheinlich mit allen anderen gleichartigen Gruppen verhalten, deren Abiturpunkte bzw. dessen Äquivalente auf ein Schaubild aufgetragen würden.

In ➤ Abb. 1.3 und ➤ Abb. 1.4 sieht man jedoch eine Art „**Auffangbecken-Effekt**". Es scheint so, als müsste man als Bewerber in der Abiturbestenquote bestimmte Hürdenbereiche (derzeit 814 bzw. 862 Punkte) überwinden, um eine ernsthafte Chance auf eine Zusage zu haben.

Noch einmal zur Verdeutlichung die häufigsten Punktzahlen der zuletzt zugelassenen Bewerber (➤ Abb. 1.4):

- 41-mal wurden 814 Punkte erreicht (am häufigsten)
  - ca. 4,4 % aller Werte für die Zulassungsgrenze
  - Notenäquivalent EU-Ausland zu 1,1!
- 27-mal wurden 862 Punkte erreicht (am zweithäufigsten)
  - ca. 6,7 % aller Werte für die Zulassungsgrenze
  - 862 ist das Notenäquivalent Ausland zu 1,0

Darüber hinaus gibt es eine weitere, sehr interessante Tatsache. Von den 41.442 **Bewerbern** haben 1.492 eine ausländische HZB – also ca. **3,6 %**. Von den ca. 1.520 **Zugelassenen** in der ABQ besitzen wiederum 192 Personen (also **12,6 %**,) eine ausländische HZB. Das bedeutet im Endeffekt, dass jeder achte Bewerber mit ausländischer HZB einen Studienplatz in der Abiturbestenquote erhält, aber nur jeder 33. mit deutscher HZB. [Quelle: hochschulstart]

Da stellen sich einige Fragen:

- Dürfen wir die Anzahl an Punktewerten der zuletzt zugelassenen Bewerber überhaupt für so eine undefinierte Fragestellung heranziehen?
- Korreliert dieser potenzielle „Auffangbecken-Effekt" mit der anscheinend prozentual verhältnismäßig hohen Zulassungsquote ausländischer Bewerber?
- Wie viele Bewerber sind darüber hinaus beruflich qualifiziert und wie viele haben auf andere Art und Weise eine HZB erworben?

Wir kennen die Antworten auf diese Fragen nicht. Wir können nur sehen, dass es eine auffällige Häufung der Werte der Notenäquivalente gibt. Deshalb ist der einzige Rat, den wir euch geben können: Wenn ihr in der ABQ eine Studienplatzzusage möchtet und im Abitur die Note 1,1 anstrebt, empfiehlt es sich, die Punktzahl 815 anzupeilen!

Zusätzliche Eignungsquote

Durch die Zusätzliche Eignungsquote (ZEQ) werden 10 % der Bewerber in der HQ **ohne Rücksicht auf ihre Note** in der HZB zugelassen. Beim Vergabeverfahren kommen daher nur schulnotenunabhängige Kriterien in Frage.

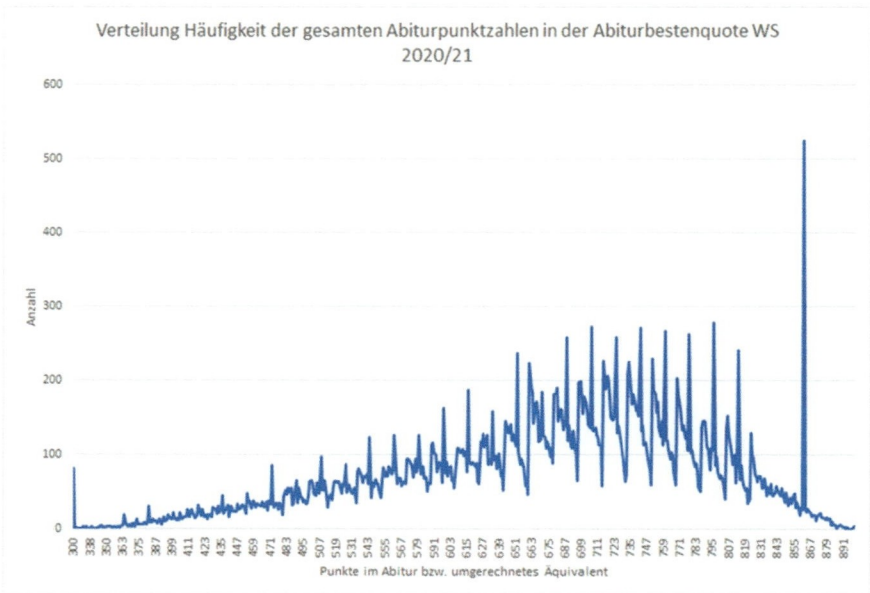

Abb. 1.3 In diesem Schaubild seht ihr alle eingereichten Punktzahlen im Abitur und ihre Äquivalente (z. B. umgerechnete Matura) aller Bewerber in der Abiturbestenquote im Wintersemester 2020/21 (insgesamt 41.442). [P1046; alle Zahlen von hochschulstart.de]

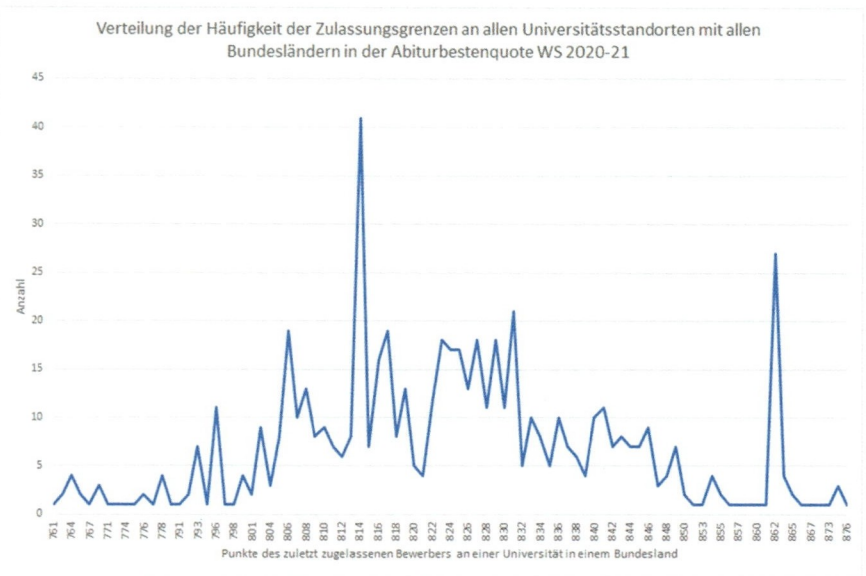

Abb. 1.4 Dieses Schaubild beinhaltet alle Werte der Punktzahlen der zuletzt zugelassenen Bewerber in der Abiturbestenquote im Wintersemester 2020/21, aufgeschlüsselt nach der Häufigkeit der jeweiligen Punkzahlen. Wichtig: Es gibt für jede Universität 16 zuletzt zugelassene Bewerber. Bei 38 Universitäten sind das genau 608 Werte. (Seit 2021 gibt es übrigens 39 staatliche Universitäten, die den Studiengang Humanmedizin anbieten – die Uni Bielefeld ist neu dazugekommen). [P1046; alle Zahlen von hochschulstart.de]

Da jegliche Kriterien nach Vorgabe des Bundesverfassungsgerichts standardisiert sind, gibt es lediglich 5 mögliche Kriterien, die die Universitäten variabel einsetzen können:

- Medizinertests
- Interviews
- Dienste (➤ Tab. 1.3)
- Preise (➤ Tab. 1.4)
- Berufsausbildungen und -tätigkeiten (➤ Tab. 1.5)

Alle Bewerber werden anhand eines 100-Punkte-Systems bewertet.

Gibt es eine Ranggleichheit bei mehreren Bewerbern, werden solche bevorzugt, die einen Dienst absolviert haben. Besteht danach weiter Ranggleichheit, entscheidet das Los.

NICE TO KNOW

Universitäten haben theoretisch auch die Möglichkeit, in der zusätzlichen Eignungsquote Unterquoten wie beim Auswahlverfahren der Hochschulen anzuwenden. Praktisch tun sie das derzeit jedoch nicht (Stand: WS 2021/22).

Auswahlverfahren der Hochschulen

Im Auswahlverfahren der Hochschulen (AdH) werden 60 % der Bewerber in der HQ zugelassen. Hier **darf die Note der HZB** von den Universitäten als Kriterium genutzt werden. Dabei gilt jedoch, dass mindestens zwei schulnotenunabhängige Kriterien zu verwenden sind, von denen eines ein fachspezifischer Studieneignungstest (also TMS, HAM-Nat oder ein zukünftiger neuer Test) zu sein hat. Darüber hinaus muss mindestens eines der schulnotenunabhängigen Kriterien ein erhebliches Gewicht in der Vergabe der Studienplätze haben.

Trotz der komplizierteren Vorgaben gibt es auch bei dem AdH aufgrund der Vorgabe des Bundesverfassungsgerichts nur standardisierte Kriterien, die die Universitäten variabel kombinieren können:

- Abiturnote
- Medizinertests
- Interviews
- Dienste (➤ Tab. 1.3)
- Preise (➤ Tab. 1.4)
- Berufsausbildungen und -tätigkeiten (➤ Tab. 1.5)

Des Weiteren kann jede Universität sogenannte Unterquoten im AdH einsetzen. Bei diesen Unterquoten können Kriterien unterschiedlich gewichtet werden, wobei jedoch stets gilt, dass die maximal erreichbare Punktzahl immer 100 Punkte pro Bewerber und Unterquote ist. *Pro Unterquote wird jeweils eine eigene Bewerberrangliste nach den definierten Auswahlkriterien und Gewichtungen gebildet, aus der sich ein Zulassungsangebot ergeben kann.*

Gibt es eine Ranggleichheit bei mehreren Bewerbern, werden solche bevorzugt, die einen Dienst absolviert haben. Besteht danach weiter Ranggleichheit, entscheidet das Los.

INFO

Bei hochschulstart.de erfahrt ihr immer aktuell alles über das Studienangebot mit den Auswahlkriterien im AdH und in der ZEQ zum Download. Man kann hier sehen, welche Unis welche Kriterien ansetzen und wie sie diese gewichten.

 https://else4.de/wx9

Die Zulassungskriterien im Fokus

Medizinertests

Test für Medizinische Studiengänge (TMS)

Der TMS ist ein spezifischer Studieneignungstest für das Studium der Human-, Zahn- und Tiermedizin. Die umgangssprachlich als *Medizinertest* betitelte Prüfung kann maximal **zweimal** im Leben absolviert werden und wird rein schriftlich abgehalten. Der TMS prüft in 307 Minuten 184 Fragen zu diversen kognitiven Fähigkeiten der Kandidaten. Er wird ohne jegliche Hilfsmittel und in einer einzigen Sitzung absolviert.

Der Inhalt des TMS gestaltet sich wie folgt (➤ Tab. 1.2):

Tab. 1.2 Musterablauf einer TMS-Prüfung

Uhr	Testteil	Fragen	Zeit
10:00–10.30	Muster zuordnen	24	30 min
10:30–11:30	Medizinisch-naturwissenschaftliches Grundverständnis	24	60 min
11:30–11:45	Schlauchfiguren	24	15 min
11:45–12:45	Quantitative und formale Probleme	24	60 min
12:45–13:45	*Mittagspause*		
13:45–13:49	Figuren lernen *Lernphase*	20 Fig.	4 min
13:49–13:55	Fakten lernen *Lernphase*	15 Pat.	6 min
13:55–14:55	Textverständnis	24	60 min
14:55–15:00	Figuren lernen *Abrufphase*	20	5 min
15:00–15:07	Fakten lernen *Abrufphase*	20	7 min
15:07–16:07	Diagramme und Tabellen	24	60 min
10:00–16:07	Gesamter TMS	184 + KusA	307 min

Die Aufgabengruppe **Muster zuordnen** testet eure Begabung, komplexe Strukturen in Bildabschnitten wiederzuerkennen und darin Fehler aufzudecken. Der Untertest **Medizinisch-naturwissenschaftliches Grundverständnis** prüft die Fähigkeit zum grundlegenden Verständnis medizinisch-naturwissenschaftlicher Aufgabenstellungen. Der Untertest **Schlauchfiguren** testet eure Fähigkeit des dreidimensionalen räumlichen Vorstellungsvermögens. Die Aufgaben des Untertests **Quantitative und formale Probleme** sollen eure Fähigkeit erfassen, mit Zahlen, Größen, Einheiten und Formeln umzugehen. Im Untertest **Figuren lernen** wird eure Fähigkeit geprüft, sich visuelle Einzelheiten von Figuren einzuprägen, zu verinnerlichen und später wieder abzurufen. Der Untertest **Fakten lernen** prüft eure Fähigkeit, sich Fakten zu verinnerlichen und im Gedächtnis behalten zu können. **Textverständnis** prüft die Fähigkeit zum Textverständnis von zum Teil komplexen und umfangreichen Themengebieten in verhältnismäßig kurzer Zeit. Beim Testteil **Diagramme und Tabellen** werden eure Fähigkeit überprüft, Diagramme und Tabellen korrekt zu verstehen, richtig zu analysieren und folgerichtig zu interpretieren.

Der TMS wird in **einer Sitzung** in einem **Multiple-Choice**-Test absolviert. Es werden am Morgen der Prüfung die Anmeldung sowie die Personalien und die Mitbringsel der Testteilnehmer überprüft und Armbänder an die Testteilnehmer vergeben. Dann geht es, je nach Standort, an einen frei wählbaren oder einen zugewiesenen Arbeitsplatz. Vor der Prüfung gibt es Erklärungen und Erläuterungen der Prüfungskoordinatoren. Um 10:00 Uhr (offiziell, in Wirklichkeit meist ein bisschen später) geht es dann los. In der Mittagspause darf man den Prüfungsraum für ca. eine Stunde verlassen, muss aber unbedingt rechtzeitig zurückkehren, sonst ist es nicht mehr erlaubt, in den Testraum einzutreten.

Der TMS wird an nahezu allen Universitäten für die Evaluierung der Zulassung im AdH sowie der ZEQ herangezogen. Es ist überaus empfehlenswert, diesen Test mit einer sehr guten Vorbereitung zu absolvieren, da er bei einem guten Ergebnis einen immensen Schub Richtung Zulassung geben kann.

HAM-Nat

Der HAM-Nat (Hamburger Naturwissenschaftstest) ist ein in Hamburg entwickelter Medizinertest. Dieser Aufnahmetest wird schriftlich abgehalten, prüft in 120 Minuten 80 Fragen zu naturwissenschaftlichen und kognitiven Themen auf Oberstufenniveau und wird ohne jegliche Hilfsmittel (wie Taschenrechner oder Formelsammlung) absolviert.

Der Aufbau gestaltet sich wie folgt:
- Biologie
- Chemie
- Physik
- Mathematik
- Relationales Schließen
- Arithmetisches Problemlösen
- Figurale Matrizen

Das Niveau der Prüfungsfragen ist entgegen der offiziellen Behauptung erfahrungsgemäß vereinzelt weitaus höher als in der Oberstufe. Der Fokus liegt auf der Physik und der Chemie, wobei zu beachten ist, dass für beide Fächer solide Mathematikkenntnisse überaus vorteilhaft sind. Fragen zur Biologie werden jährlich nur ca. 12–15 gestellt.

Das **Relationale Schließen** (RS) ist ein Untertest, der die Fähigkeit zum **logischen Denken** voraussetzt, um darauffolgend die Befähigung der Testteilnehmer im **Schlussfolgern** zu testieren. Die Aufgabenstellung gestaltet sich in Form eines Fließtextes, in dem Beziehungen von Objekten beschrieben werden. In den Antwortmöglichkeiten soll man Schlussfolgerungen über die Beziehung dieser Objekte ziehen.

Die Aufgaben des **arithmetische Problemlösens** (AP) sind Multiple-Choice-Fragen, die sich als klassische mathematische Schlussrechnung bzw. Dreisatz-Rechnung gestalten. Der medizinische Kontext ist sowohl beim AP als auch RS im Test **nicht** gegeben!

Die **figuralen Matrizen** (FM) sind ein visueller Test der Fähigkeit zur Mustererkennung. Hier werden euch acht Matrizen vorgegeben, die Figuren beinhalten, die in der Gesamtschau einem Muster folgen. Als Antwort sollt ihr die neunte Matrize erkennen und auswählen.

Neuer Medizinertest der *stav*

Der Studierendenauswahl-Verbund (stav) ist ein vom Bundesministerium für Bildung und Forschung geförderter Zusammenschluss von Forschungsgruppen an den Universitäten Hamburg, Münster, Saarbrücken, Heidelberg, Berlin und Göttingen, der untersuchen soll, welche Kriterien für die Zulassung zum Medizinstudium besonders geeignet sind. Als Resultat soll ein neuer Medizinertest entstehen, der höchstwahrscheinlich national Einsatz finden wird.

Man kann diesen Medizinertest als Kombination sehen zwischen HAM-Nat und TMS mit weiteren Untertests, insbesondere zum Thema **Sozialen Kompetenzen**.

Entwickelt und untersucht werden vom stav schriftliche Test zur Situationsbeurteilung (Situational Judgement Test) und darüber hinaus auch sogenannte hochstrukturierte Multiple Mini Interviews (MMIs), die zum Ziel haben, die sozialen Fähigkeiten der Kandidaten bei mehreren kurzen Gesprächen mit den Bewerbern zu evaluieren. Ein weiterer Fokus liegt künftig auf der Digitalisierung des Zulassungstests. Das alles ist jedoch noch Zukunftsmusik. Wir wollen es an dieser Stelle erwähnt haben, um zu zeigen, wie sehr sich die Zulassung zum Humanmedizinstudium in Diskussion und Wandel befindet.

Dienste im fachlich einschlägigen Bereich

Im Folgenden findet ihr eine Aufzählung der Dienste im fachlich einschlägigen Bereich (➤ Tab. 1.3):

Tab. 1.3 Aufzählung der anrechenbaren Dienste im Vergabeverfahren Medizin

Ab 11 Monaten Dauer	Ab 2 Jahren Dauer
• Freiwilliges Soziales Jahr • Freiwilliges Ökologisches Jahr • Internationaler Jugendfreiwilligendienst • Bundesfreiwilligendienst • Entwicklungspolitischer Freiwilligendienst Weltwärts • Europäischer Freiwilligendienst • Anderer Dienst im Ausland (ADIA) • Zivildienst • Freiwilliger Wehrdienst	• Dienst oder ehrenamtliche Tätigkeit beim Deutschen Roten Kreuz (DRK) • Dienst oder ehrenamtliche Tätigkeit bei der Deutschen Knochenmarkspenderdatei (DKMS) • Dienst oder ehrenamtliche Tätigkeit bei den Johannitern • Dienst oder ehrenamtliche Tätigkeit beim Malteser Hilfsdienst • Dienst oder ehrenamtliche Tätigkeit beim Arbeiter Samariter-Bund (ASB) • Dienst oder ehrenamtliche Tätigkeit bei der Deutschen Lebensrettungsgesellschaft (DLRG) • Dienst oder ehrenamtliche Tätigkeit bei der Feuerwehr • Dienst oder ehrenamtliche Tätigkeit beim Technischen Hilfswerk (THW)

Preise in einem bildungsbezogenen Wettbewerb

Im Folgenden findet ihr eine Aufzählung der anerkannten Preise in einem bildungsbezogenen Wettbewerb (➤ Tab. 1.4):

Tab. 1.4 Aufzählung der anerkannten Preise in einem bildungsbezogenen Wettbewerb im Vergabeverfahren Medizin

Anerkannte Preise
• Preisträger im Auswahlwettbewerb zur internationalen Biologie-Olympiade • Preisträger im Auswahlwettbewerb zur internationalen Chemie-Olympiade • Preisträger im Auswahlwettbewerb zur internationalen Physik-Olympiade • Preisträger im Auswahlwettbewerb zur internationalen Mathematik-Olympiade • Preisträger im Auswahlwettbewerb zur internationalen Informatik-Olympiade • Jugend forscht – Biologie (1.–3. Preis Bundeswettbewerb) • Jugend forscht – Chemie (1.–3. Preis Bundeswettbewerb) • Jugend forscht – Mathematik/Informatik/Physik/Technik (1.–3. Preis Bundeswettbewerb)

Anerkannte Berufsausbildungen und Berufstätigkeiten

Im Folgenden findet ihr eine Aufzählung der anerkannten Berufsausbildungen und -tätigkeiten (➤ Tab. 1.5):

Tab. 1.5 Aufzählung der anerkannten Berufsausbildungen und -tätigkeiten im Vergabeverfahren Medizin

Anerkannte Berufsausbildungen und -tätigkeiten

- Altenpfleger/-in
- Anästhesietechnische/-r Assistent/-in
- Arzthelfer/-in
- Biologielaborant/-in
- Chemielaborant/-in
- Diätassistent/-in
- Ergotherapeut/-in
- Gesundheits- und Kinderkrankenpfleger/-in
- Gesundheits- und Krankenpfleger/-in
- Hebamme/Entbindungspfleger
- Logopäde/Logopädin
- Medizinische/-r Fachangestellte/-r
- Medizinisch-technische/-r Assistent/-in – Funktionsdiagnostik
- Medizinisch-technische/-r Assistent/-in (MTA)
- Medizinisch-technische/-r Laboratoriumsassistent/-in
- Medizinisch-technische/-r Radiologieassistent/-in
- Medizinlaborant/-in
- Notfallsanitäter/-in
- Operationstechnische/-r Angestellte/-r
- Operationstechnische/-r Assistent/-in
- Orthoptist/-in
- Pflegefachfrau/-mann
- Physiotherapeut/-in
- Radiologisch-technische/-r Assistent/-in (RTA)
- Rettungsassistent/-in
- Veterinärmedizinisch-technische/-r Assistent/-in

Alternative Wege zum deutschen Medizinstudium

Landarztquote

Die Studienplätze der Landarztquote werden zwar in der Vorabquote durch hochschulstart.de vergeben, trotzdem ist diese Quote ein alternativer Weg, zum Medizinstudium zugelassen zu werden.

Um dem Landarztmangel entgegenzuwirken, wurde auf Landesebene die Landarztquote geschaffen. Sie fällt wie bereits erwähnt unter die Vorabquote. Bei der Vergabe der Studienplätze werden demnach solche Bewerber bevorzugt ausgewählt, die sich dazu verpflichten, nach Abschluss des Studiums und der fachärztlichen Weiterbildung mindestens zehn Jahre als Allgemeinmediziner in einem hausärztlich unterversorgten Landesgebiet tätig zu sein. Die Auswahlkriterien sind hier länderspezifisch, jedoch werden zumeist Abiturnote, Ergebnis des Medizinertests sowie Berufsausbildungen und Dienste herangezogen.

Folgende Bundesländer waren die ersten, die diese Quote an ihren Universitäten einführten (Stand: Oktober 2021):
- Baden-Württemberg (75 Studienplätze des Bundeslandes)
  [Quelle: https://sozialministerium.baden-wuerttemberg.de/de/gesundheit-pflege/medizinische-versorgung/landarztquote/]
- Bayern (5,8 % der Studienplätze des Bundeslandes)
  [Quelle: www.landarztquote.bayern.de/]
- Mecklenburg-Vorpommern (31 Studienplätze des Bundeslandes)
  [Quelle: https://www.kvmv.de/nachwuchs/Landarztquote/]
- Nordrhein-Westfalen (7,8 % der Studienplätze des Bundeslandes)
  [Quelle: www.lzg.nrw.de/lag/h_lag-nrw/index.html]
- Rheinland-Pfalz (27 Studienplätze des Bundeslandes)
  [Quelle: https://mwg.rlp.de/de/themen/gesundheit/landarztquote/das-gesetz-zur-landarztquote]
- Saarland (7,8 % der bzw. 22 Studienplätze des Bundeslandes)
  [Quelle: www.saarland.de/las/DE/themen/landarztprogramme/landarztquote/landarztquote_node.html]
- Sachsen (Gesetz erst verabschiedet)
- Sachsen-Anhalt (5 % bzw. 20 Studienplätze des Bundeslandes)
  [Quelle: www.landarztquote-sachsen-anhalt.de/index.php?id=10875]

Quote im öffentlichen Gesundheitsdienst

Nach demselben Prinzip wie die Landarztquote funktioniert auch die sogenannte Quote im öffentlichen Gesundheitsdienst (ÖGD-Quote). Hier verpflichtet man sich nach dem Studium und einer bestimmten Zeit im Beruf, 10 Jahre für das Gesundheitsamt des jeweiligen Bundeslandes als Amtsarzt tätig zu sein. Folgende Bundesländer bieten Studienplätze über die ÖGD-Quote an:
- Bayern (1 % der Studienplätze des Bundeslandes)
  [Quelle: www.landarztquote.bayern.de/]
- Rheinland-Pfalz (1,5 % der Studienplätze des Bundeslandes)
  [Quelle: https://mwg.rlp.de/de/themen/gesundheit/landarztquote/das-gesetz-zur-landarztquote]

Medizinstudium über die Bundeswehr

Ein interessanter Zugang zum Medizinstudium in Deutschland ist die **Bundeswehr**. Dabei gibt es jedoch besondere Dinge zu beachten. Man muss
- die deutsche Staatsangehörigkeit haben (keine Bildungsinländer!),
- zwischen 17 und 29 Jahren sein,
- eine HZB besitzen,
- sich als Sanitätsoffizier beim Bund für mindestens 17 Jahre verpflichten (inkl. Grundausbildung und Einsätze),
- sich darüber hinaus dazu bereit erklären, für Auslandsaufenthalte in Kriegsgebiete eingezogen werden zu können.

Die Vorteile des Medizinstudiums während des Militärdienstes sind, dass man bereits während des Studiums ein Nettoeinkommen von 1.800 € monatlich erhält und dass die Zulassung zum Medizinstudium mit weniger Fokus auf die HZB-Note gestaltet ist.

Diese Zulassung wird vollständig über den Bund geregelt. Ihm stehen jährlich 2,2 % der gesamten Studienplätze Medizin zur Verfügung. Diese Studienplätze werden anhand eines eigenständig kreierten Verfahrens vergeben. Dieses besteht aus folgenden Teilen:

- Computergestützter Intelligenztest (keine Abfrage naturwissenschaftlichen Wissens)
- Test der körperlichen Fitness (Laufen, Liegestütz, Sit-Ups, Fahrradfahren usw.)
- Persönliches Vorstellungsgespräch mit Psychologen
- Weitere variable Verfahren zur Eignungsfeststellung

Aktuelle Informationen zu diesem Thema findet ihr hier:

 https://else4.de/k5v

Quereinstieg

Beim Thema **Quereinstieg** gibt es zwei Kategorien:

- Die erste ist der Quereinstieg in das Medizinstudium aus einem **anderen, ähnlichen Studiengang** (wie z. B. die Molekularbiologie).
- Die zweite Variante ist ein Quereinstieg aus einem **ausländischen Medizinstudium** in ein deutsches Medizinstudium anhand der Studienleistungen.

Egal welcher Kategorie man zugehörig ist: Die Bewerbung auf einen Quereinstieg wird immer von der jeweiligen Universität durchgeführt und nicht von hochschulstart.de (bzw. weder swissuniversities in der Schweiz noch medizinstudieren.at in Österreich).

Zur ersten Kategorie ist von vornherein und direkt zu sagen: Die Chancen sind **sehr, sehr gering.** Die meisten Universitäten nehmen viel eher Bewerber, die schon Medizin studieren – und die bewerben sich zur Genüge.

Zum Quereinstieg beim gleichen Studiengang ist zu sagen, dass man es sich gut überlegen sollte, ob man den Studienort wechselt, wenn man schon Medizin studiert. Es passiert nämlich nicht selten, dass man schnell mal fünf Semester niedriger als an der ursprünglichen Universität eingestuft wird. Darüber hinaus muss man oft noch alle Staatsexamina nachholen.

NICE TO KNOW

Genau das war bei mir der Fall, als ich von Graz nach Baden-Württemberg wechseln wollte – ich habe mich dann dagegen entschieden.

Für mehr Informationen zum Quereinstieg in andere Universitäten empfehlen wir folgenden Link:

 https://else4.de/lx7

Teilstudienplatz

Wenn man sich im Bewerbungsprozess explizit damit einverstanden erklärt, kann man nach dem regulären Verfahren (Abschluss mit dem koordinierten Nachrückverfahren), sofern man da keine Zusage erhalten hat, zu einem Teilstudienplatz zugelassen werden. Das ist eine Zulassung zum Medizinstudium in Deutschland, die sich lediglich auf die ersten vier Semester (die Vorklinik) beschränkt. Diese Studienplätze werden für gewöhnlich verlost.

Theoretisch kann es sein, dass jede Universität Teilstudienplätze anbietet, da sich das Angebot durch das Verhältnis der vorklinischen und klinischen Kapazitäten jeder Hochschule ergibt. In der Realität waren es in der Vergangenheit aber hauptsächlich die Universitäten in Göttingen und Marburg, die Teilstudienplätze vergeben haben.

Nach dem Teilstudium wird man automatisch **exmatrikuliert**. In der Folge muss man sich dezentral bei den verschiedenen Universitäten um einen Platz im höheren Fachsemester bewerben. Man konkurriert dabei gegen Personen, die den **Studienort wechseln** möchten, **Quereinsteiger**, **Medizinstudierende aus dem Ausland** und natürlich anderen Personen mit Teilstudienplätzen.

Losverfahren

Das Thema **Losverfahren** ist sehr interessant, denn hier kommt eine der bemerkenswertesten Eigenschaften des Menschen zur Geltung: *Mit minimalem Einsatz einen maximalen Gewinn erzielen zu wollen.* Um durch das Losverfahren einen Studienplatz zu erhalten, muss man nichts vorzuweisen haben – außer eine HZB. Aufgrund dessen bewerben sich sehr viele Personen per Losverfahren an den verschiedenen Universitäten. Dadurch wird die Wahrscheinlichkeit einer Zusage aber auch sehr gering. Wenn ihr trotzdem euer Glück versuchen möchtet, haben wir unter folgendem QR-Code die Universitäten aufgelistet, die ein Losverfahren für Medizin anbieten:

https://else4.de/rrg

Studienplatzklage

In Deutschland kann man die Universitäten auch verklagen – wir empfehlen das nur in äußersten Notfällen. Denn allein eine Klage in erster Instanz einzureichen kostet pro Universität über 1.000 Euro – und um eure Chancen zu erhöhen, empfehlen Anwälte des Studienrechts, mehrere Universitäten zu verklagen (es gibt im Jahr 2021 39 Standorte für Medizin). Sollte die Klage erfolgreich sein, werden die Studienplätze, die am Ende des normalen Vergabeverfahrens übrig bleiben, am Ende ausgelost. Der Grund dafür ist, dass es meist mehr erfolgreiche Klagen als Plätze gibt.

Privatuniversitäten

Mit dem Thema der Privatuniversitäten befassen wir uns in ➤ Kap. 1.4. Hier führen wir den Punkt der Vollständigkeit halber schon einmal auf.

Medizin studieren im Ausland

Viele erwägen ein Medizinstudium im Ausland in der Hoffnung, früh im Studium wieder nach Deutschland zurückwechseln zu können. Das ist möglich, unterliegt aber relativ großen (organisatorischen) Hürden. Wie ihr das genau bewerkstelligt, lest ihr bitte in ➤ Kap. 2 nach.

1.1.3 Informationen zu Universitätsstandorten

Im Folgenden findet ihr tabellarische Informationen zu allen Studienstandorten für das Fach Humanmedizin, die in Deutschland zentral über hochschulstart.de vergeben werden. Informationen zu Privatuniversitäten erhaltet ihr in ➤ Kap. 1.4. Informationen zu Standorten ausländischer Universitäten in Deutschland erhaltet ihr ebenfalls in ➤ Kap. 1.4.

Vorab ein paar Anmerkungen zu den Informationen in den Tabellen:

Im Allgemeinen werden von den Universitäten pro Semester Studiengebühren erhoben. Diese variieren von Bundesland zu Bundesland und haben keinen Einfluss auf die Bewerbung (Bewerbungsgebühren gibt es bei hochschulstart.de nicht.). Alle Angaben stammen aus dem Jahr 2021. Aktuelle Daten findet ihr immer auf hochschulstart.de, unter der jeweils angegebenen Website der Universitäten bzw. hinter dem QR-Code der jeweiligen Fakultät.

Den Unterschied zwischen einem Regelstudiengang und einem Modell- bzw. Reformstudiengang erklären wir in ➤ Kap. 7.2.1.

Übersicht über die Standorte der staatlichen medizinischen Hochschulen im deutschsprachigen Raum

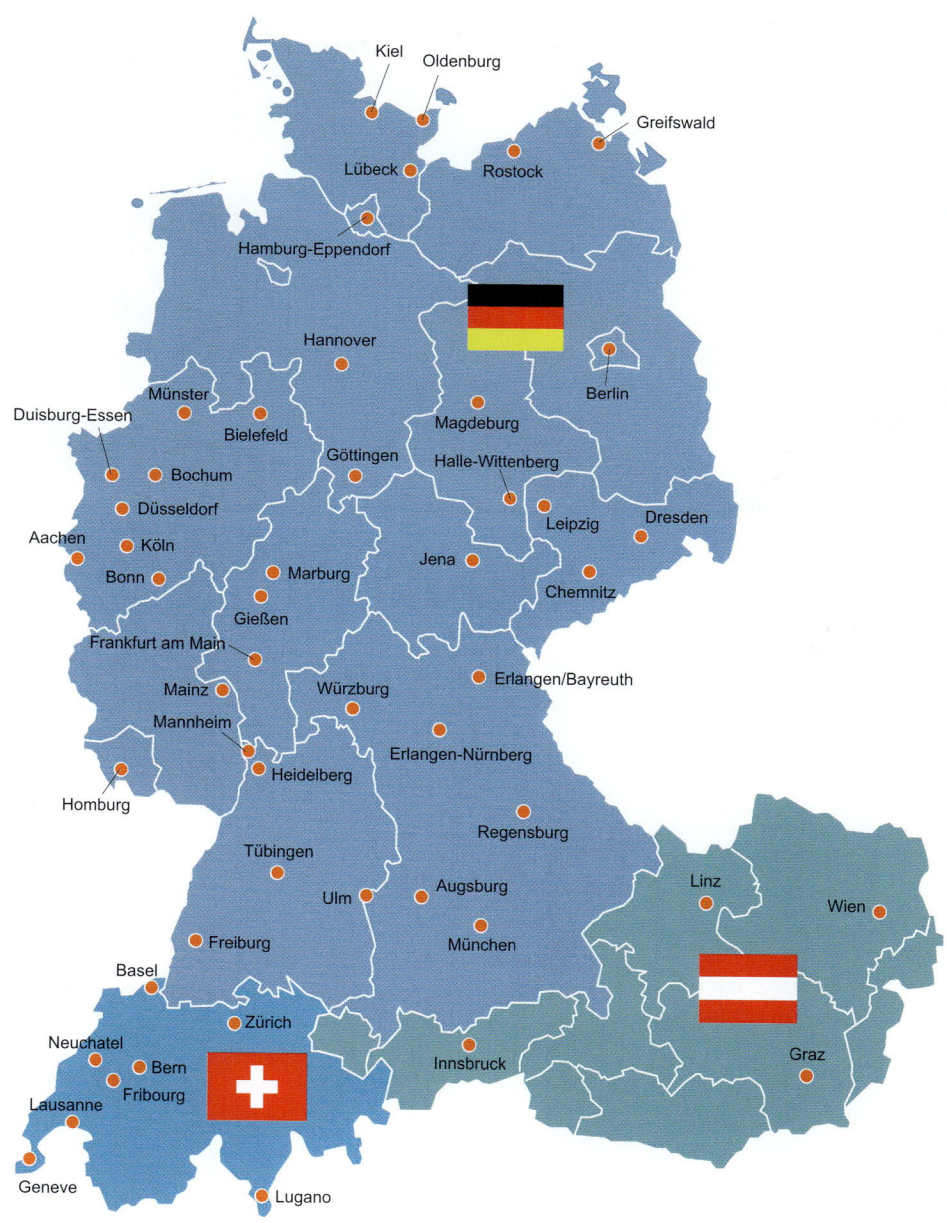

[L143]

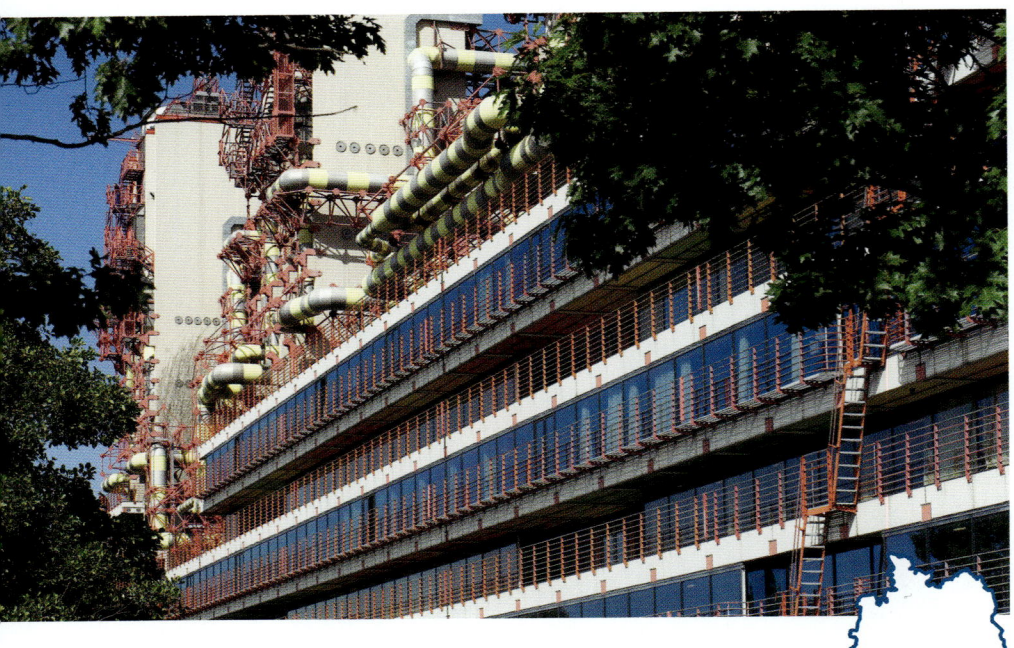

[T1166]

Rheinisch-Westfälische Technische Hochschule (RWTH) Aachen

Ort/Bundesland	Aachen, Nordrhein-Westfalen
Anzahl Studierende insg.	ca. 47.000
Anzahl Medizinstudierende	ca. 2300
Studienplätze 1. Sem. Wi.	284
Studienplätze 1. Sem. So.	keine
Art des Studiengangs	Modellstudiengang
Studieneignungstest	TMS
Website der Universität	www.rwth-aachen.de
Webseite Fakultät/Fachschaft	Fakultät [QR code] Fachschaft [QR code] https://else4.de/42m https://else4.de/g5y
Nice to know	• Exzellenzuniversität • Mit mehr als 45.000 Studierenden die größte Universität für technische Studiengänge in Deutschland • Höchste Drittmittelförderung unter allen deutschen Universitäten • Aachen ist die westlichste deutsche Großstadt, nahe dem Dreiländereck D/B/NL
Namhafte Absolventen	Karl Lauterbach, Mai Thi Nguyen-Kim

[J787]

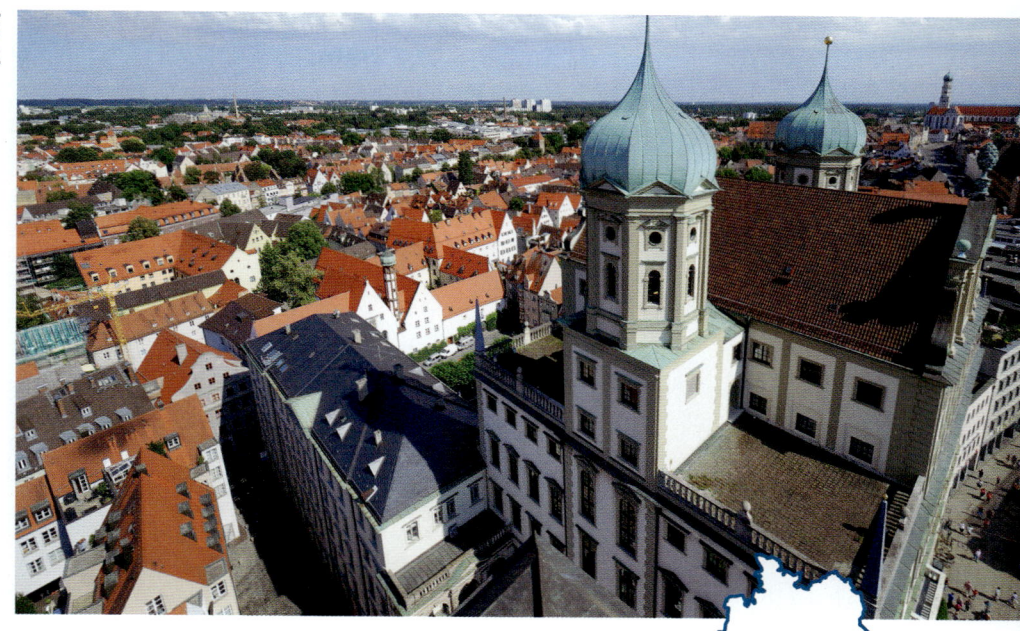

Universität Augsburg

Ort/Bundesland	Augsburg, Bayern
Anzahl Studierende insg.	ca. 20.000
Anzahl Medizinstudierende	ca. 200
Studienplätze 1. Sem. Wi.	84
Studienplätze 1. Sem. So.	keine
Art des Studiengangs	Modellstudiengang
Studieneignungstest	TMS
Website der Universität	www.uni-augsburg.de
Webseite Fakultät/Fachschaft	Fakultät https://else4.de/4aq
Nice to know	• Universität im Jahr 1970 gegründet, die Medizinische Fakultät sogar erst 2016 • Augsburger Universitätspreis für Versöhnung und Völkerverständigung • 2009 wurde der Hörsaal 1 durch über 500 Studierenden besetzt im Rahmen des „Bundesweiten Bildungsstreiks 2009" • „Campus Cat" ist das inoffizielle Maskottchen der Universität – eine echte, getigerte Katze, die auf dem Campusgelände zuhause ist. Vielleicht studiert sie aber auch nur Soziologie – wir werden es nie erfahren.

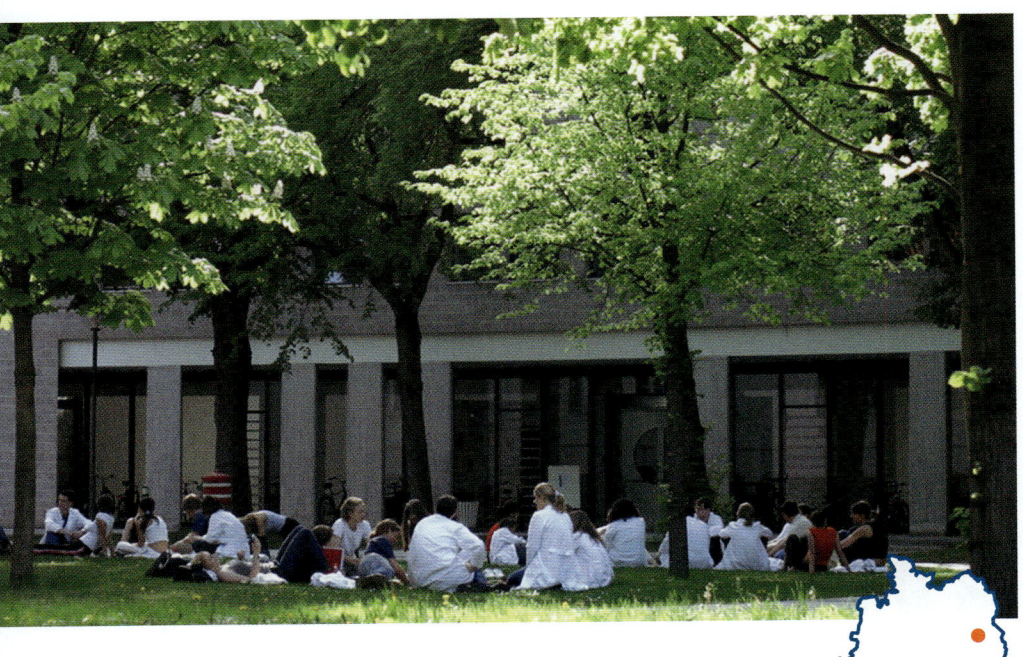

[T1167]

Charité Berlin

Ort/Bundesland	Berlin, Berlin
Anzahl Studierende insg.	ca. 8.000
Anzahl Medizinstudierende	ca. 5000
Studienplätze 1. Sem. Wi.	325
Studienplätze 1. Sem. So.	326
Art des Studiengangs	Modellstudiengang
Studieneignungstest	TMS
Website der Universität	www.charite.de
Webseite Fakultät/Fachschaft	Fakultät ▣ Fachschaft ▣ https://else4.de/hcm　　https://else4.de/10e
Nice to know	• Gehört mit knapp 40.000 Studierenden zu den 20 größten Hochschulen Deutschlands • Die medizinischen Fakultäten der Humboldt-Universität sind unter dem Namen „Charité – Universitätsmedizin Berlin" vereinigt • Meiste Bewerber für Medizin 2020 • Hat als einzige Universität eine Fernsehserie, die nach ihr benannt ist (die ersten beiden Staffeln lohnen sich!) • Über die Hälfte der deutschen Nobelpreisträger für Medizin oder Physiologie entstammen der Charité
Namhafte Absolventen	August Bier, Julius Richard Perti, Friedrich Trendelenburg

[J813-002]

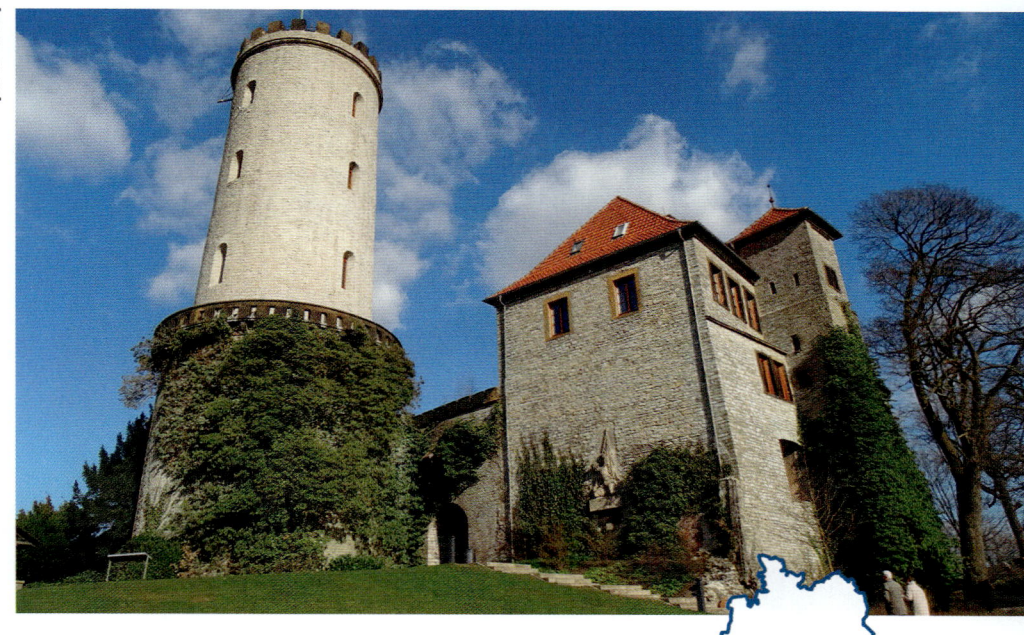

Universität Bielefeld

Ort/Bundesland	Bielefeld, Nordrhein-Westfalen
Anzahl Studierende insg.	60
Anzahl Medizinstudierende	60
Studienplätze 1. Sem. Wi.	60 (WS 2021/22)
Studienplätze 1. Sem. So.	—
Art des Studiengangs	Modellstudiengang
Studieneignungstest	TMS
Website	www.uni-bielefeld.de
Webseite Fakultät/Fachschaft	Fakultät https://else4.de/7ry
Nice to know	Staatliche Universität, die erst seit 2021 das Studienfach Humanmedizin in Deutschland anbietet
Namhafte Absolventen	Dietmar Wischmeyer

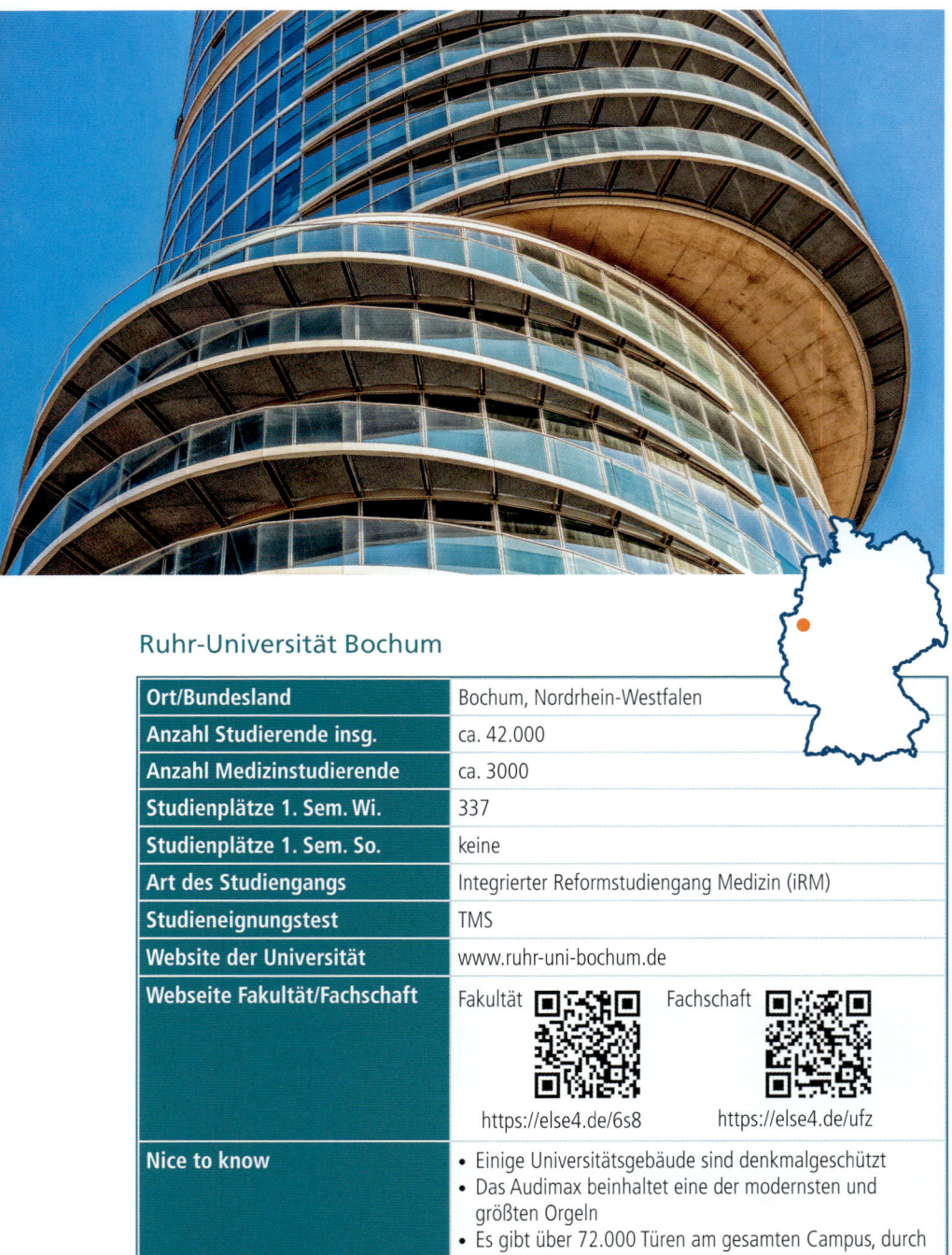

[J813-003]

Ruhr-Universität Bochum

Ort/Bundesland	Bochum, Nordrhein-Westfalen
Anzahl Studierende insg.	ca. 42.000
Anzahl Medizinstudierende	ca. 3000
Studienplätze 1. Sem. Wi.	337
Studienplätze 1. Sem. So.	keine
Art des Studiengangs	Integrierter Reformstudiengang Medizin (iRM)
Studieneignungstest	TMS
Website der Universität	www.ruhr-uni-bochum.de
Webseite Fakultät/Fachschaft	Fakultät　　　　　　　　Fachschaft https://else4.de/6s8　　https://else4.de/ufz
Nice to know	• Einige Universitätsgebäude sind denkmalgeschützt • Das Audimax beinhaltet eine der modernsten und größten Orgeln • Es gibt über 72.000 Türen am gesamten Campus, durch die sich Studierende aus 130 Ländern täglich bewegen

[J787]

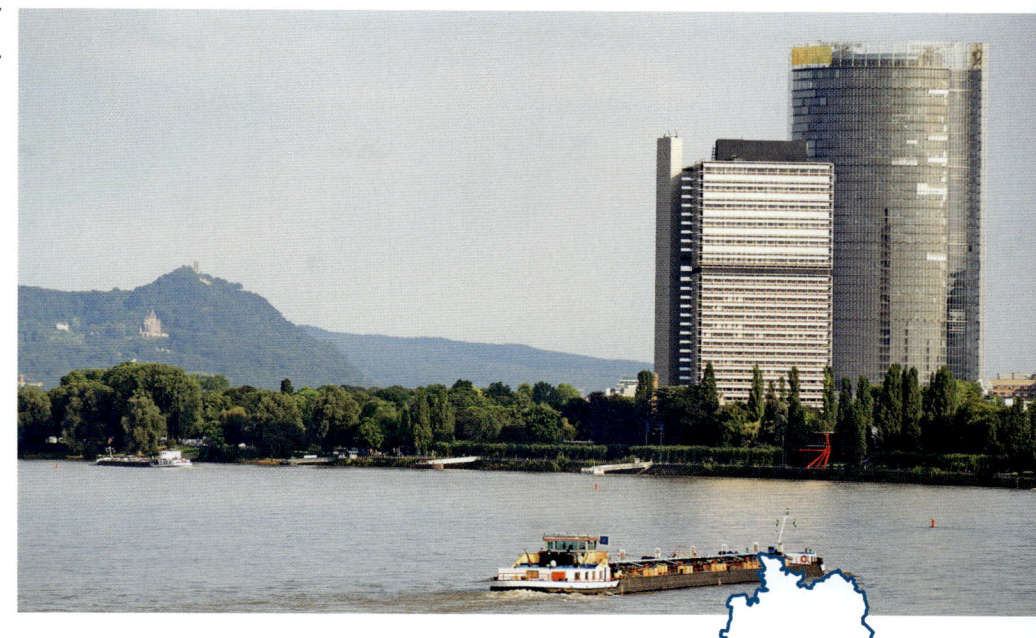

Rheinische Friedrich-Wilhelms-Universität Bonn

Ort/Bundesland	Bonn, Nordrhein-Westfalen
Anzahl Studierende insg.	ca. 35.000
Anzahl Medizinstudierende	ca. 3.000
Studienplätze 1. Sem. Wi.	328
Studienplätze 1. Sem. So.	keine
Art des Studiengangs	Regelstudiengang
Studieneignungstest	TMS
Website der Universität	www.uni-bonn.de
Webseite Fakultät/Fachschaft	Fakultät Fachschaft https://else4.de/325 https://else4.de/5y2
Nice to know	Unter den mit der Universität assoziierten Personen befinden sich sieben Nobelpreisträger, vierzehn Laureaten des Gottfried-Wilhelm-Leibniz-Preises und drei Preisträger der Fields-Medaille
Namhafte Absolventen	Friedrich Nietzsche, Ludwig van Beethoven, Heinrich Heine, Karl Marx, Wilhelm II., Justus von Liebig, Harald zur Hausen

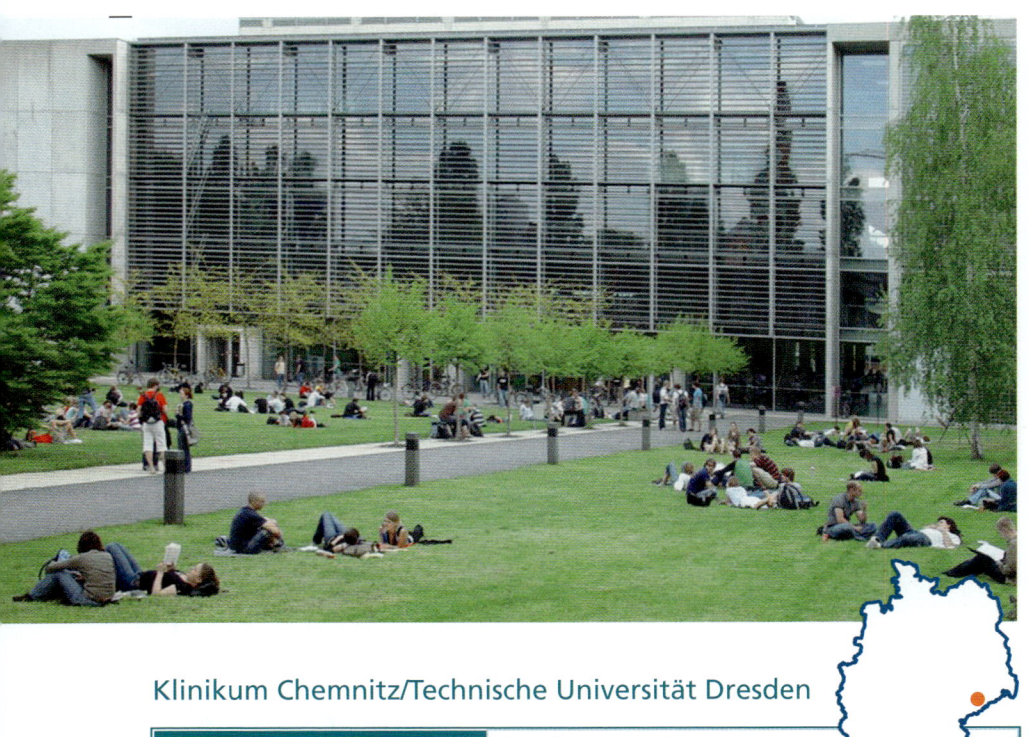

[T1168]

Klinikum Chemnitz/Technische Universität Dresden

Ort/Bundesland	Chemnitz und Dresden, Sachsen
Anzahl Studierende insg.	(s. Technische Universität Dresden)
Anzahl Medizinstudierende	(s. Technische Universität Dresden)
Studienplätze 1. Sem. Wi.	50
Studienplätze 1. Sem. So.	keine
Art des Studiengangs	Modellstudiengang MEDiC
Studieneignungstest	TMS
Website der Universität	www.klinikumchemnitz.de
Webseite Fakultät/Fachschaft	Fakultät Fachschaft https://else4.de/rm9 https://else4.de/1f3
Nice to know	• Der Studiengang Humanmedizin startete zum WS 2020/21 • Die Studierenden sind an der TU Dresden immatrikuliert, ein großer Teil der Lehrveranstaltungen findet am Campus Klinikum Chemnitz statt, ein kleinerer in Dresden. • Hatte früher ein Institut für Marxismus-Leninismus mit wissenschaftlichen Mitarbeitern, Dozenten und Professuren

[J787]

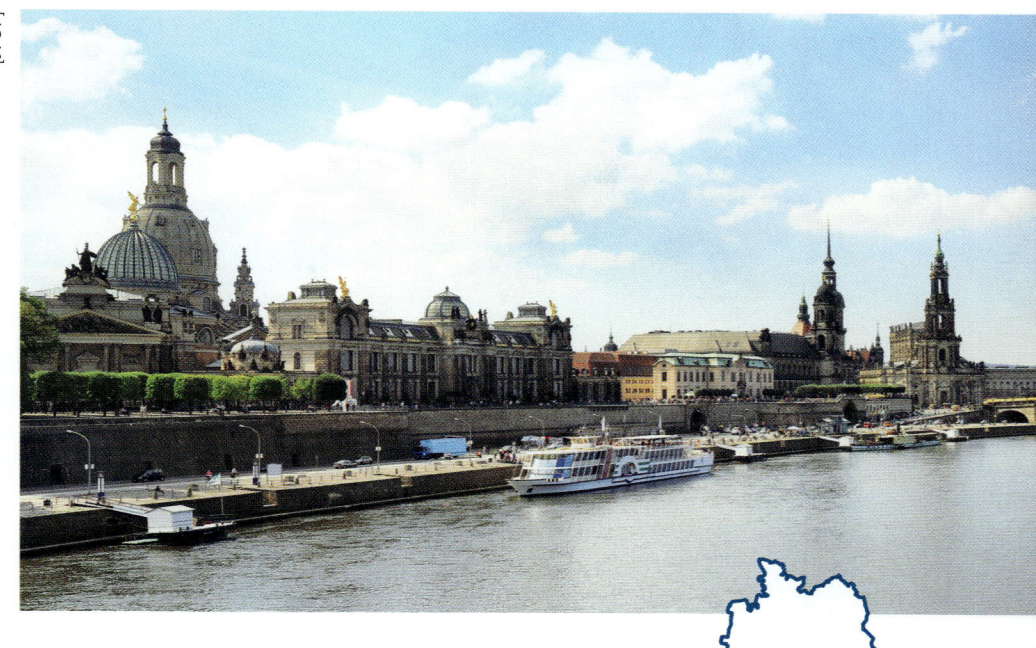

Technische Universität Dresden

Ort/Bundesland	Dresden, Sachsen
Anzahl Studierende insg.	ca. 32.000
Anzahl Medizinstudierende	ca. 2.000
Studienplätze 1. Sem. Wi.	225
Studienplätze 1. Sem. So.	keine
Art des Studiengangs	Modellstudiengang
Studieneignungstest	TMS
Website der Universität	www.tu-dresden.de
Webseite Fakultät/Fachschaft	Fakultät Fachschaft https://else4.de/rm9 https://else4.de/1f3
Nice to know	• Größte Universität des Freistaats Sachsen • Exzellenzuniversität • Mitglied der TU9, dem Netzwerk der neun führenden technischen Universitäten in Deutschland • 17 Fakultäten
Namhafte Absolventen	Erich Heckel

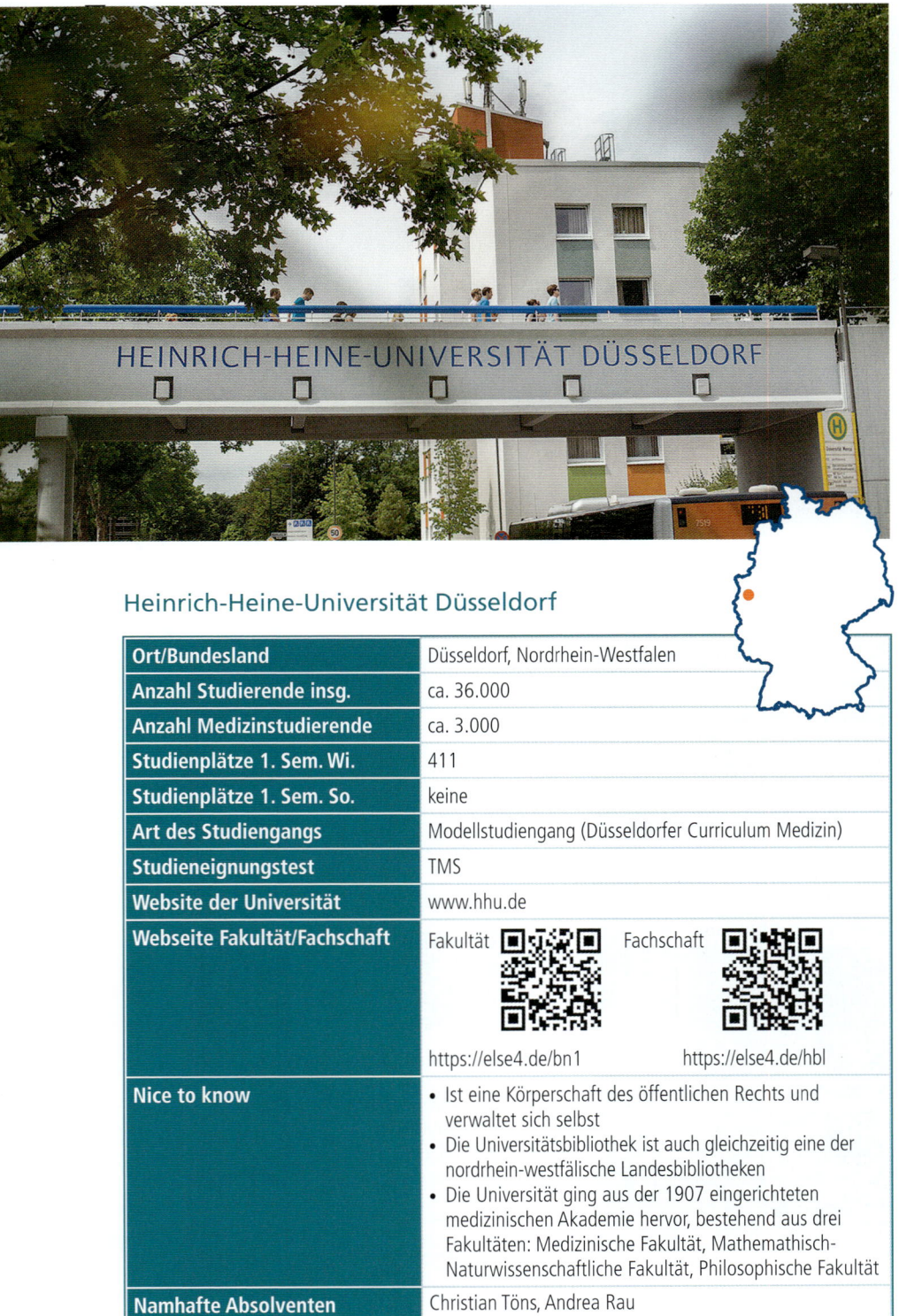

[T1169]

Heinrich-Heine-Universität Düsseldorf

Ort/Bundesland	Düsseldorf, Nordrhein-Westfalen
Anzahl Studierende insg.	ca. 36.000
Anzahl Medizinstudierende	ca. 3.000
Studienplätze 1. Sem. Wi.	411
Studienplätze 1. Sem. So.	keine
Art des Studiengangs	Modellstudiengang (Düsseldorfer Curriculum Medizin)
Studieneignungstest	TMS
Website der Universität	www.hhu.de
Webseite Fakultät/Fachschaft	Fakultät ▨ Fachschaft ▨ https://else4.de/bn1 https://else4.de/hbl
Nice to know	• Ist eine Körperschaft des öffentlichen Rechts und verwaltet sich selbst • Die Universitätsbibliothek ist auch gleichzeitig eine der nordrhein-westfälische Landesbibliotheken • Die Universität ging aus der 1907 eingerichteten medizinischen Akademie hervor, bestehend aus drei Fakultäten: Medizinische Fakultät, Mathemathisch-Naturwissenschaftliche Fakultät, Philosophische Fakultät
Namhafte Absolventen	Christian Töns, Andrea Rau

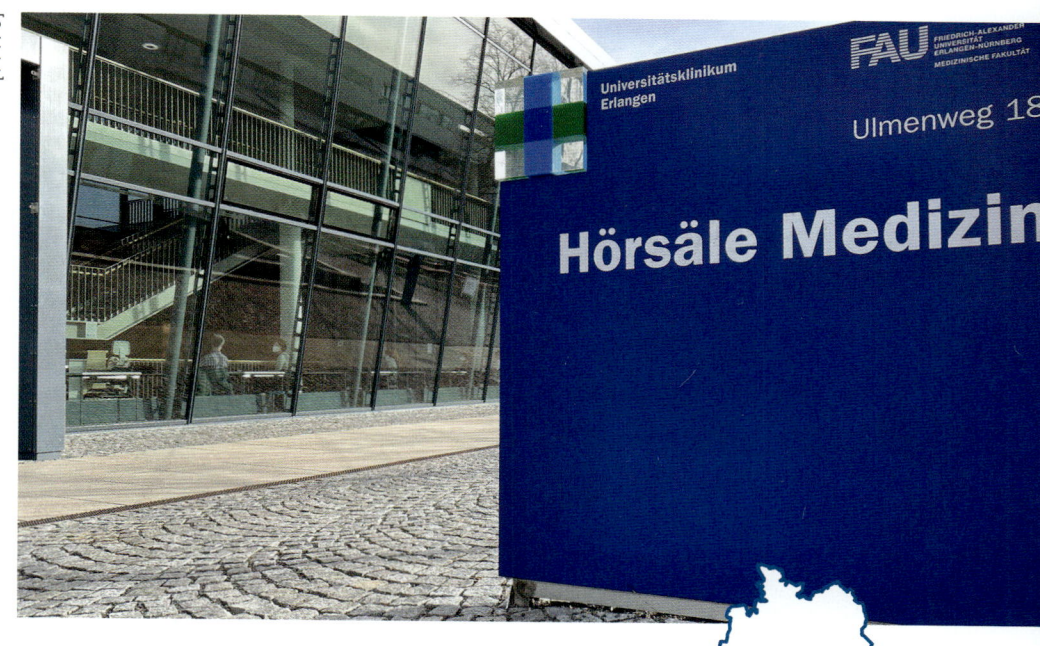

[T1170]

Friedrich-Alexander-Universität Erlangen-Nürnberg

Ort/Bundesland	Erlangen, Bayern
Anzahl Studierende insg.	ca. 39.000
Anzahl Medizinstudierende	ca. 3.000
Studienplätze 1. Sem. Wi.	174
Studienplätze 1. Sem. So.	174
Art des Studiengangs	Regelstudiengang
Studieneignungstest	TMS
Website der Universität	www.fau.de
Webseite Fakultät/Fachschaft	Fakultät [QR code] Fachschaft [QR code] https://else4.de/idl https://else4.de/zlu
Nice to know	• Drittgrößte Universität Bayerns (39.000 Studierende) • Laut Reuters Top 100 – The World's Most Innovative Universities 2019 auf Platz 1 in Deutschland
Namhafte Absolventen	Alexander von Humboldt, Georg Simon Ohm, Ludwig Feuerbach

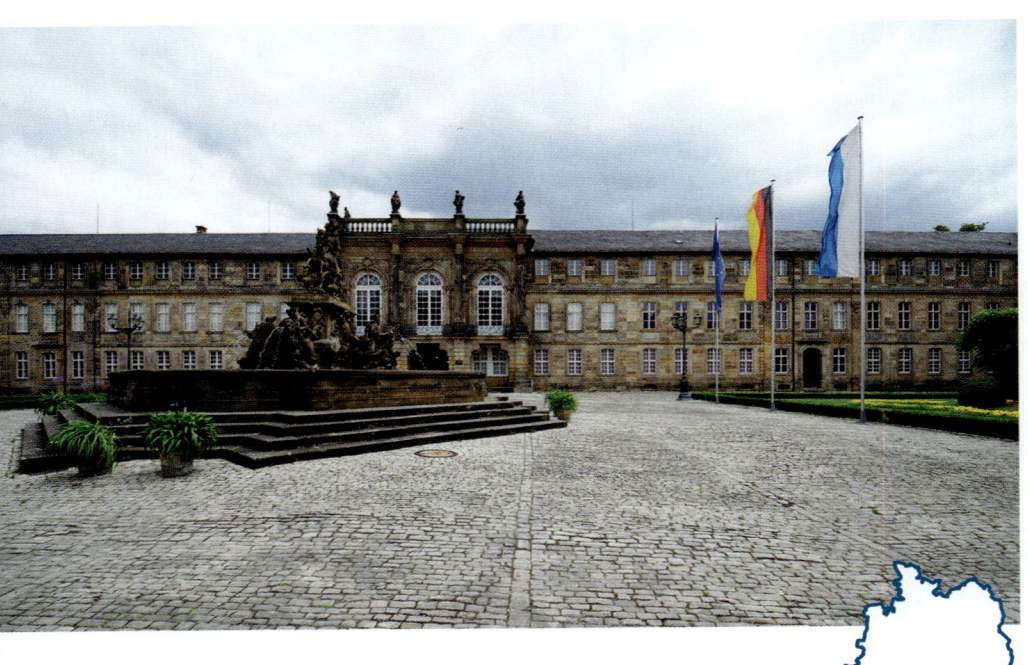

[J787]

Friedrich-Alexander-Universität Erlangen-Nürnberg/Bayreuth

Ort/Bundesland	Erlangen und Bayreuth, Bayern
Anzahl Studierende insg.	ca. 13.000
Anzahl Medizinstudierende	3.000 (zusammen mit Erlangen/Nürnberg)
Studienplätze 1. Sem. Wi.	55
Studienplätze 1. Sem. So.	55
Art des Studiengangs	Regelstudiengang
Studieneignungstest	TMS
Website der Universität	www.fau.de
Webseite Fakultät/Fachschaft	Fakultät [QR-Code] https://else4.de/vfa
Nice to know	• Der Studiengang Medizin startete zum WS 2019/20 • Die ersten vier Semester finden in Erlangen statt, danach überwiegend in Bayreuth • Eine der jüngsten Universitäten Deutschlands (gegründet in 1972) • Auf dem Campus existieren 32 im Freien ausgestellte, öffentlich zugängliche Kunstwerke

[J787]

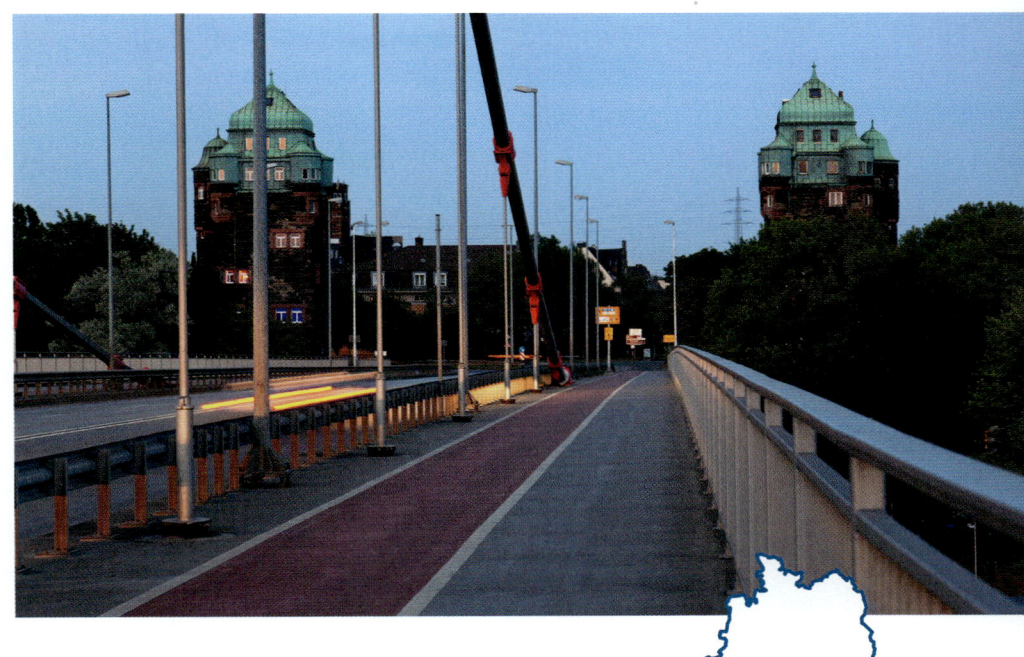

Universität Duisburg-Essen (UDE)

Ort/Bundesland	Duisburg, Nordrhein-Westfalen
Anzahl Studierende insg.	ca. 43.000
Anzahl Medizinstudierende	ca. 2.000
Studienplätze 1. Sem. Wi.	225
Studienplätze 1. Sem. So.	keine
Art des Studiengangs	Regelstudiengang
Studieneignungstest	TMS
Website der Universität	www.uni-due.de
Webseite Fakultät/Fachschaft	Fakultät [QR] Fachschaft [QR] https://else4.de/3gz https://else4.de/2sm
Nice to know	• Gegründet 2003 • Gehört mit rund 43.000 Studierende zu den zehn größten deutschen Universitäten • Inmitten der Metropolregion Ruhrgebiet • Teil des europ. Universitätsnetzwerks Aurora

[J787]

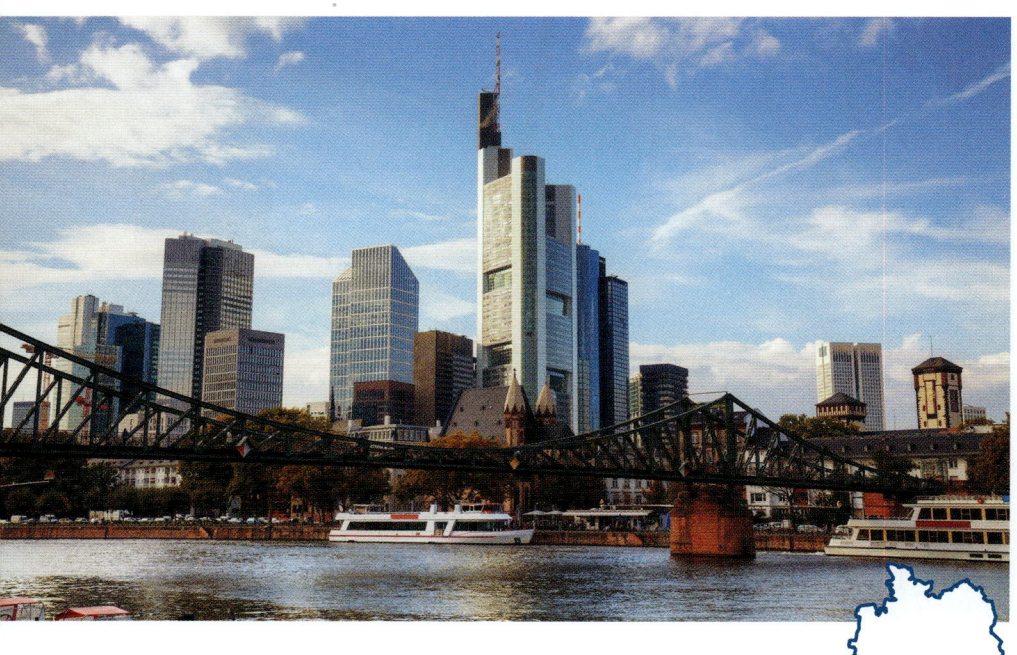

Johann-Wolfgang-Goethe-Universität Frankfurt am Main

Ort/Bundesland	Frankfurt am Main, Hessen
Anzahl Studierende insg.	ca. 48.000
Anzahl Medizinstudierende	ca. 3.000
Studienplätze 1. Sem. Wi.	393
Studienplätze 1. Sem. So.	keine
Art des Studiengangs	Regelstudiengang
Studieneignungstest	TMS
Website der Universität	www.uni-frankfurt.de
Webseite Fakultät/Fachschaft	Fakultät [QR] Fachschaft [QR] https://else4.de/rpc https://else4.de/ey7
Nice to know	• Stiftungsuniversität • Mit etwa 48.000 Studierenden die viertgrößte Universität Deutschlands • Wurde 1914 vom Frankfurter Oberbürgermeister Franz Adickes gegründet • 19 Leibniz-Preisträger und 19 Nobelpreisträger studierten oder forschten hier
Namhafte Absolventen	Max Horkheimer

[J787]

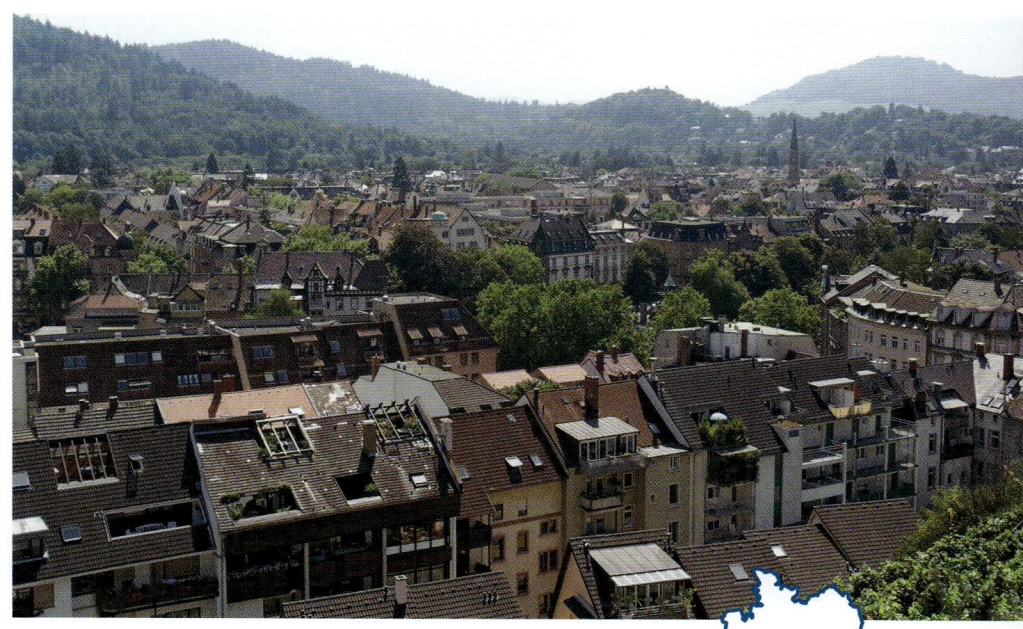

Albert-Ludwigs-Universität Freiburg

Ort/Bundesland	Freiburg im Breisgau, Baden-Württemberg
Anzahl Studierende insg.	ca. 25.000
Anzahl Medizinstudierende	ca. 3.000
Studienplätze 1. Sem. Wi.	352
Studienplätze 1. Sem. So.	keine
Art des Studiengangs	Regelstudiengang
Studieneignungstest	TMS
Website der Universität	www.uni-freiburg.de
Webseite Fakultät/Fachschaft	Fakultät Fachschaft https://else4.de/9jz https://else4.de/gln
Nice to know	• Wurde 1457 von Albrecht VI gegründet • Eine der ältesten Universitäten Deutschlands • Das Universitätsklinikum gehört zu den größten Universitätskliniken in Deutschland • Freiburg liegt im Dreiländereck Deutschland-Schweiz-Frankreich
Namhafte Absolventen	Hans Adolf Krebs, George N. Papanicolaou, Manfred Spitzer

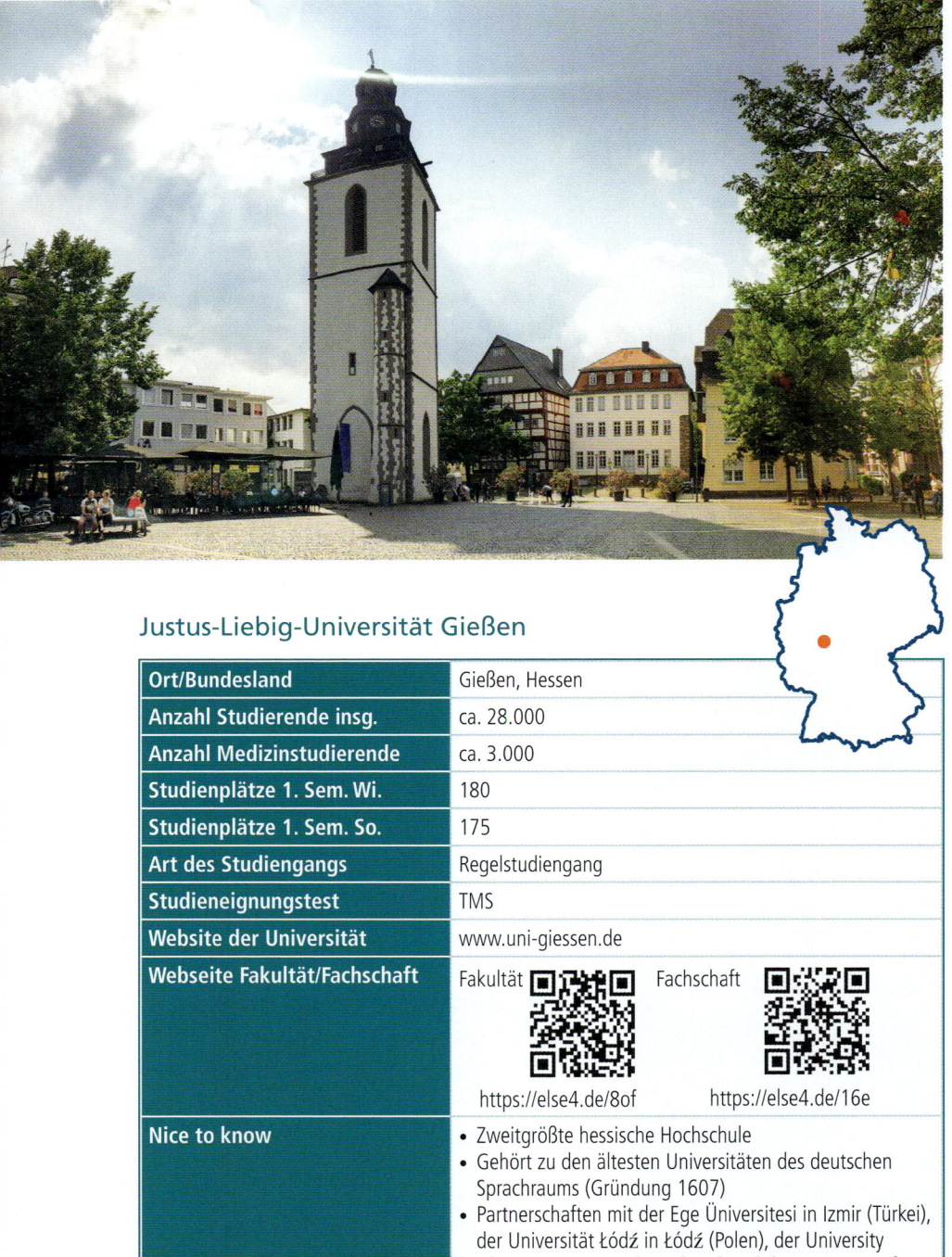

[J812-037]

Justus-Liebig-Universität Gießen

Ort/Bundesland	Gießen, Hessen
Anzahl Studierende insg.	ca. 28.000
Anzahl Medizinstudierende	ca. 3.000
Studienplätze 1. Sem. Wi.	180
Studienplätze 1. Sem. So.	175
Art des Studiengangs	Regelstudiengang
Studieneignungstest	TMS
Website der Universität	www.uni-giessen.de
Webseite Fakultät/Fachschaft	Fakultät [QR] Fachschaft [QR] https://else4.de/8of https://else4.de/16e
Nice to know	• Zweitgrößte hessische Hochschule • Gehört zu den ältesten Universitäten des deutschen Sprachraums (Gründung 1607) • Partnerschaften mit der Ege Üniversitesi in Izmir (Türkei), der Universität Łódź in Łódź (Polen), der University of Wisconsin in Madison (USA) und der University of Wisconsin in Milwaukee (USA)
Namhafte Absolventen	August Kekulé, Georg Büchner

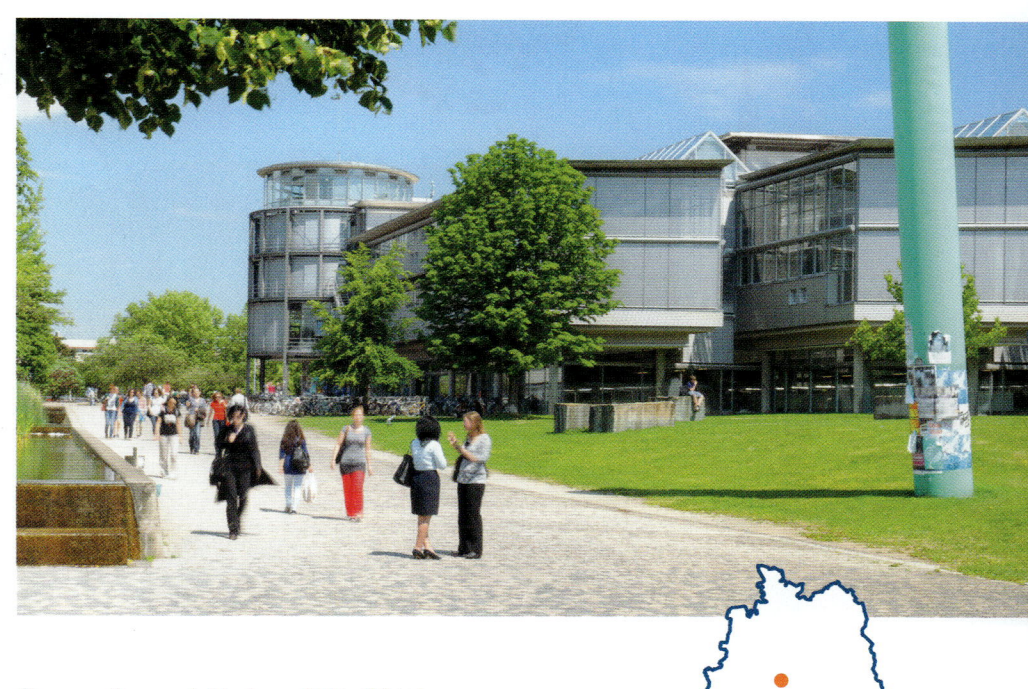

Georg-August-Universität Göttingen

Ort/Bundesland	Göttingen, Niedersachsen
Anzahl Studierende insg.	ca. 30.000
Anzahl Medizinstudierende	ca. 3.000
Studienplätze 1. Sem. Wi.	164
Studienplätze 1. Sem. So.	124
Art des Studiengangs	Regelstudiengang
Studieneignungstest	TMS
Website der Universität	www.umg.eu/
Webseite Fakultät/Fachschaft	Fakultät [QR Code] Fachschaft [QR Code] https://else4.de/sm4 https://else4.de/447
Nice to know	• Mutteruniversität der Quantenmechanik • Älteste (noch existierende) Universität in Niedersachsen • Mit ca. 30.000 Studierenden die zweitgrößte Universität Niedersachsens
Namhafte Absolventen	Carl Friedrich Gauß, Robert Koch, Werner Heisenberg, Arthur Schopenhauer, Enrico Fermi, Robert Oppenheimer, Max Born, Alexander und Wilhelm von Humboldt, J. P. Morgan

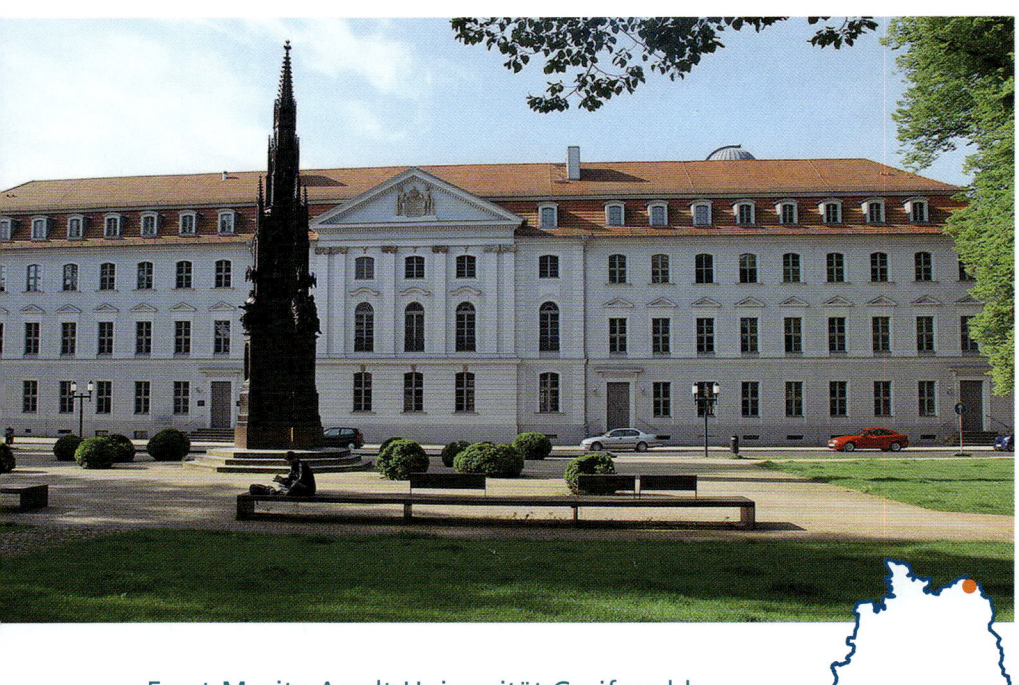

Ernst-Moritz-Arndt-Universität Greifswald

Ort/Bundesland	Greifswald, Mecklenburg-Vorpommern
Anzahl Studierende insg.	ca. 10.000
Anzahl Medizinstudierende	ca. 1.500
Studienplätze 1. Sem. Wi.	196
Studienplätze 1. Sem. So.	keine
Art des Studiengangs	Regelstudiengang
Studieneignungstest	TMS
Website der Universität	www.uni-greifswald.de
Webseite Fakultät/Fachschaft	Fakultät ▢ Fachschaft ▢ https://else4.de/crb https://else4.de/o6i
Nice to know	• Eine der ältesten Universitäten Mitteleuropas (Gründung 1456) • 2/3 der Studierenden kommen von außerhalb Mecklenburg-Vorpommerns zum Studium nach Greifswald • 1955 streikten die Studierenden gegen eine Umwandlung ihrer Fakultät in eine Ausbildungsstätte für Militärmediziner
Namhafte Absolventen	Ferdinand Sauerbruch, Theodor Billroth, Otto von Bismarck

[J787]

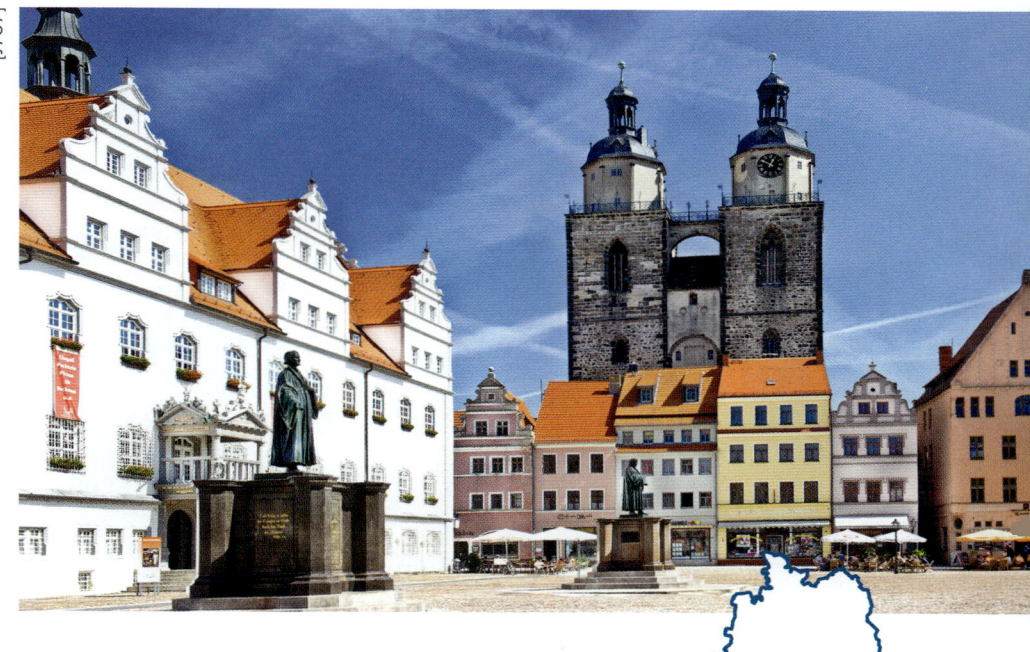

Martin-Luther-Universität Halle-Wittenberg

Ort/Bundesland	Halle (Saale), Sachsen-Anhalt
Anzahl Studierende insg.	ca. 20.000
Anzahl Medizinstudierende	ca. 2.000
Studienplätze 1. Sem. Wi.	226
Studienplätze 1. Sem. So.	keine
Art des Studiengangs	Regelstudiengang
Studieneignungstest	TMS
Website der Universität	www.uni-halle.de
Webseite Fakultät/Fachschaft	Fakultät [QR code] Fachschaft [QR code] https://else4.de/n55　　https://else4.de/kqi
Nice to know	• Ist aus zwei Vorgängereinrichtungen hervorgegangen (Leucora in Wittenberg und Friedrichs-Universität in Halle) • Nobelpreisträger, die an der Universität mitwirkten: Emil von Behring, Hermann Staudinger, Gustav Hertz und Karl Ziegler
Namhafte Absolventen	Hermann Ebbinghaus

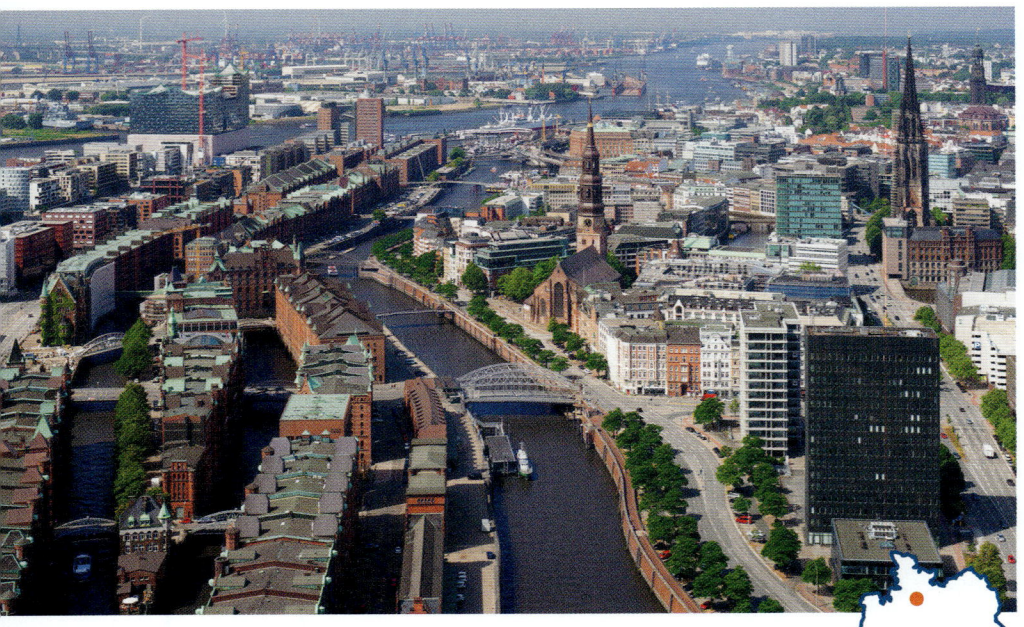

[J787]

Universitätsklinikum Hamburg-Eppendorf (UKE)

Ort/Bundesland	Hamburg, Hamburg
Anzahl Studierende insg.	ca. 3.500
Anzahl Medizinstudierende	ca. 3.500
Studienplätze 1. Sem. Wi.	352
Studienplätze 1. Sem. So.	keine
Art des Studiengangs	Integrierter Modellstudiengang Medizin Hamburg (iMED)
Studieneignungstest	HAM-Nat
Website der Universität	www.uke.de
Webseite Fakultät/Fachschaft	Fakultät [QR-Code] Fachschaft [QR-Code] https://else4.de/3up https://else4.de/j1p
Nice to know	• Größte Universität in Hamburg • Gilt als die größte Forschungs- und Ausbildungseinrichtung in Norddeutschland
Namhafte Absolventen	Helmut Schmidt

[J787]

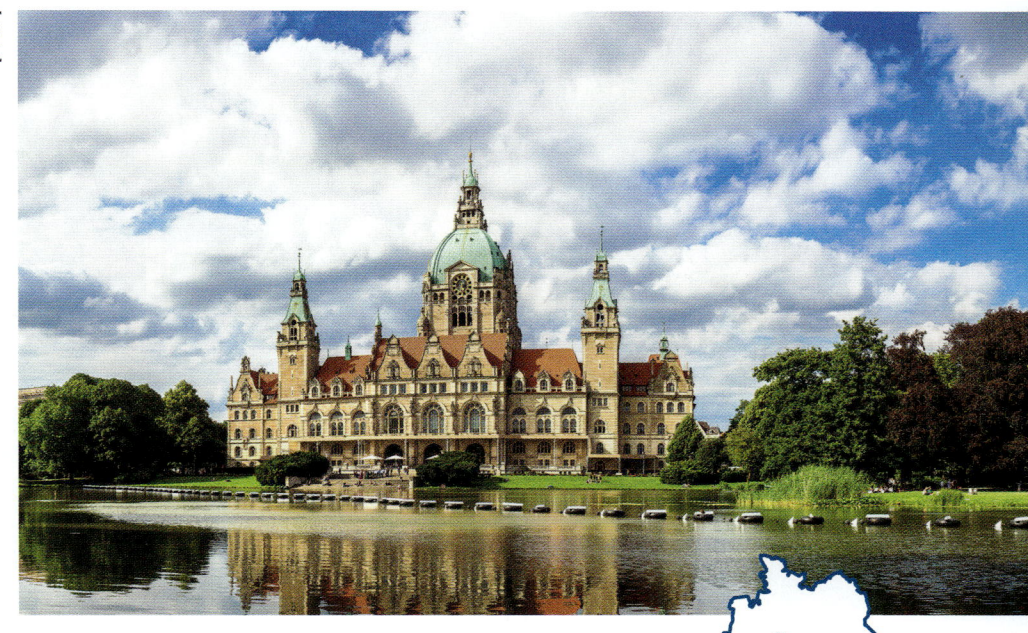

Medizinische Hochschule Hannover

Ort/Bundesland	Hannover, Niedersachsen
Anzahl Studierende insg.	ca. 3.500
Anzahl Medizinstudierende	ca. 3.500
Studienplätze 1. Sem. Wi.	320
Studienplätze 1. Sem. So.	keine
Art des Studiengangs	Modellstudiengang Hannibal
Studieneignungstest	TMS
Website der Universität	www.mhh.de
Webseite Fakultät/Fachschaft	Fakultät [QR] Fachschaft [QR] https://else4.de/cpp https://else4.de/xac
Nice to know	• Wurde 1961 gegründet • Neben Human- und Zahnmedizin gibt es noch die Studiengänge Biochemie und Biomedizin • Studierende wurden in den ersten Jahren noch teilweise an der Tierärztlichen Hochschule Hannover ausgebildet

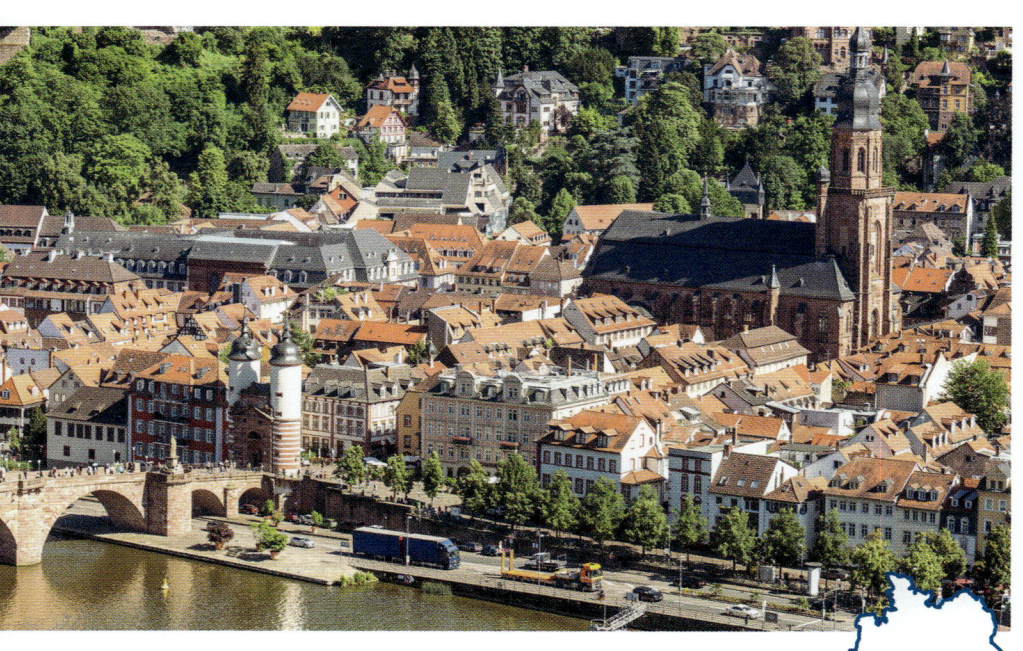

[J787]

Ruprecht-Karls-Universität Heidelberg

Ort/Bundesland	Heidelberg, Baden-Württemberg
Anzahl Studierende insg.	ca. 28.000
Anzahl Medizinstudierende	ca. 3.000
Studienplätze 1. Sem. Wi.	335
Studienplätze 1. Sem. So.	keine
Art des Studiengangs	Regelstudiengang
Studieneignungstest	TMS
Website der Universität	www.uni-heidelberg.de
Webseite Fakultät/Fachschaft	Fakultät [QR-Code] Fachschaft [QR-Code] https://else4.de/2hd https://else4.de/3hx
Nice to know	• Älteste Universität Deutschlands (1386) • Wurde von Papst Urban VI und Ruprecht I gegründet • Exzellenzuniversität • Jahresetat von über 764 Mio. Euro
Namhafte Absolventen	Otto Warburg, Dmitri Iwanowitsch Mendelejew, Max Weber

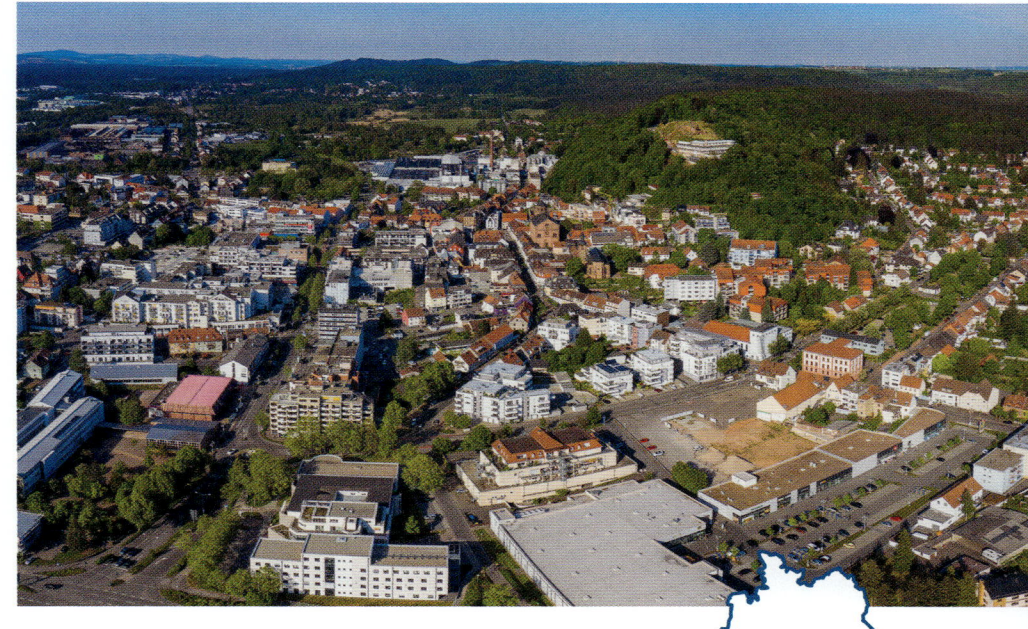

Universität des Saarlandes Homburg

Ort/Bundesland	Homburg, Saarland
Anzahl Studierende insg.	ca. 17.000
Anzahl Medizinstudierende	ca. 2.000
Studienplätze 1. Sem. Wi.	290
Studienplätze 1. Sem. So.	keine
Art des Studiengangs	Regelstudiengang
Studieneignungstest	TMS
Website der Universität	www.uni-saarland.de
Webseite Fakultät/Fachschaft	Fakultät Fachschaft https://else4.de/gct https://else4.de/iil
Nice to know	• Europäische Hochschule mit Partnern aus sechs europ. Ländern • Kernstück des Campus ist die ehemalige Below-Kaserne
Namhafte Absolventen	Franz-Josef Degenhardt, Peter Altmaier, Annegret Kramp-Karrenbauer

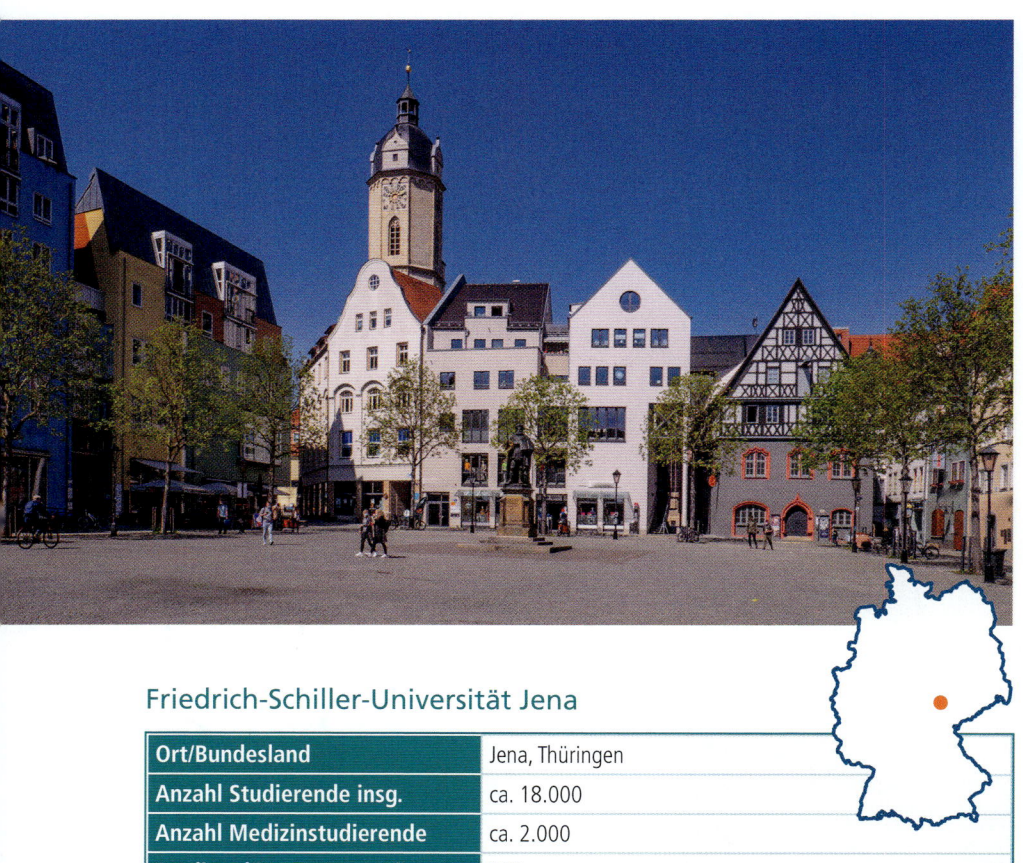

[J787]

Friedrich-Schiller-Universität Jena

Ort/Bundesland	Jena, Thüringen
Anzahl Studierende insg.	ca. 18.000
Anzahl Medizinstudierende	ca. 2.000
Studienplätze 1. Sem. Wi.	260
Studienplätze 1. Sem. So.	keine
Art des Studiengangs	Regelstudiengang
Studieneignungstest	TMS
Website der Universität	www.uni-jena.de
Webseite Fakultät/Fachschaft	Fakultät Fachschaft https://else4.de/ecn https://else4.de/tjd
Nice to know	• Größte Hochschule und einzige Volluniversität in Thüringen • Gegründet im Jahr 1558 • Mitglied der Coimbra-Gruppe (Netzwerk einer Gruppe europ. Universitäten)
Namhafte Absolventen	Karl Marx, Gottfried Wilhelm Leibniz

[J787]

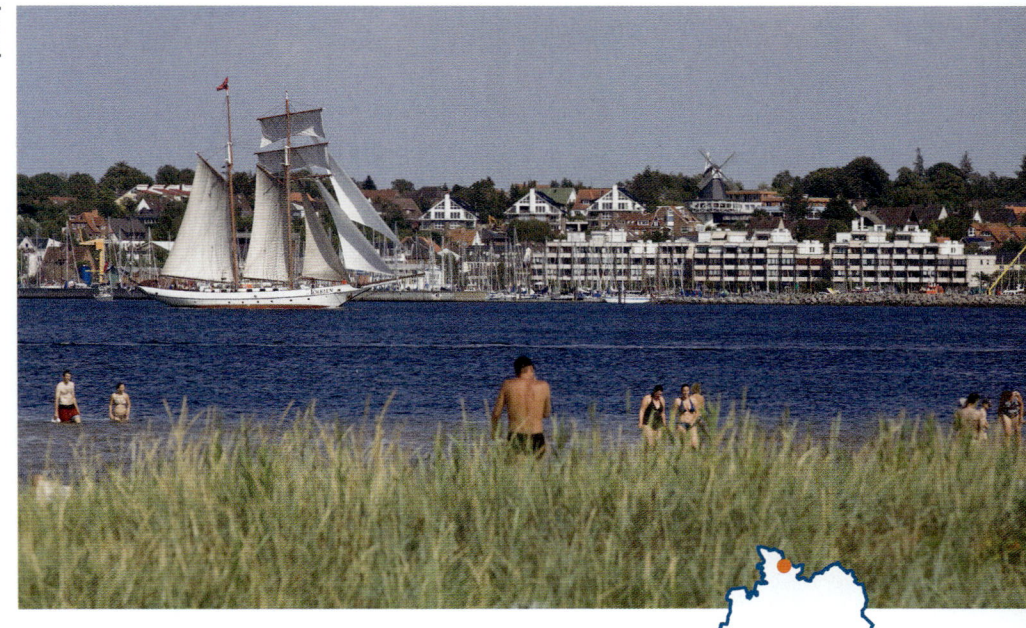

Christian-Albrechts-Universität zu Kiel

Ort/Bundesland	Kiel, Schleswig-Holstein
Anzahl Studierende insg.	ca. 28.000
Anzahl Medizinstudierende	ca. 2.000
Studienplätze 1. Sem. Wi.	207
Studienplätze 1. Sem. So.	keine
Art des Studiengangs	Regelstudiengang
Studieneignungstest	TMS
Website der Universität	www.uni-kiel.de
Webseite Fakultät/Fachschaft	Fakultät Fachschaft https://else4.de/h2d https://else4.de/fg0
Nice to know	• Einzige Volluniversität in Schleswig-Holstein • Alumni und Forscher der Universität wurden mit insgesamt 12 Nobelpreisen ausgezeichnet

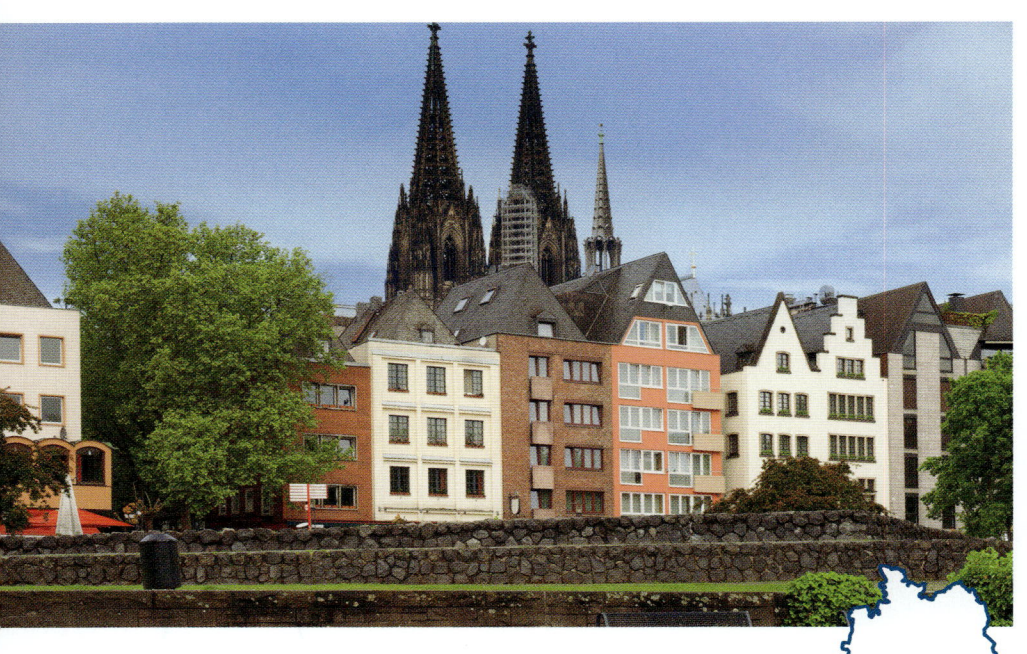

[J787]

Universität zu Köln

Ort/Bundesland	Köln, Nordrhein-Westfalen
Anzahl Studierende insg.	ca. 51.000
Anzahl Medizinstudierende	ca. 4.000
Studienplätze 1. Sem. Wi.	195
Studienplätze 1. Sem. So.	189
Art des Studiengangs	Modellstudiengang
Studieneignungstest	TMS
Website der Universität	www.uni-koeln.de
Webseite Fakultät/Fachschaft	Fakultät [QR code] Fachschaft [QR code] https://else4.de/373 https://else4.de/civ
Nice to know	• Größte Präsenzuniversität in Deutschland (ca. 51.000 Studierende) • 2012 bis 2019 hatte sie im Rahmen der dritten Exzellenzinitiative zur Hochschulförderung den Exzellenzstatus inne • Die 1388 unter dem lateinischen Namen Universitas Studii Coloniensis gegründete „Alte Universität zu Köln" zählt zu den ältesten Universitäten in Europa
Namhafte Absolventen	Marietta Slomka, Dorothee Sölle, Anne Will

[J787]

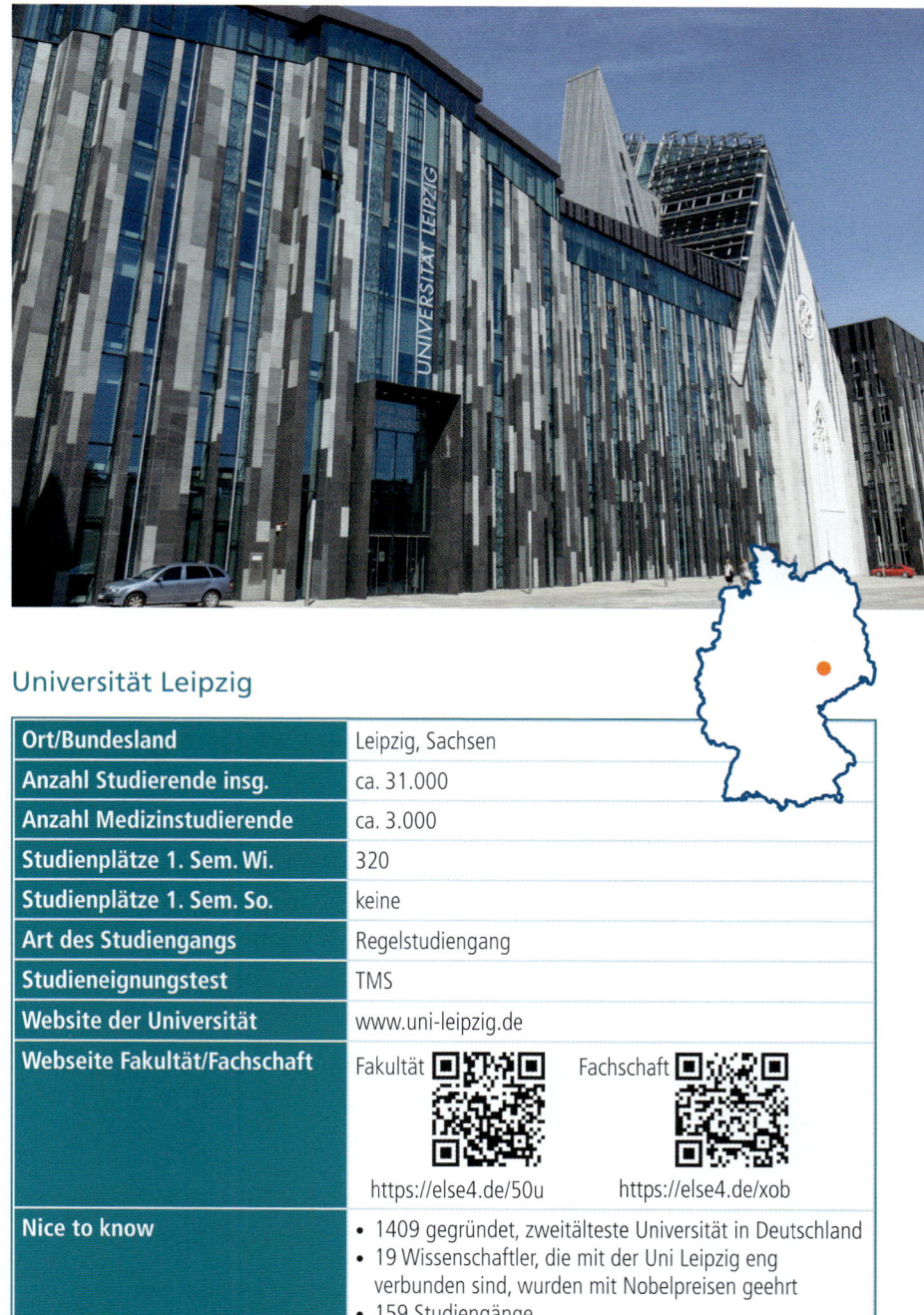

Universität Leipzig

Ort/Bundesland	Leipzig, Sachsen
Anzahl Studierende insg.	ca. 31.000
Anzahl Medizinstudierende	ca. 3.000
Studienplätze 1. Sem. Wi.	320
Studienplätze 1. Sem. So.	keine
Art des Studiengangs	Regelstudiengang
Studieneignungstest	TMS
Website der Universität	www.uni-leipzig.de
Webseite Fakultät/Fachschaft	Fakultät https://else4.de/50u Fachschaft https://else4.de/xob
Nice to know	• 1409 gegründet, zweitälteste Universität in Deutschland • 19 Wissenschaftler, die mit der Uni Leipzig eng verbunden sind, wurden mit Nobelpreisen geehrt • 159 Studiengänge
Namhafte Absolventen	Gottfried Wilhelm Leibniz, Angela Merkel, Richard Wagner, Friedrich Nietzsche

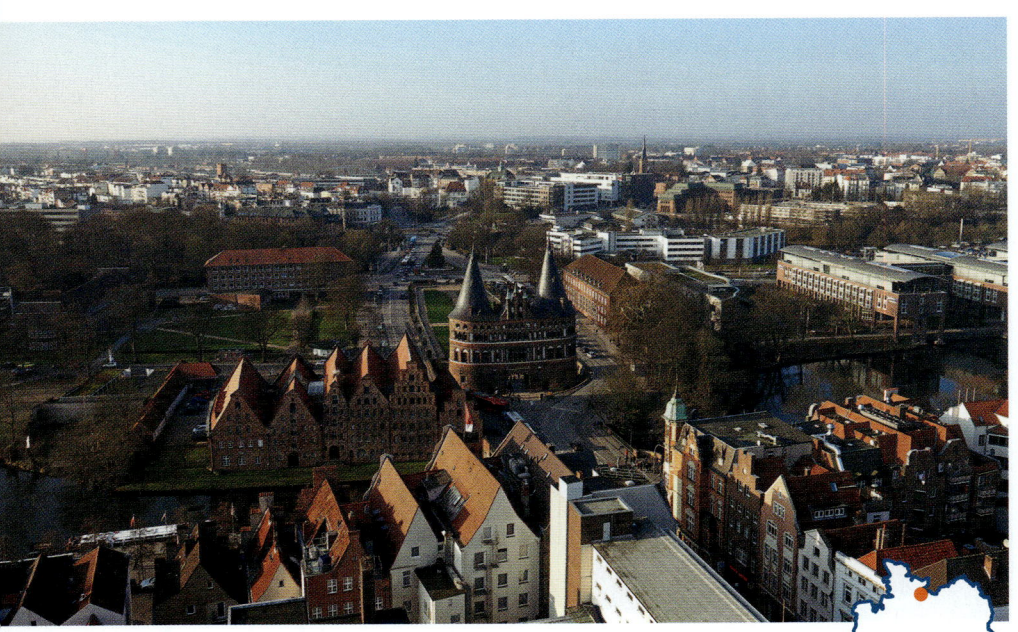

[J787]

Universität zu Lübeck

Ort/Bundesland	Lübeck, Schleswig-Holstein
Anzahl Studierende insg.	ca. 5.000
Anzahl Medizinstudierende	ca. 1.500
Studienplätze 1. Sem. Wi.	191
Studienplätze 1. Sem. So.	keine
Art des Studiengangs	Regelstudiengang
Studieneignungstest	TMS
Website der Universität	www.uni-luebeck.de
Webseite Fakultät/Fachschaft	Fakultät Fachschaft https://else4.de/qth https://else4.de/bm0
Nice to know	• Wurde 1964 als zweite Medizinische Fakultät der Universität Kiel eingerichtet • Seit 2015 ist sie als Stiftungsuniversität organisiert • Die Universität mit dem Universitätsklinikum Lübeck ist wesentlicher Initiator und wissenschaftlicher Projektpartner im *Center of Excellence in Medical Technology* (CEMET)

[J812-041]

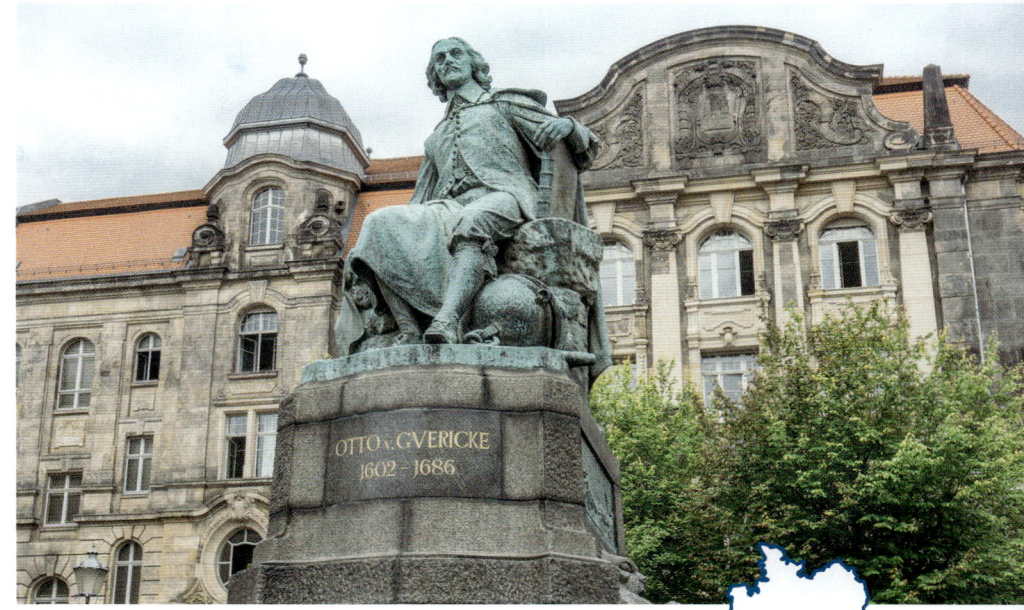

Otto-von-Guericke-Universität Magdeburg

Ort/Bundesland	Magdeburg, Sachsen-Anhalt
Anzahl Studierende insg.	ca. 14.000
Anzahl Medizinstudierende	ca. 2.000
Studienplätze 1. Sem. Wi.	189
Studienplätze 1. Sem. So.	keine
Art des Studiengangs	Regelstudiengang
Studieneignungstest	HAM-Nat
Website der Universität	www.uni-magdeburg.de
Webseite Fakultät/Fachschaft	Fakultät Fachschaft https://else4.de/9jm https://else4.de/yfs
Nice to know	• Gehört zu den jüngsten Universitäten Deutschlands (1993) • Es studierten dort unter anderem Frank Schauer, Hermann Winkler und Jens Klimek • 12 Mio. Bände Bibliotheksbestand
Namhafte Absolventen	Raila Odinga, Dagmar Schipanski, Kai Pflaume

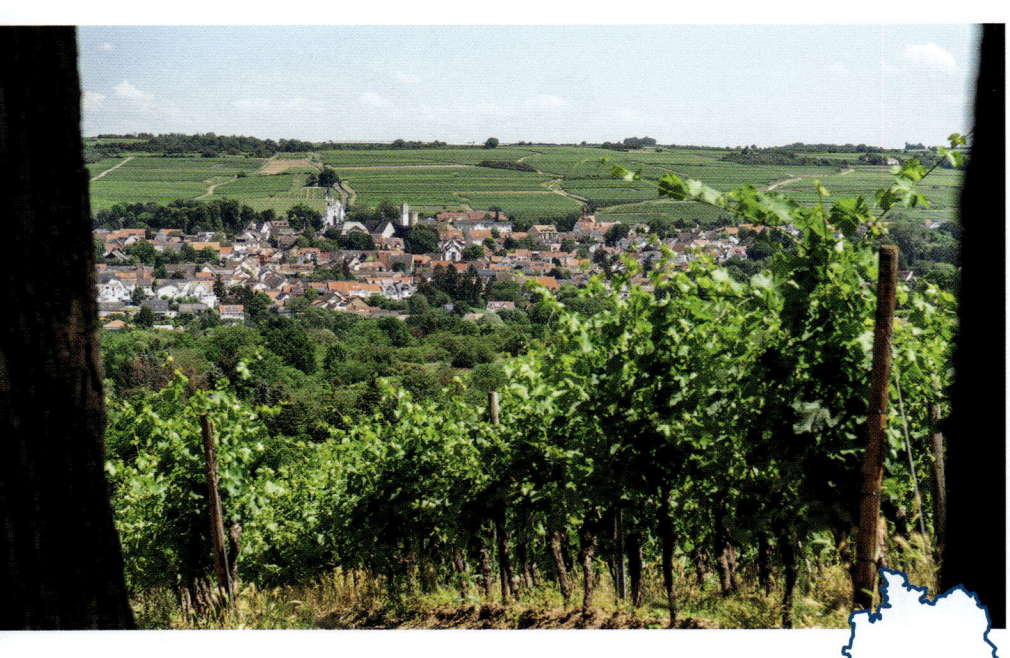

[J787]

Johannes Gutenberg Universität Mainz

Ort/Bundesland	Mainz, Rheinland-Pfalz
Anzahl Studierende insg.	ca. 32.000
Anzahl Medizinstudierende	ca. 3.000
Studienplätze 1. Sem. Wi.	217
Studienplätze 1. Sem. So.	216
Art des Studiengangs	Regelstudiengang
Studieneignungstest	TMS
Website der Universität	www.uni-mainz.de
Webseite Fakultät/Fachschaft	Fakultät Fachschaft https://else4.de/ijy https://else4.de/vzx
Nice to know	• Gehört zu den 20 größten Universitäten Deutschlands • Bildet gemeinsam mit der Johann-Wolfgang-Goethe-Universität in Frankfurt/Main und der TU Darmstadt die Rhein-Main-Universitäten (RMU)
Namhafte Absolventen	Madjid Samii, Felix Martin Andreas Matthias Blume

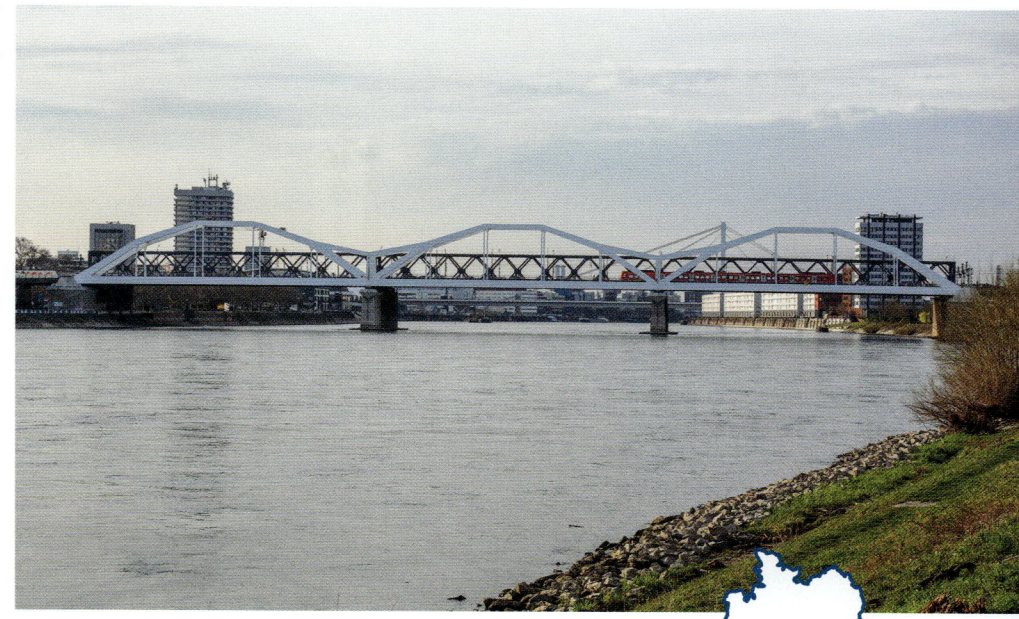

[J787]

Medizinische Fakultät Mannheim
der Universität Heidelberg

Ort/Bundesland	Mannheim und Heidelberg, Baden-Württemberg
Anzahl Studierende insg.	ca. 28.000 (Heidelberg + Mannheim)
Anzahl Medizinstudierende	ca. 1.650
Studienplätze 1. Sem. Wi.	255
Studienplätze 1. Sem. So.	keine
Art des Studiengangs	Modellstudiengang MaReCum
Studieneignungstest	TMS
Website der Universität	www.uni-heidelberg.de
Webseite Fakultät/Fachschaft	Fakultät Fachschaft https://else4.de/8xo https://else4.de/6ub
Nice to know	• Die Medizinische Fakultät in Mannheim gehört zur Ruprecht-Karls-Universität Heidelberg • Universität Mannheim gehört zu den jüngeren Universitäten Deutschlands (gegründet 1907) • Über 450 Partner-Universitäten

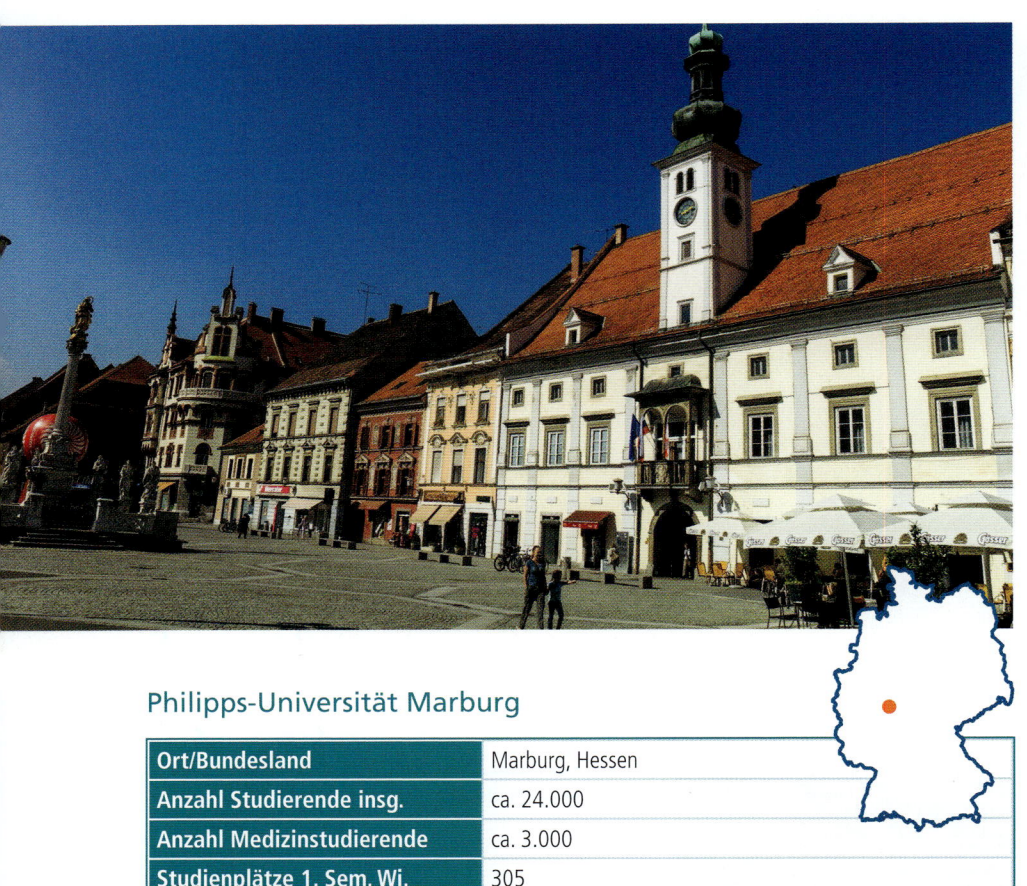

[J787]

Philipps-Universität Marburg

Ort/Bundesland	Marburg, Hessen
Anzahl Studierende insg.	ca. 24.000
Anzahl Medizinstudierende	ca. 3.000
Studienplätze 1. Sem. Wi.	305
Studienplätze 1. Sem. So.	keine
Art des Studiengangs	Regelstudiengang
Studieneignungstest	TMS
Website der Universität	www.uni-marburg.de
Webseite Fakultät/Fachschaft	Fakultät [QR Code] Fachschaft [QR Code] https://else4.de/ljj https://else4.de/gbe
Nice to know	• Ist die älteste hessische Hochschule • 12 Leibniz-Preisträger • 139 Studiengänge
Namhafte Absolventen	Gebrüder Grimm, Alfred Wegener

[J812-040]

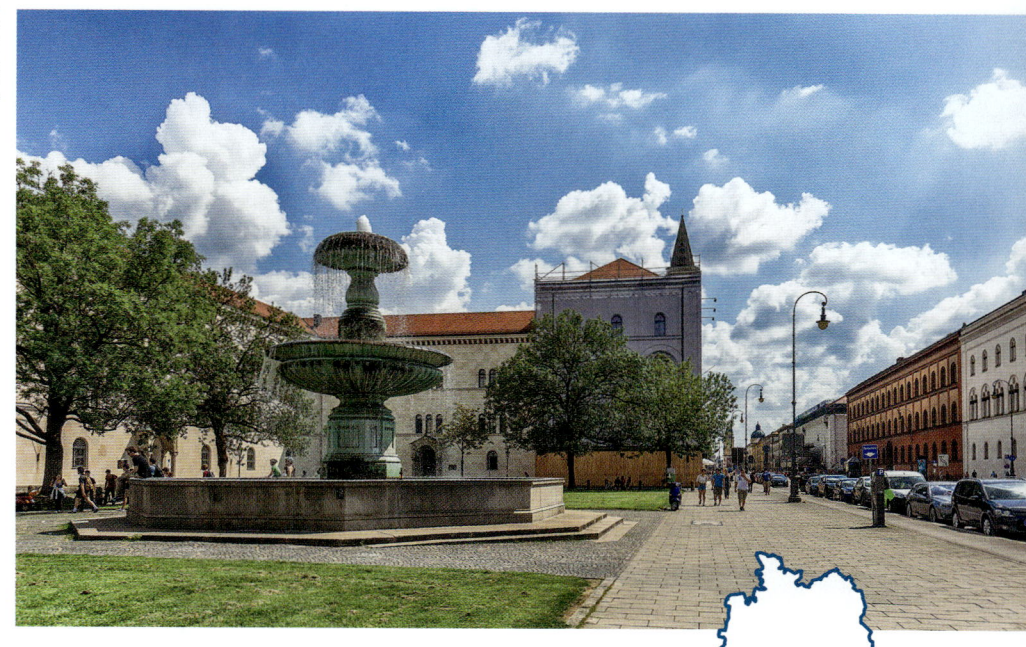

Ludwig-Maximilians-Universität (LMU) München

Ort/Bundesland	München, Bayern
Anzahl Studierende insg.	ca. 52.000
Anzahl Medizinstudierende	insg. ca. 10.000 (LMU + TU)
Studienplätze 1. Sem. Wi.	insg. 874 (LMU + TU)
Studienplätze 1. Sem. So.	keine
Art des Studiengangs	Regelstudiengang
Studieneignungstest	TMS
Website der Universität	www.lmu.de
Webseite Fakultät/Fachschaft	Fakultät [QR code] Fachschaft [QR code] https://else4.de/mje https://else4.de/xnq
Nice to know	• Die Vorklinik absolvieren die Studierenden von LMU und TU gemeinsam, danach trennen sich die Wege. • Die LMU ist mit 13 Nobelpreisträgern assoziiert.
Namhafte Absolventen	Max Planck, Werner Heisenberg, Thomas Mann, Bertolt Brecht, Richard Strauss, Sophie Scholl

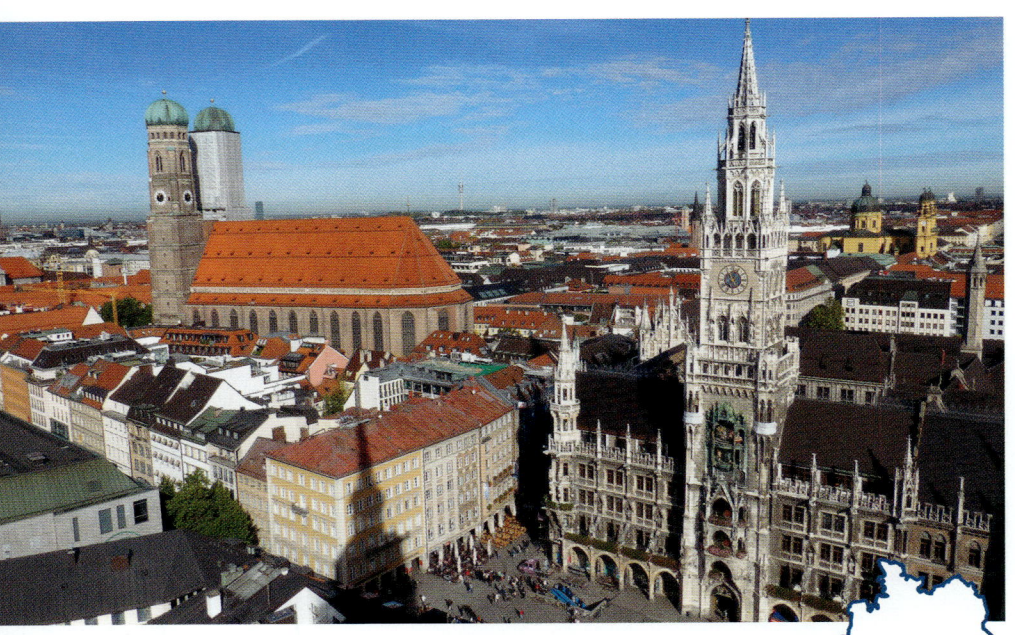

[J813-004]

Technische Universität (TU) München

Ort/Bundesland	München, Bayern
Anzahl Studierende insg.	ca. 45.000
Anzahl Medizinstudierende	insg. ca. 10.000 (LMU + TU)
Studienplätze 1. Sem. Wi.	insg. 874 (LMU + TU)
Studienplätze 1. Sem. So.	keine
Art des Studiengangs	Regelstudiengang
Studieneignungstest	TMS
Website der Universität	www.tum.de
Webseite Fakultät/Fachschaft	Fakultät ▣ Fachschaft ▣ https://else4.de/hpv https://else4.de/ia0
Nice to know	• Die Vorklinik absolvieren die Studierenden von LMU und TU gemeinsam, danach trennen sich die Wege. • Die TU ist mit ca. 45.000 Studierenden die zweitgrößte Technische Hochschule in Deutschland.

[J787]

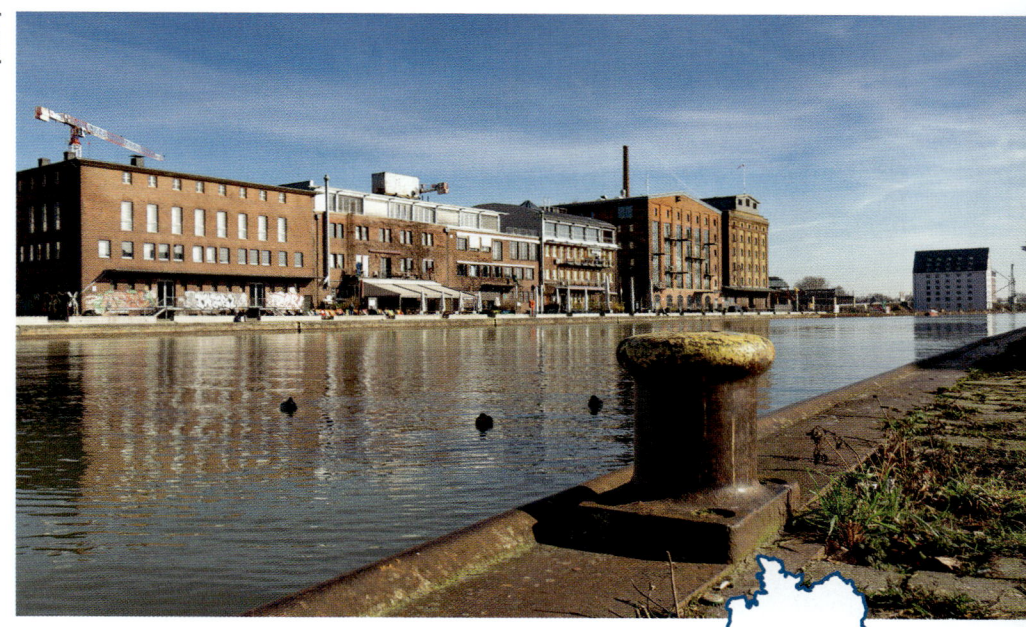

Westfälische Wilhelms-Universität Münster (WWU)

Ort/Bundesland	Münster, Nordrhein-Westfalen
Anzahl Studierende insg.	ca. 46.000
Anzahl Medizinstudierende	ca. 2.500
Studienplätze 1. Sem. Wi.	146
Studienplätze 1. Sem. So.	145
Art des Studiengangs	Regelstudiengang
Studieneignungstest	TMS
Website der Universität	www.uni-muenster.de
Webseite Fakultät/Fachschaft	Fakultät [QR] Fachschaft [QR] https://else4.de/1bo https://else4.de/n4n
Nice to know	• Eine der größten Universitäten Deutschlands • Die Gebäude der Uni sind in der ganzen Stadt verteilt. • Es gibt Partnerschaftsabkommen mit zahlreichen ausländischen Universitäten.
Namhafte Absolventen	Gustav Heinemann, Martin Niemöller, Thomas de Maizière, Katarina Barley

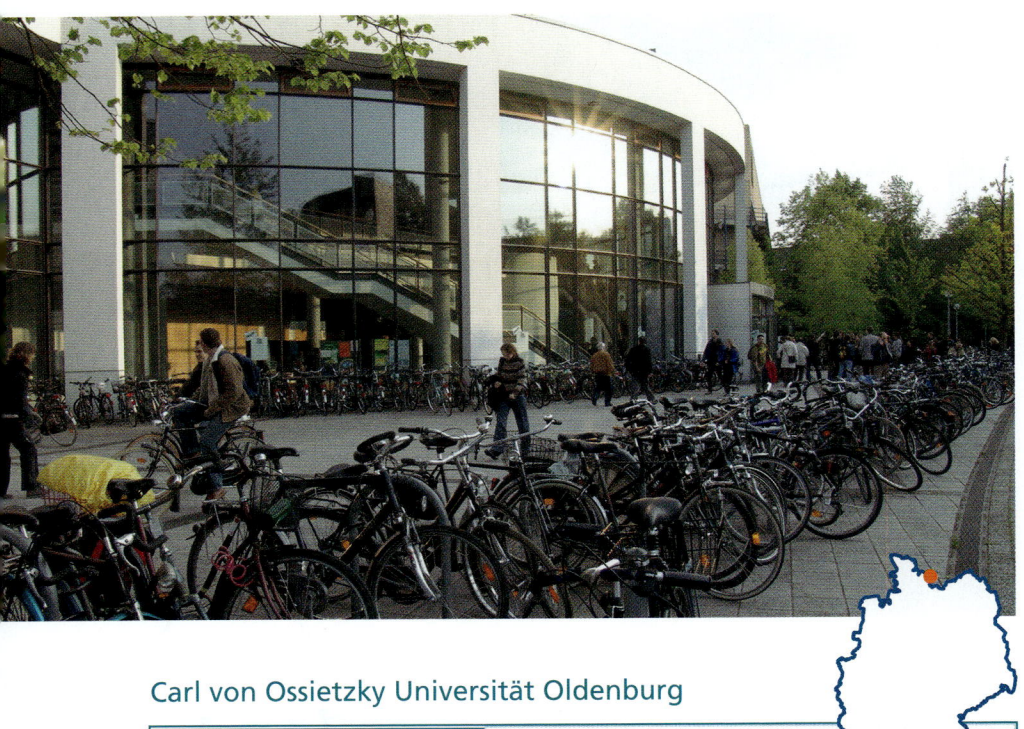

[T1174]

Carl von Ossietzky Universität Oldenburg

Ort/Bundesland	Oldenburg, Niedersachsen
Anzahl Studierende insg.	ca. 16.000
Anzahl Medizinstudierende	ca. 300
Studienplätze 1. Sem. Wi.	80
Studienplätze 1. Sem. So.	keine
Art des Studiengangs	Modellstudiengang
Studieneignungstest	TMS
Website der Universität	www.uol.de
Webseite Fakultät/Fachschaft	Fakultät [QR Code] Fachschaft [QR Code] https://else4.de/bs1 https://else4.de/e6i
Nice to know	• 81 Mio. Dritt- und Sondermittel • 2.500 Beschäftigte

[T1175]

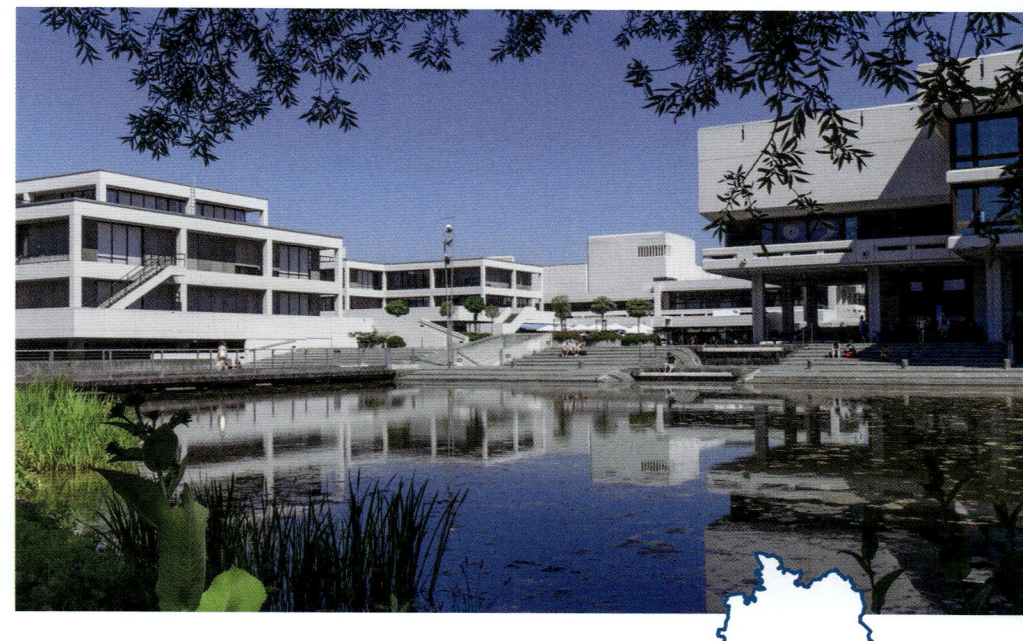

Universität Regensburg

Ort/Bundesland	Regensburg, Bayern
Anzahl Studierende insg.	ca. 21.000
Anzahl Medizinstudierende	ca. 1.500
Studienplätze 1. Sem. Wi.	229
Studienplätze 1. Sem. So.	keine
Art des Studiengangs	Regelstudiengang
Studieneignungstest	TMS
Website der Universität	www.uni-regensburg.de
Webseite Fakultät/Fachschaft	Fakultät ▢ Fachschaft ▢ https://else4.de/q0q https://else4.de/px0
Nice to know	• Versteht sich aufgrund ihrer geographischen Lage im Südosten Deutschlands als Brücke zwischen Ost und West • Errichtung dauerte mehr als ein Jahrzehnt – von ihrer Grundsteinlegung 1965 bis zur Fertigstellung des vorerst letzten Fakultätsgebäudes im Jahr 1978
Namhafte Absolventen	Gerda Hasselfeldt, Heribert Prantl, Edmund Stoiber

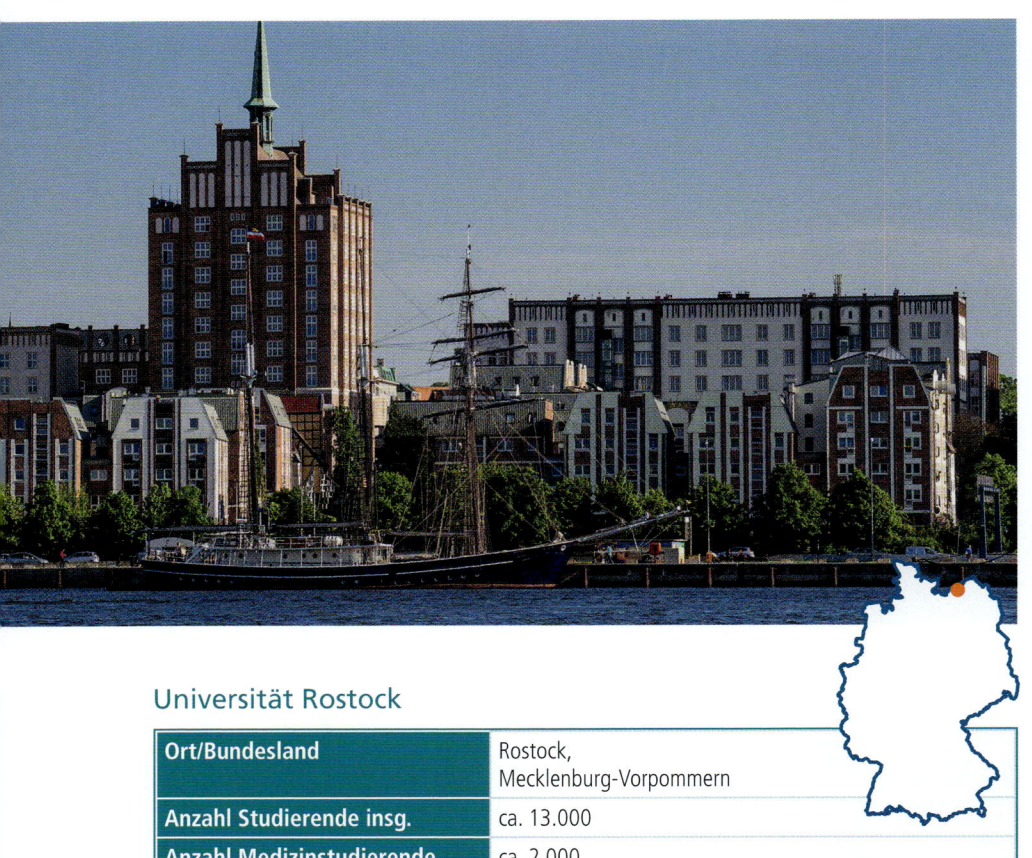

[J787]

Universität Rostock

Ort/Bundesland	Rostock, Mecklenburg-Vorpommern
Anzahl Studierende insg.	ca. 13.000
Anzahl Medizinstudierende	ca. 2.000
Studienplätze 1. Sem. Wi.	215
Studienplätze 1. Sem. So.	keine
Art des Studiengangs	Regelstudiengang
Studieneignungstest	TMS
Website der Universität	www.uni-rostock.de
Webseite Fakultät/Fachschaft	Fakultät [QR code] Fachschaft [QR code] https://else4.de/obt https://else4.de/q00
Nice to know	• Älteste Universität im Ostseeraum (1419) • Volluniversität
Namhafte Absolventen	Ulrich von Hutten, Tycho Brahe, Johann Friedrich Dieffenbach, Sophie Jourdan

[T1176]

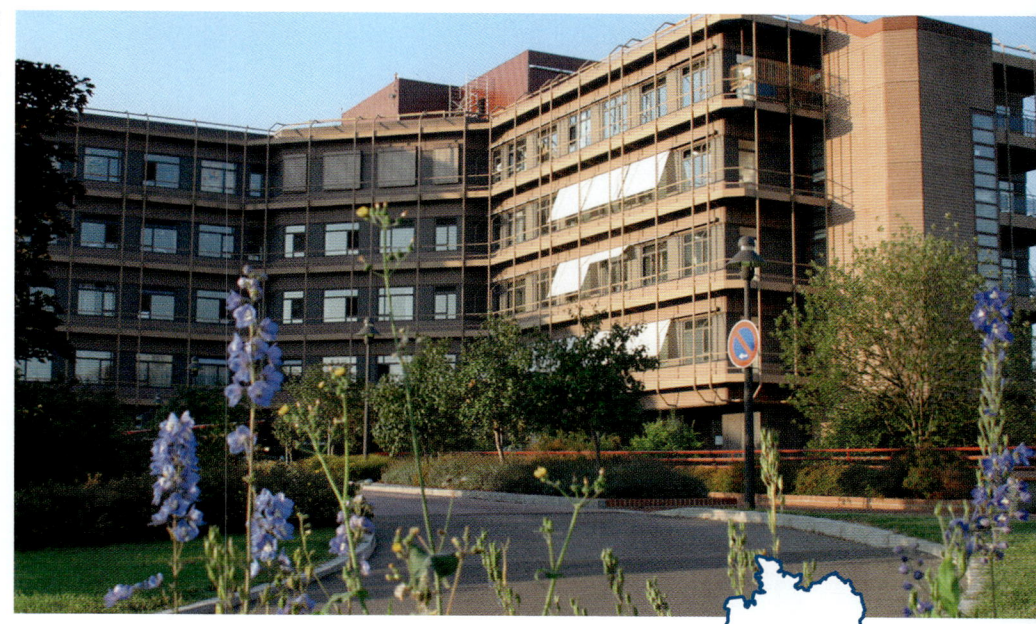

Eberhard Karls Universität Tübingen

Ort/Bundesland	Tübingen, Baden-Württemberg
Anzahl Studierende insg.	ca. 27.000
Anzahl Medizinstudierende	ca. 3.500
Studienplätze 1. Sem. Wi.	171
Studienplätze 1. Sem. So.	171
Art des Studiengangs	Regelstudiengang
Studieneignungstest	TMS
Website der Universität	www.uni-tuebingen.de
Webseite Fakultät/Fachschaft	Fakultät ▨ Fachschaft ▨ https://else4.de/g61 https://else4.de/v8s
Nice to know	• Zählt mit zu den ältesten Universitäten in Europa (1477) • Trägt den Namen des württembergischen Herzogs Karl Eugen
Namhafte Absolventen	Johannes Kepler, Alois Alzheimer, Christiane Nüsslein-Volhard

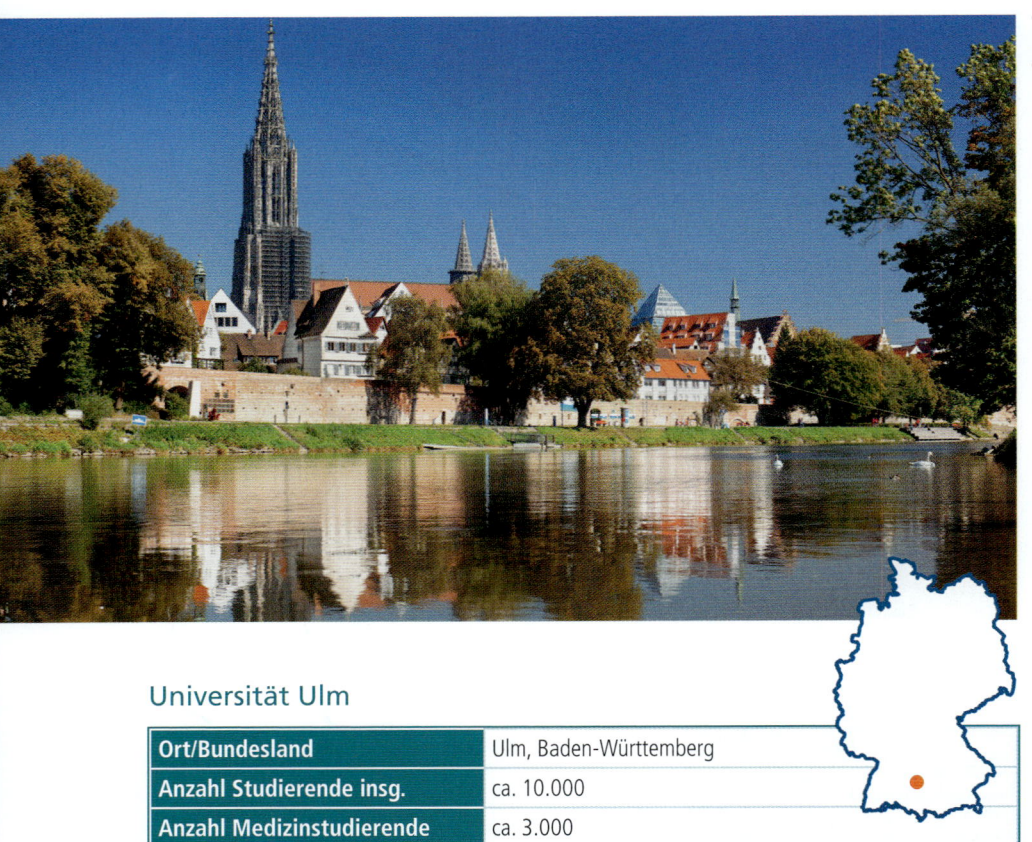

[J787]

Universität Ulm

Ort/Bundesland	Ulm, Baden-Württemberg
Anzahl Studierende insg.	ca. 10.000
Anzahl Medizinstudierende	ca. 3.000
Studienplätze 1. Sem. Wi.	340
Studienplätze 1. Sem. So.	keine
Art des Studiengangs	Regelstudiengang
Studieneignungstest	TMS
Website der Universität	www.uni-ulm.de
Webseite Fakultät/Fachschaft	Fakultät ▢ Fachschaft ▢ https://else4.de/8fx https://else4.de/n5l
Nice to know	• Jüngste staatliche Universität in Baden-Württemberg (1967)

[J787]

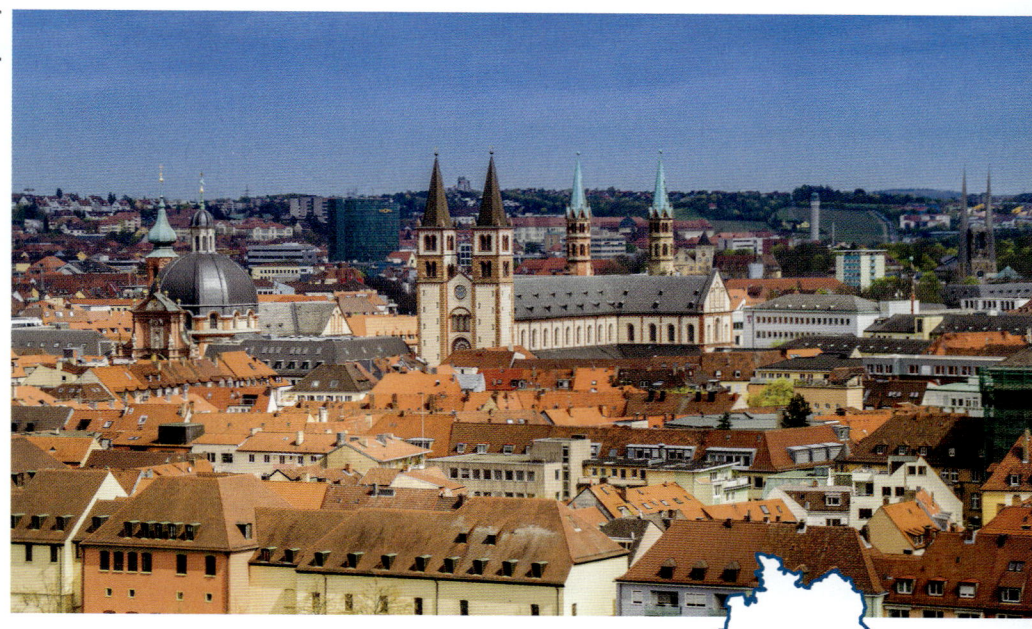

Julius-Maximilians-Universität Würzburg (JMU)

Ort/Bundesland	Würzburg, Bayern
Anzahl Studierende insg.	ca. 28.000
Anzahl Medizinstudierende	ca. 3.000
Studienplätze 1. Sem. Wi.	160
Studienplätze 1. Sem. So.	158
Art des Studiengangs	Regelstudiengang
Studieneignungstest	TMS
Website der Universität	www.uni-wuerzburg.de
Webseite Fakultät/Fachschaft	Fakultät [QR-Code] Fachschaft [QR-Code] https://else4.de/hpe https://else4.de/3h5
Nice to know	• Gehört zu den ältesten deutschen Universitäten (1402) • Volluniversität und Mitglied der Coimbra-Gruppe (Netzwerk einer Gruppe von europ. Universitäten) • 250 Studiengänge • Es studieren ca. 17.000 Frauen an der Universität Würzburg
Namhafte Absolventen	Walther Nernst, Theodor Schwann, Santiago Ramón y Cajal

1.2 Österreich

1.2.1 Allgemeine Voraussetzungen

medizinstudieren.at Auf dieser Website findet ihr alle Informationen zum Thema *Medizin studieren in Österreich*. Doch welche Informationen sind für euch relevant? Es sind diejenigen, die ihr benötigt, um einen erfolgreichen **med**izinischen **A**ufnahme**t**est (**MedAT**) in der ersten Juliwoche zu absolvieren und Anfang August entsprechend zum Medizinstudium zugelassen zu werden.

MedAT

Wer in Österreich an einer der vier staatlichen Universitäten Human- oder Zahnmedizin studieren möchte, muss den **MedAT** bzw. **MedAT-H** erfolgreich absolvieren.

> **INFO**
> Konkret bedeutet das, dass man einen bestimmten Prozentsatz an Prüfungsaufgaben des besagten Testes richtig lösen muss, um einen Studienplatz zu erhalten – dazu aber später mehr.

Man kann den MedAT jährlich **unbegrenzt wiederholen**. Bei erfolgreicher Absolvierung dieser Aufnahmeprüfung wird man nach Einreichen diverser Unterlagen zum Studium zugelassen.

Inhalt
Der MedAT prüft verschiedenste Fähigkeiten sowie Faktenwissen in naturwissenschaftlichen Fächern ab. Zu diesem Zweck ist er in vier Testteile untergliedert, die sich wie folgt gestalten:
1. Basiskenntnistest für medizinische Studien (BMS) – **40 %** (s. Band 1, *Lernskript für den BMS*)
   - Biologie (40 Fragen)
   - Chemie (24 Fragen)
   - Physik (18 Fragen)
   - Mathematik (12 Fragen)
2. Textverständnis (TV) – **10 %**
3. Kognitive Fähigkeiten und Fertigkeiten – **40 %**
   - Figuren zusammensetzen (15 Aufgaben)
   - Gedächtnis und Merkfähigkeit (25 Aufgaben)
   - Zahlenfolgen (10 Aufgaben)
   - Wortflüssigkeit (15 Aufgaben)
   - Implikationen erkennen (10 Aufgaben)
4. Sozial-emotionale Kompetenz – **10 %**
   - Emotionen erkennen (10 Aufgaben)
   - Soziales Entscheiden (10 Aufgaben)

Der **Basiskenntnistest** (1) prüft euch auf Oberstufenniveau in den Fächern Biologie, Chemie, Physik und Mathematik, während der Testteil **Textverständnis** (2) die Lesekompetenz und das Verständnis von Textinhalten ermittelt. Mit der Prüfung der **kognitiven Fähigkeiten und Fertigkeiten** (3) versucht man zu erfassen, ob ihr bestimmte kognitive Aufgaben korrekt lösen könnt, wie z. B. kausale Zusammenhänge erkennen oder mnestische (= Gedächtnis-)Leistungen erbringen. Die Prüfung der **sozial-emotionalen Kompetenzen** (4) ist ein Versuch, eure psychosozialen Qualitäten durch Fragen zu sozialen und emotionalen Dilemmata und Problemen im Rahmen eines *Situational-Judgement*-Tests zu erschließen.

Für den BMS werden jedes Jahr sogenannte **Stichwortlisten** mit den Unterthemen der Naturwissenschaften veröffentlicht, die abgeprüft werden. Die offiziellen Listen entnehmt ihr bitte stets **Anfang Februar** dem Virtuellen Medizinischen Campus (VMC) der Medizinischen Universität Graz (https://vmc.medunigraz.at/). Auf dieser Website sind dann außerdem allgemeine Informationen zum MedAT sowie originale Prüfungsaufgaben der Testersteller und Anleitungen, Erklärungen und Beispiele zu den einzelnen Testteilen (BMS, TV, KFF sowie SEK) zu finden.

Aufbau

Wie der Aufbau des MedAT genau aussieht, könnt ihr der ➤ Tab. 1.6 entnehmen.

Tab. 1.6 Musterablauf einer MedAT-Prüfung

Uhr	Testteil		Fragen	Zeit
9:00–9:30	Basiskenntnistest für medizinische Studiengänge (BMS)	Biologie	40	30 min
9:30–9:48		Chemie	24	18 min
9:48–10:04		Physik	18	16 min
10:04–10:15		Mathe	12	11 min
10:15–10:50	Textverständnis (TV)		12	35 min
10:50–12:00	*Mittagspause*			
12:00–12:20	Kognitive Fähigkeiten und Fertigkeiten (KFF)	Figuren zusammensetzen	15	20 min
12:20–12:28		Gedächtnis und Merkfähigkeit *Lernphase*	8 Allergieausweise	8 min
12:28–12:43		Zahlenfolgen	10	15 min
12:43–13:03		Wortflüssigkeit	15	20 min
13:03–13:18		Gedächtnis und Merkfähigkeit *Abrufphase*	25	15 min
13:18–13:28		Implikationen erkennen	10	10 min
13:28–13:43	Sozial-emotionale Kompetenzen (SEK)	Emotionen erkennen	10	15 min
13:43–13:58		Soziales Entscheiden	10	15 min
9:00–13:58	Gesamter MedAT		201	228 min

Ablauf

Der MedAT wird in **einer Sitzung** per **Multiple-Choice**-Test absolviert. Es werden am Morgen der Prüfung die Anmeldung sowie die Personalien und die Mitbringsel der Testteilnehmer überprüft und Armbänder an die Testteilnehmer vergeben. Dann geht es, je nach Standort, an einen frei wählbaren oder einen zugewiesenen Arbeitsplatz. Vor der Prüfung spricht meist noch der Studienrektor der jeweiligen Universität ein paar Worte, bevor es an die Erklärungen und Erläuterungen der Prüfungskoordinatoren geht. Um 9:00 Uhr (offiziell, in Wirklichkeit meist ein bisschen später) geht es dann los. In der Mittagspause darf man den Prüfungsraum dann für ca. 1 Stunde verlassen, muss aber unbedingt rechtzeitig zurückkehren, sonst ist es einem nicht mehr erlaubt, in den Testraum einzutreten.

1.2.2 Vergabe der Studienplätze

INFO

Als **Bewerber** bezeichnet man in Bezug auf den MedAT jeden, der sich im März für die österreichische Medizin-Aufnahmeprüfung angemeldet hat und in den offiziellen Statistiken der medizinischen Universitäten Anfang April gelistet ist und mitgezählt wird.
Ein **Testteilnehmer** ist jede Person, die wirklich physisch am Testtag den MedAT bestreitet.

Im Jahr 2021 haben sich insgesamt **17.823 Bewerber** für den Aufnahmetest MedAT registriert. Da jährlich aber immer ungefähr **20–30 %** der Bewerber, die sich im März anmelden, nicht zum MedAT erscheinen (sogenannte No-Shows), sind die Testteilnehmerzahlen im Juli stets geringer, als sie Anfang April erscheinen mögen (➤ Tab. 1.7).

AUFGEPASST!

Die nachfolgenden Zahlen-, Prozent- sowie Gesamtwerte sind **keine offiziellen Zahlen** (die gibt es nämlich nicht), sondern nur Schätz- und Erfahrungswerte. Wir erheben daher weder Anspruch auf Vollständigkeit noch gewährleisten wir die Korrektheit oder Aktualität der Zahlen-, Prozent- und Gesamtwerte, die in den nächsten Kapiteln folgen.

Tab. 1.7 Bewerber und Testteilnehmerzahlen für die Aufnahmeprüfung MedAT der vergangenen Jahre

MedAT-Jahr	Bewerber	Testteilnehmer	Verhältnis
2013	10.199	8.363	ca. 82 %
2014	12.601	10.051	ca. 80 %
2015	14.039	10.839	ca. 77 %
2016	15.129	11.522	ca. 76 %
2017	15.993	12.760	ca. 80 %
2018	15.880	12.552	ca. 79 %
2019	16.443	12.845	ca. 78 %
2020 (Corona-Pandemie)	17.599	12.442	ca. 71 %
2021	17.823	12.777	ca. 72 %

Obwohl sich das allgemeine Verhältnis von Studienplätzen zu Testteilnehmern im Jahr 2021 (12.777 Testteilnehmer auf 1.536 Plätze) mit ca. **1 : 8** im Rahmen gehalten hat, haben es manche Testteilnehmer **schwerer bzw. einfacher** als andere, eine Zusage zu bekommen. Dafür gibt es zwei Gründe.

Kontingente

Der **erste Grund** ist der, dass die Teilnehmer des MedAT von offizieller Seite in drei verschiedene Gruppen eingeteilt werden:
1. **Österreicher-Kontingent:** Personen mit österreichischem Reifeprüfungszeugnis
2. **EU-Kontingent:** EU-Bürger, die ihr Reifezeugnis nicht in Österreich, sondern in einem anderen anerkannten Staat erlangt haben
3. **Nicht-EU-Kontingent:** Testteilnehmer, die keine Europäer bzw. diesen nicht gleichgestellt sind (wie z. B. gleichgestellte Türken oder Luxemburger) und ein Reifeprüfungszeugnis innerhalb oder außerhalb Europas erlangt haben.

Das mag jetzt noch nicht problematisch erscheinen. Schaut man sich jedoch die sogenannte *Kontingenteinteilung der Studienplatzvergabe* ein wenig genauer an, wird einem klar werden, dass Testteilnehmer der verschiedenen Kontingente unterschiedlich hohe **Gesamtwerte** erlangen müssen, um einen Studienplatz zu bekommen.

INFO

Als **Gesamtwert** bezeichnet man den Prozentsatz an erreichten Punkten zur maximal erreichbaren Punktzahl im gesamten MedAT. Man kann beim MedAT maximal 100 % erreichen, wenn man alle Fragen richtig hat. Zur Bestimmung des Gesamtwertes werden alle vier Testteile (BMS mit 40 %, TV mit 10 %, KFF mit 40 % und SEK mit 10 %) zusammenaddiert. Anhand dieses Wertes werden die Testteilnehmer gereiht und erhalten in Abhängigkeit davon einen Studienplatz oder eben nicht.

Kontingenteinteilung der Studienplatzvergabe

Im Folgenden erläutern wir euch das stufenweise Verfahren (*Kontingenteinteilung*) für die Vergabe von Studienplätzen in der Human- und Zahnmedizin, die an allen vier Hochschulen (Wien, Innsbruck, Graz und Linz) in Österreich **separat** durchgeführt wird (➤ Tab. 1.8):
1. Im ersten Schritt werden **75 %** aller Studienplätze an Testteilnehmer des Österreicher-Kontingents desselben Testortes vergeben, die die **besten Testergebnisse bzw. Gesamtwerte** unter allen Testteilnehmern des Österreicher-Kontingents in dieser Stadt erreicht haben (zuvor AU-Quote).
2. Im nächsten Schritt konkurrieren die **nicht zugelassenen** Teilnehmer des Österreicher-Kontingents desselben Testortes mit den Testteilnehmern, die EU-Bürger bzw. diesen gleichgestellt sind, aber ihr Reifeprüfungszeugnis nicht in Österreich erlangt haben (zuvor EU-Quote)

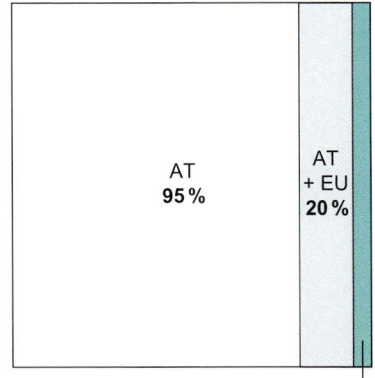

Abb. 1.5 Kontingentregelung der medizinischen Aufnahmeprüfung (MedAT) [L231]

Tab. 1.8 Kontingenteinteilung der Testteilnehmer beim MedAT

Kontingent	Prozentsatz an Studienplätzen	Teilnehmende Kontingente
Österreicher	75 %	Österreicher
EU	20 %	Österreicher, EU
Nicht-EU	5 %	Österreicher, EU, Nicht-EU

und den MedAT in derselben Stadt absolviert haben. Dabei handelt es sich um die nächsten **20 %** der Studienplätze, die in diesem Mix aus Österreicher- und EU-Kontingent denjenigen mit den **besten Gesamtwerten** desselben Testortes zugeschrieben werden.

3. Im dritten und letzten Schritt konkurrieren diejenigen Testteilnehmer des Österreicher- und EU-Kontingents, die weder einen der Studienplätze der 75 % noch der nächsten 20 % in demselben Testort erlangen konnten, mit allen Testteilnehmern des Nicht-EU-Kontingents (zuvor Nicht-EU-Quote) desselben Standortes um die letzten **5 %** der Studienplätze.

Der **zweite Grund** für unterschiedlich hohe Aufnahmegrenzen unter den Testteilnehmern ist die Tatsache, dass die *Kontingenteinteilung der Studienplatzvergabe* für jeden Testort **separat** durchgeführt wird. Das bedeutet, dass das erreichte Ergebnis nur für den Standort zählt, für den man sich im März angemeldet hat. Testteilnehmer desselben Kontingents konkurrieren also nur mit denjenigen Personen, die den MedAT auch am **selben Testort** schreiben. Der mindestens benötigte Gesamtwert, der zu einer Zulassung führt, unterscheidet sich daher auch jährlich und von Stadt zu Stadt (➤ Kap. 1.2.3).

1.2.3 Informationen zu Universitätsstandorten

Es gibt in Österreich vier Hochschulen, an denen man den **Diplom-** bzw. **Bachelor-Masterstudiengang Human-** bzw. **Zahnmedizin** studieren kann. Wir haben euch auf den folgenden Seiten die wichtigsten Infos zusammengestellt.

Bei den Diplomstudiengängen habt ihr eine wissenschaftliche Diplomarbeit zu schreiben, wohingegen ihr in Linz sowohl eine Bachelor- als auch eine Masterarbeit verfassen müsst. Auch im modularen Aufbau und den Prüfungen unterscheiden sich die Universitäten (➤ Kap. 7.2.1)

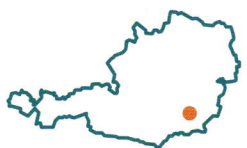

Medizinische Universität Graz

Anzahl Medizinstudierende	ca. 2.000
Studienplätze 1. Semester	336
Ort	Graz, Steiermark
Abschluss	Dr. med. univ. (Diplom)
Besonderes zur Studiengestaltung	Modular aufgebaut (jeden Monat ein Pflichtmodul, jeweils mit abschließender Modulprüfung)
Website	www.medunigraz.at
Studieneignungstest	MedAT
Zulassungsgrenze MedAT 2021	78 % (AT), 79 % (EU), 83 % (Nicht-EU)
Link für aktuelle Informationen	https://else4.de/f4s
Nice to know	Am schwierigsten gilt in Graz – neben den Anatomie-Testaten – das berühmt-berüchtigte Pathosemester (4. Semester).

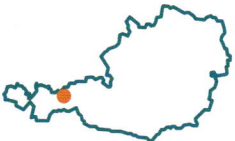

Medizinische Universität Innsbruck

Anzahl Medizinstudierende	ca. 2.200
Studienplätze 1. Semester	360
Ort	Innsbruck, Tirol
Abschluss	Dr. med. univ. (Diplom)
Besonderes zur Studiengestaltung	Kumulative Modulprüfungen (KMP): die ersten beiden halbjährlich, die restlichen jährlich
Website	www.i-med.ac.at
Studieneignungstest	MedAT
Zulassungsgrenze MedAT 2021	76 % (AT), 80 % (EU), 81 % (Nicht-EU)
Link für aktuelle Informationen	https://else4.de/1ce
Nice to know	Die schwersten Prüfungen im Innsbrucker Medizinstudium sind neben den Anatomie-Testaten wohl die ersten beiden KMPs.

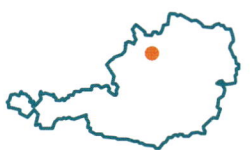

Johannes Kepler Universität Linz

Anzahl Medizinstudierende	ca. 1.000
Studienplätze 1. Semester	240
Ort	Linz, Oberösterreich
Abschluss	Dr. med. univ. (Diplom)
Besonderes zur Studiengestaltung	Bachelor-Master-System, modular aufgebaut, jedoch mit Semesterprüfungen
Website	www.jku.at
Studieneignungstest	MedAT
Zulassungsgrenze MedAT 2021	75 % (AT), 77 % (EU), 77 % (Nicht-EU)
Link für aktuelle Informationen	https://else4.de/w16

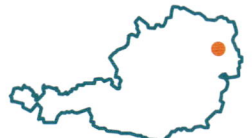

Medizinische Universität Wien

Anzahl Medizinstudierende	ca. 4.000
Studienplätze 1. Semester	660
Ort	Wien, Wien
Abschluss	Dr. med. univ. (Diplom)
Besonderes zur Studiengestaltung	Jährliche summative integrierte Prüfung („SIPs")
Website	www.meduniwien.ac.at
Studieneignungstest	MedAT
Zulassungsgrenze MedAT 2021	80 % (AT), 81 % (EU), 82 % (Nicht-EU)
Link für aktuelle Informationen	https://else4.de/bs4
Nice to know	Es heißt, dass in Wien die SIP 1 und der Block 9 (Pharmakologie) am schwersten zu bestehen seien.

1.3 Schweiz

https://else4.de/5p7

www.swissuniversities.ch/de/ Auf dieser Website findet ihr alle Informationen zum The-
ma *Medizin studieren in der Schweiz*. Doch welche Informationen sind für euch relevant?
Es sind diejenigen, die ihr benötigt, um erfolgreich einen Studienplatz Medizin in der
Schweiz zu erlangen. Das geht entweder zulassungsfrei über französischsprachige Uni-
versitäten in der Schweiz oder über den **Eignungstest für medizinische Studiengänge**
(**EMS**; ➤ Kap. 1.3.1) an Universitäten mit Numerus Clausus.

1.3.1 Allgemeine Voraussetzungen

Das Studium der Humanmedizin in der Schweiz wird an allen neun Standorten als
Bachelor-Master-Studiengang abgehalten.

Diejenigen unter euch, die schweizerische Staatsbürger sind bzw. eine schweizerische
Hochschulzugangsberechtigung haben (bzw. gewillt wären, einen schweizerischen Staatsbürger für eine Medizinzusage zu heiraten), können den nächsten Absatz gerne überspringen. Alle anderen sollten, bevor sie dieses Kapitel weiterlesen, an dieser Stelle prüfen,
ob sie unter eine der folgenden Kategorien fallen:

1. Personen mit Liechtensteiner Staatsangehörigkeit
2. In der Schweiz oder in Liechtenstein permanent wohnhafte Ausländer
3. Staatsangehörige eines EU-Mitgliedstaates bzw. diesen Personen Gleichgestellte, die
   einer medizinnahen Erwerbstätigkeit in der Schweiz nachgehen
4. Kinder egal welcher Nationalität von in der Schweiz wohnhaften Eltern die
   Staatsangehörige eines EU-Mitgliedstaates bzw. diesen Personen Gleichgestellte sind
   die in der Schweiz wohnen
5. Ausländer mit Wohnsitz in der Schweiz, deren Eltern in der Schweiz niedergelassen
   sind.
6. Ausländer mit Wohnsitz und einem Ehepartner in der Schweiz, der seit fünf Jahren in
   der Schweiz wohnt oder ununterbrochen arbeitet
7. Ausländer mit Wohnsitz und mindestens fünfjähriger Arbeitsbewilligung in der
   Schweiz ohne Arbeitslosenzeit bzw. Eltern mit denselben Eigenschaften
8. Ausländer mit schweizerische HZB (Bildungsinländer in der Schweiz)
9. Kinder von Eltern die in der Schweiz Diplomatenstatus genießen
10. Flüchtlinge der Schweiz

Erfüllt ihr keines dieser Kriterien, dürft ihr dieses Kapitel überspringen, da ihr per
Gesetz nicht an der Vergabe der Studienplätze für Medizin in der Schweiz teilnehmen
dürft. Falls doch, solltet ihr weiterlesen.

Will man zum Medizinstudium in der Schweiz zugelassen werden, gibt es zwei Möglichkeiten:

1. Man bewirbt sich in Genf, Lausanne oder Neuenburg (Neuchâtel) – hier gibt es keinen NC und man wird einfach eingeschrieben. Jedoch ist das Studium auf Französisch.
2. Man meldet sich für den Eignungstest für das Medizinstudium in der Schweiz (EMS) an, der jährlich in der ersten Juliwoche zu absolvieren ist (also an genau demselben Tag wie der MedAT in Österreich). Der EMS ist mit dem deutschen TMS identisch, wird aber je nach Universitätsstandort in drei verschiedenen Sprachen angeboten: Deutsch, Französisch oder Italienisch. Das Ergebnis des Tests bestimmt, ob man eine Zulassung erhält oder nicht.

Nach der Zulassung (durch den EMS oder aber in Genf, Lausanne oder Neuenburg) könnt ihr euch bei swissuniversities grundsätzlich für das Bachelorstudium in Humanmedizin an einer schweizerischen Hochschule anmelden. Beendet ihr das Studium erfolgreich, wird euch ein Master-Studienplatz garantiert, jedoch nicht unbedingt an derselben Universität. Wichtig: Neben den hohen Lebenshaltungskosten nehmen die Universitäten auch eine Studiengebühr zwischen 1.500 bis 7.000 € pro Jahr.

Eignungstest für Medizinische Studiengänge (EMS)

Der Eignungstest für Medizinische Studiengänge (EMS) ist ein spezifischer Studieneignungstest für das Studium der Human-, Zahn- und Tiermedizin. Die umgangssprachlich als *Medizinertest* betitelte Prüfung kann **mehrmals** absolviert werden und ist die einzige Möglichkeit, an schweizerischen Universitäten mit Numerus Clausus zum Medizinstudium zugelassen zu werden. Sie wird rein schriftlich abgehalten und man kann sein Ergebnis vom Vorjahr für das aktuelle Jahr anrechnen lassen. Der EMS prüft in 255 Minuten 158 Fragen zu diversen kognitiven Fähigkeiten der Kandidaten. Er wird ohne jegliche Hilfsmittel und in einer einzigen Sitzung absolviert.

Der Inhalt des EMS gestaltet sich wie folgt (➤ Tab. 1.9):

Tab. 1.9 Musterablauf einer EMS-Prüfung

Uhr	Testteil	Fragen	Zeit
09:00–09:18	Muster zuordnen	20	18 min
09:18-10:08	Medizinisch-naturwissenschaftliches Grundverständnis	20	50 min
10:08-10:20	Schlauchfiguren	20	12 min
10:20-11:10	Quantitative und formale Probleme	20	50 min
11:10-11:18	Konzentriertes und sorgfältiges Arbeiten (KusA)	1600 Zeichen	8 min
11:18-12:18	*Mittagspause*		
12:18-12:22	Figuren lernen *Lernphase*	20 Fig.	4 min
12:22-12:28	Fakten lernen *Lernphase*	15 Pat.	6 min
12:28-13:13	Textverständnis	18	45 min

Tab. 1.9 Musterablauf einer EMS-Prüfung (*Forts.*)

Uhr	Testteil	Fragen	Zeit
13:13-13:18	Figuren lernen *Abrufphase*	20	5 min
13:18-13:25	Fakten lernen *Abrufphase*	20	7 min
13:25-14:15	Diagramme und Tabellen	20	50 min
09:00-14:15	Gesamter EMS	158 + KusA	255 min

Die Aufgabengruppe **Muster zuordnen** testet eure Begabung, komplexe Strukturen in Bildabschnitten wiederzuerkennen und darin Fehler aufzudecken. Der Untertest **Medizinisch-naturwissenschaftliches Grundverständnis** prüft die Fähigkeit zum grundlegenden Verständnis medizinisch-naturwissenschaftlicher Aufgabenstellungen. Der Untertest **Schlauchfiguren** testet euer dreidimensionales räumliches Vorstellungsvermögen. Die Aufgaben des Untertests **Quantitative und formale Probleme** sind dazu gedacht, eure Fähigkeit zu erfassen, mit Zahlen, Größen, Einheiten und Formeln umzugehen. **Konzentriertes und sorgfältiges Arbeiten** prüft die Fähigkeit zum konzentrierten und sorgfältigen, aber gleichzeitig auch schnellen Arbeiten. Im Untertest **Figuren lernen** wird eure Fähigkeit geprüft, sich visuelle Einzelheiten von Figuren einzuprägen, zu verinnerlichen und später wieder abzurufen. Der Untertest **Fakten lernen** prüft eure Fähigkeit, Fakten zu verinnerlichen und im Gedächtnis behalten zu können. **Textverständnis** prüft die Fähigkeit zum Textverständnis von zum Teil komplexen und umfangreichen Themengebieten in verhältnismäßig kurzer Zeit. Beim Testteil **Diagramme und Tabellen** werden eure Fähigkeit überprüft, Diagramme und Tabellen korrekt zu verstehen, richtig zu analysieren und folgerichtig zu interpretieren.

Der EMS wird in **einer Sitzung** per **Multiple-Choice**-Test absolviert (bis auf konzentriertes und sorgfältiges Arbeiten). Es werden am Morgen der Prüfung die Anmeldung sowie die Personalien und die Mitbringsel der Testteilnehmer überprüft und Armbänder an die Testteilnehmer vergeben. Dann geht es, je nach Standort, an einen frei wählbaren oder einen zugewiesenen Arbeitsplatz. Vor der Prüfung gibt es Erklärungen und Erläuterungen der Prüfungskoordinatoren. Um 9:00 Uhr (offiziell, in Wirklichkeit meist ein bisschen später) geht es dann los. In der Mittagspause darf man den Prüfungsraum dann für ca. 1 Stunde verlassen, muss aber unbedingt rechtzeitig zurückkehren, sonst ist es einem nicht mehr erlaubt, in den Testraum einzutreten.

Es ist überaus empfehlenswert, diesen Test mit einer sehr guten Vorbereitung zu absolvieren.

1.3.2 Vergabe der Studienplätze

Erfüllt man die Voraussetzungen aus ➤ Kap. 1.3.1 und besteht entweder den EMS oder bewirbt sich in Genf, Neuenburg oder Lausanne, bekommt man auf jeden Fall einen Studienplatz für Medizin. Es gibt keine komplizierten Bewerbungsprozeduren wie in Deutschland oder Österreich.

1.3.3 Informationen zu Universitätsstandorten

Auf den nächsten Seiten findet ihr noch ein paar Informationen zu den neun Universitätsstandorten in der Schweiz, an denen man Medizin studieren kann.

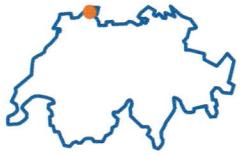

Universität Basel
Medizinische Fakultät

Anzahl Medizinstudierende	ca. 100
Studienplätze 1. Semester	190
Ort	Basel, Basel-Stadt
Sprache	Deutsch
Abschluss	Bachelor of Medicine (B Med) + Master of Medicine (M Med)
Website	www.unibas.ch/
Studieneignungstest	EMS
Link für aktuelle Informationen	https://else4.de/oo7

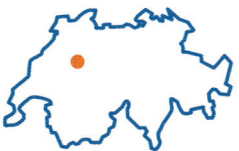

Universität Bern
Medizinische Fakultät

Anzahl Medizinstudierende	ca. 2000
Studienplätze 1. Semester	320
Ort	Bern, Bern
Sprache	Deutsch
Abschluss	Bachelor of Medicine (B Med) + Master of Medicine (M Med)
Website	www.unibe.ch/
Studieneignungstest	EMS
Link für aktuelle Informationen	https://else4.de/zag

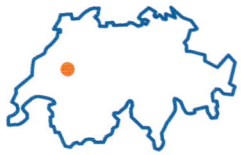

Université de Fribourg
Faculté des Sciences et de Médecine

Anzahl Medizinstudierende	ca. 400
Studienplätze 1. Semester	125
Ort	Freiburg, Freiburg
Sprache	Französisch
Abschluss	Bachelor of Medicine (B Med) + Master of Medicine (M Med)
Besonderes zur Studiengestaltung	Offene Einschreibung (Selektion Ende des ersten Jahres)
Website	www.unifr.ch
Studieneignungstest	EMS
Link für aktuelle Informationen	https://else4.de/weh

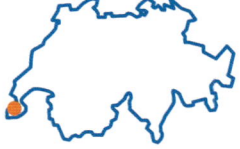

Université de Genève
Faculté de Médecine

Anzahl Medizinstudierende	ca. 2.000
Studienplätze 1. Semester	500
Ort	Genf, Genf
Sprache	Französisch
Abschluss	Bachelor of Medicine (B Med) + Master of Medicine (M Med)
Besonderes zur Studiengestaltung	Offene Einschreibung (Selektion Ende des ersten Jahres)
Website	www.unige.ch
Studieneignungstest	EMS
Link für aktuelle Informationen	https://else4.de/3rm

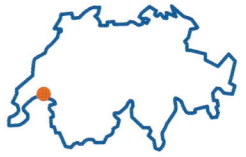

Université de Lausanne
Faculté de Biologie et de Médecine

Anzahl Medizinstudierende	ca. 2.000
Studienplätze 1. Semester	480
Ort	Lausanne, Waadt
Sprache	Französisch
Abschluss	Bachelor of Medicine (B Med) + Master of Medicine (M Med)
Besonderes zur Studiengestaltung	Offene Einschreibung (Selektion Ende des ersten Jahres)
Website	www.unil.ch
Studieneignungstest	EMS
Link für aktuelle Informationen	https://else4.de/3ic

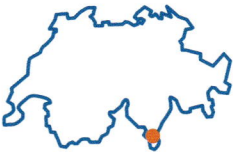

Università della Svizzera italiana
Lugano

Anzahl Medizinstudierende	ca. 90
Studienplätze 1. Semester	15
Ort	Lugano, Tessin
Sprache	Italienisch
Abschluss	Master of Medicine (M Med)
Besonderes zur Studiengestaltung	Absolvierung des Bachelorstudiums in Basel, jedoch an der USI eingeschrieben
Website	www.usi.ch
Studieneignungstest	EMS
Link für aktuelle Informationen	https://else4.de/lt9

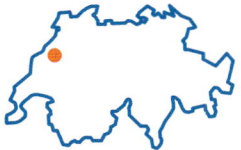

Université de Neuchâtel

Anzahl Medizinstudierende	ca. 500
Studienplätze 1. Semester	70
Ort	Neuenburg, Neuenburg
Sprache	Französisch
Abschluss	Bachelor of Medicine (B Med) + Master of Medicine (M Med)
Besonderes zur Studiengestaltung	Offene Einschreibung (Selektion Ende des ersten Jahres)
Website	www.unine.ch
Studieneignungstest	EMS
Link für aktuelle Informationen	https://else4.de/8oe

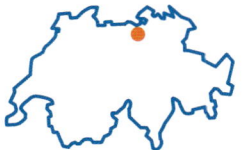

Eidgenössische Technische Hochschule Zürich

Anzahl Medizinstudierende	ca. 400
Studienplätze 1. Semester	100
Ort	Zürich, Zürich
Sprache	Deutsch
Abschluss	Bachelor of Medicine (B Med)
Besonderes zur Studiengestaltung	Nur Bachelor
Website	www.ethz.ch
Studieneignungstest	EMS
Link für aktuelle Informationen	https://else4.de/p2b

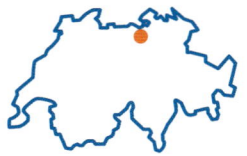

Universität Zürich
Medizinische Fakultät

Anzahl Medizinstudierende	ca. 2.000
Studienplätze 1. Semester	320
Ort	Zürich, Zürich
Sprache	Deutsch
Abschluss	Bachelor of Medicine (B Med) + Master of Medicine (M Med)
Besonderes zur Studiengestaltung	Master auch absolvierbar in: • Luzern (Luzerner Track) • St. Gallen (St. Gallen Track)
Website	www.uzh.ch
Studieneignungstest	EMS
Link für aktuelle Informationen	https://else4.de/j60

1.4 Privatuniversitäten

Neben den staatlichen Universitäten gibt es noch einige andere medizinische Universitäten in Deutschland und Österreich, an denen man Medizin studieren kann – jedoch nur mit tiefem Griff in die Geldbörse. Diese sogenannten Privatuniversitäten haben meistens auch eigene Aufnahmeverfahren und Studierendenprofile, anhand derer sie ihre Bewerber zulassen bzw. ablehnen. Die folgenden privaten Universitäten bieten einen Studiengang Humanmedizin an (➤ Tab. 1.10 und ➤ Tab. 1.11):

Tab. 1.10 Privatuniversitäten in Deutschland

Hochschule	Ort	Studiengang	Studiengebühren
Paracelsus Medizinische Privatuniversität	Nürnberg	Diplomstudiengang	16.000 € p. a. (Stand 2021)
Universität Witten/Herdecke	Witten/Herdecke	Staatsexamen (Modellstudiengang)	ca. 12.000 € p. a. (Stand 2021)
Medizinische Hochschule Brandenburg Theodor Fontane	Neuruppin	Staatsexamen	20.833 € p. a. (Stand 2021)
Kassel School of Medicine (in Kooperation mit der University of Southampton)	Kassel	BM (EU)-Studiengang (englischsprachig)	15.000 € p. a. (Stand 2021)
Universitätsmedizin Neumarkt A. M. Campus Hamburg	Hamburg	Diplomstudiengang auf Deutsch und Englisch	25.000–28.000 € p. a. (Stand 2021)

Tab. 1.11 Privatuniversitäten in Österreich

Hochschule	Ort	Studiengang	Studiengebühren
Paracelsus Medizinische Privatuniversität	Salzburg	Diplomstudiengang	16.000 € p. a. (Stand 2021)
Sigmund Freud Privatuniversität	Wien	Bachelor-Master-Studiengang	25.000 € p. a. (Stand 2021)
Karl Landsteiner Privatuniversität für Gesundheitswissenschaften	Krems	Bachelor-Master-Studiengang	16.000 € p. a. (Stand 2021)
Private Danube University	Krems	Bachelor-Master-Studiengang	26.000 € p. a. (Stand 2021)

Mehr Information zu Privatuniversitäten findet ihr unter:

https://else4.de/l8w

2 Medizin studieren in Europa

Da so gut wie alle von euch wahrscheinlich der englischen Sprache mächtig sind, kommt es für manche sicher auch in Frage – falls ihr weder einen Studienplatz in Österreich, Deutschland noch in der Schweiz bekommt – im nicht deutschsprachigen Ausland zu studieren. Gleichermaßen gilt: Wenn ihr Muttersprachler einer Nation des Europäischen Wirtschaftsraumes (EWR) seid, habt ihr oft viel mehr Möglichkeiten bezüglich der Studienortwahl und eine sehr viel höhere Wahrscheinlichkeit, zu einem Studium zugelassen zu werden.

Ihr könnt als EU-Bürger an über 400 Universitäten in Europa Medizin studieren. Jede Nation und so gut wie jede Universität hat dabei spezielle Zulassungsmodalitäten.

NICE TO KNOW

Eine wichtige Sache noch vorab: Universitätsabschlüsse für den Studiengang Medizin werden innerhalb des Europäischen Wirtschaftsraumes (EWR) mit sukzessiver Prüfung der Sprachkenntnisse von den Landesprüfungsämtern in Deutschland bzw. der Ärztekammer in Österreich oder der Schweiz stets approbiert (Richtlinie 2005/36/EG des europäischen Parlaments und des Rates, vom 7. September 2005) – das gilt darüber hinaus natürlich auch für Österreicher in Deutschland und vice versa.

Auf gut Deutsch: Egal in welchem europäischen Mitgliedsstaat ihr euer Medizinstudium abschließt – ihr könnt danach mit Sicherheit in Deutschland, der Schweiz oder in Österreich arbeiten.

Der Wechsel während des Studiums nach Deutschland, Österreich oder in die Schweiz

Viele erwägen ein Medizinstudium im Ausland in der Hoffnung, früh im Studium wieder nach Deutschland (bzw. Österreich oder in die Schweiz) zurückwechseln zu können. Lasst euch gesagt sein: Das ist hohes Pokern mit eurer Zukunft und erfordert Geduld, finanzielle Puffer sowie Organisationstalent. Ihr könnt im Ausland studieren und euch dann bei den gewünschten Universitäten in Deutschland, Österreich und der Schweiz auf einen Quereinstieg bewerben – keine Frage. In Österreich muss man bei gegebenen Studienplätzen meist eine Aufnahmeprüfung absolvieren, in Deutschland hingegen mit Teilstudienplatz-Inhabern, Studienplatzklägern und Ortswechseln um eine geringe Anzahl an Studienplätzen konkurrieren. Falls ihr bereit seid, euch all dieser Mühen anzunehmen, dann bewerbt euch nach wenigen Semestern an den gewünschten Universitäten. Andernfalls lest die folgenden Kapitel mit der Einstellung durch, dass ihr auch an der Institution das Studium absolviert, an der ihr eine Zusage erhaltet.

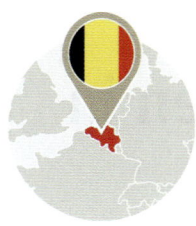

Belgien

In Belgien könnt ihr mit Aufnahmetest und geringen Studiengebühren auf Niederländisch oder Französisch an insgesamt 7 Standorten Medizin studieren.

Dauer und Art des Studiums	7 Jahre; Bachelor-Master-Studium
Studienbeginn	September/Oktober
Studiengebühren	ca. 500–800 € p.a.
Sprache des Studiums	Niederländisch oder Französisch
Englische Studiengänge	nein
Universitätsstandorte	https://else4.de/pgi
Aufnahmetest	ja
Offizielle, nationale Website	https://onderwijs.vlaanderen.be/

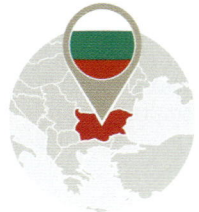

Bulgarien

Auch in Bulgarien könnt ihr mit Aufnahmetest und gegen hohe
Studiengebühren entweder auf Englisch oder Bulgarisch in 6 Standorten Medizin studieren.

Dauer und Art des Studiums	6 Jahre; Bachelor-Master-Studiengang
Studienbeginn	Oktober
Studiengebühren	ca. 3.000–8.000 € p.a.
Sprache des Studiums	Bulgarisch, Englisch
Englische Studiengänge	ja
Universitätsstandorte	https://else4.de/ufw
Aufnahmetest	ja
Offizielle, nationale Website	keine

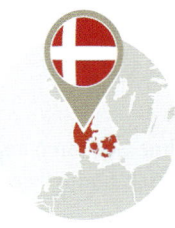

Dänemark

In Dänemark könnt ihr ohne Aufnahmetest oder Gebühren auf Dänisch an 4 Standorten Medizin studieren.

Dauer und Art des Studiums	6 Jahre
Studienbeginn	September
Studiengebühren	keine
Sprache des Studiums	Dänisch
Englische Studiengänge	nein
Universitätsstandorte	https://else4.de/0c0
Aufnahmetest	nein
Offizielle, nationale Website	https://www.optagelse.dk/

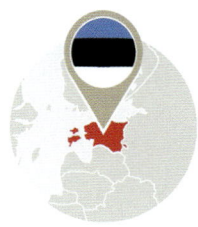

Estland

In Estland könnt ihr mit Aufnahmetest und gegen hohe Gebühren auf der Universität Tartu auf Englisch Medizin studieren.

Dauer und Art des Studiums	6 Jahre; Bachelor-Master-Studiengang
Studienbeginn	September
Studiengebühren	Kostenlos (Estnisch), ca. 12.000 € p. a. (Englisch)
Sprache des Studiums	Estnisch, Englisch
Englische Studiengänge	ja
Universitätsstandorte	https://else4.de/b8u
Aufnahmetest	ja
Offizielle, nationale Website	keine

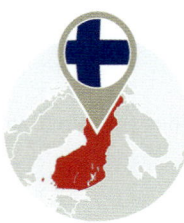

Finnland

In Finnland könnt ihr mit Aufnahmetest und ohne Gebühren an 5 verschiedenen Standorten auf Finnisch, Schwedisch und teilweise Englisch Medizin studieren.

Dauer und Art des Studiums	6 Jahre; Lizenziat (Diplomstudium)
Studienbeginn	September
Studiengebühren	keine
Sprache des Studiums	Finnisch, Schwedisch, Englisch
Englische Studiengänge	ja
Universitätsstandorte	https://else4.de/1b4
Aufnahmetest	ja
Offizielle, nationale Website	https://studyinfo.fi/

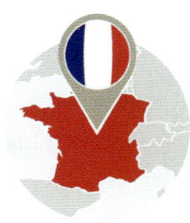

Frankreich

Wem in der Schule das Fach Französisch gefallen hat, darf jetzt hellhörig werden. In Frankreich kann man nämlich ohne jegliche Zulassungsbeschränkung anfangen, Medizin zu studieren.

Das PACES (*première année commune aux études de santé*) stand früher für zwei sogenannte naturwissenschaftliche Vorsemester, die gemeinsam am Ende mit einem echten Hammerexamen, dem *concours,* abschlossen. Man konnte sich in dieses gesundheitswissenschaftliche Vorjahr problemlos mit einer gewöhnlichen Hochschulzugangsberechtigung einschreiben. Die Prüfung bestanden früher durchschnittlich nur 15–20 % der jährlich fast 60.000 Bewerber.

Wer also keine Lust auf irgendwelche Aufnahmeprüfungen hat und darüber hinaus über sehr gute Französischkenntnisse verfügt, kann sich eigentlich direkt in Frankreich an einem von 54 Standorten (ausgenommen dem Großraum Paris) zum Studium einschreiben.

Dauer und Art des Studiums	7 Jahre; Bachelor-Master-Studium
Studienbeginn	September/Oktober
Studiengebühren	ca. 200 € p. a.
Sprache des Studiums	Französisch
Englische Studiengänge	nein
Universitätsstandorte	https://else4.de/6qo
Aufnahmetest	nein
Offizielle, nationale Website	https://www.campusfrance.org
Nice to know	Seit 2020 gibt es keinen *concours* mehr, der Studienzugang in Frankreich ist jetzt sogar komplett frei.

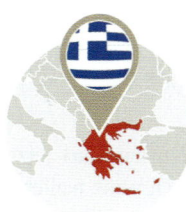

Griechenland

In Griechenland könnt ihr mit Aufnahmetest und ohne Gebühren an 7 verschiedenen Standorten Medizin studieren.

Dauer und Art des Studiums	6 Jahre
Studienbeginn	September
Studiengebühren	keine
Sprache des Studiums	Griechisch
Englische Studiengänge	nein
Universitätsstandorte	https://else4.de/a0r
Aufnahmetest	ja
Offizielle, nationale Website	keine

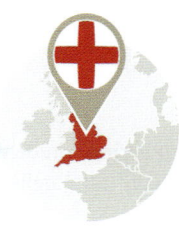

Großbritannien

Möchtet ihr in Großbritannien Medizin studieren, müsst ihr bedenken, dass Studieren in England sehr teuer ist – es gibt nämlich so gut wie überall Studiengebühren. Außerdem ist es den Universitäten in Großbritannien auch sehr wichtig, welche A-Levels (also Leistungskurse in der Oberstufe) man mit welchen Noten belegt hat. Wer also kein super Abitur hat, sollte sich vielleicht in einem anderen Land nach einem Studienplatz umsehen. Für alle anderen, hier die durchschnittlichen Rahmenbedingungen eines Medizinstudiums von 61 Standorten in Großbritannien.

Dauer und Art des Studiums	4 bis 6 Jahre; Bachelor of Divinity with Honours
Studienbeginn	September
Studiengebühren	ca. 8.000 € p. a.
Sprache des Studiums	Englisch
Englische Studiengänge	ja
Universitätsstandorte	https://else4.de/j1a
Aufnahmetest	ja
Offizielle, nationale Website	https://www.ucas.com/

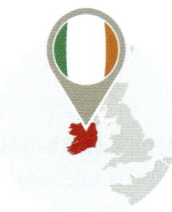

Irland

In Irland könnt ihr per Aufnahmetest und gegen geringe Studiengebühren an 6 verschiedenen Standorten Medizin auf Englisch studieren.

Dauer und Art des Studiums	5 – 6 Jahre; Bachelor of Medicine
Studienbeginn	September/Oktober
Studiengebühren	ca. 3000 € p.a.
Sprache des Studiums	Englisch
Englische Studiengänge	ja
Universitätsstandorte	https://else4.de/btn
Aufnahmetest	ja
Offizielle, nationale Website	http://www.cao.ie/

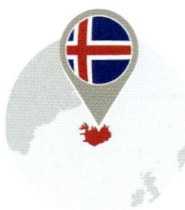

Island

In Island könnt ihr an der Universität Rejkjavik mit einem Aufnahmetest und ohne Studiengebühren auf Isländisch Medizin studieren.

Dauer und Art des Studiums	6 Jahre; Bachelor-Master-Studiengang
Studienbeginn	September/Oktober
Studiengebühren	keine
Sprache des Studiums	Isländisch
Englische Studiengänge	nein
Universitätsstandorte	https://else4.de/jov
Aufnahmetest	ja
Offizielle, nationale Website	keine

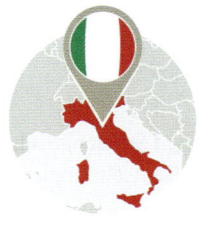

Italien

Eine große Adresse, an der man ein Medizinstudium erwägen darf, ist Italien (47 Standorte). In gewisser Weise ist dieses Land ein Geheimtipp, da nur wenige in Erwägung ziehen, hier zu studieren.

Für die Zulassung zum Medizinstudium muss man in Italien den sogenannten *IMAT* absolvieren – **einen 100-minütigen Multiple-Choice-Test,** der in **60 Prüfungsfragen** verschiedene Teilbereiche abprüft:

- Allgemeinwissen und Logik (22 Fragen, 2 davon Allgemeinwissen)
- Biologie (18 Fragen)
- Chemie (12 Fragen)
- Physik und Mathematik (8 Fragen)

Beim IMAT werden für falsche Antworten 0,4 Punkte abgezogen und bei richtigen Antworten 1,5 Punkte (statt wie üblicherweise 1 Punkt) angerechnet.

Für diejenigen, die kein Italienisch sprechen, gibt es sechs staatliche und einige private Universitäten, die ein Medizinstudium **auf Englisch** anbieten. Die staatlichen Universitäten mit ihren ungefähren Zulassungsgrenzen (Punkte beim IMAT: Stand 2017) sind:

- International Medical School an der Università degli Studi di **Milano** (IMAT: ca. 55 Pkt.)
- Università degli Studi di **Bari** Aldo Moro (IMAT: ca. 48 Pkt.)
- Università degli Studi di **Pavia** (IMAT: ca. 50 Pkt.)
- Sapienza Università di **Roma** (IMAT: ca. 48 Pkt.)
- Università degli Studi di **Napoli** Frederico II (IMAT: ca. 48 Pkt.)
- Seconda Università degli Studi di **Napoli** (IMAT: ca. 48 Pkt.)

Weiterführende Informationen für die Online-Bewerbung sowie über Zeitpunkt und Inhalt des IMAT findet ihr hier:

 https://else4.de/e6d

Dauer und Art des Studiums	6 Jahre
Studienbeginn	September/Oktober
Studiengebühren	ca. 2000 € p. a.
Sprache des Studiums	Italienisch, Englisch
Englische Studiengänge	ja
Universitätsstandorte	https://else4.de/pfs
Aufnahmetest	ja
Offizielle, nationale Website	https://www.universitaly.it/

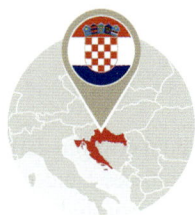

Kroatien

In Kroatien könnt ihr mit Aufnahmetest und gegen Studiengebühren an 5 verschiedenen Standorten Medizin auf Deutsch, Englisch oder Kroatisch studieren.

Dauer und Art des Studiums	6 Jahre, Diplomstudium
Studienbeginn	Oktober
Studiengebühren	ca. 3.600–12.000 € p. a.
Sprache des Studiums	Kroatisch, Englisch, Deutsch
Englische Studiengänge	Ja, auch deutsche!
Universitätsstandorte	https://else4.de/s12
Aufnahmetest	ja
Offizielle, nationale Website	keine

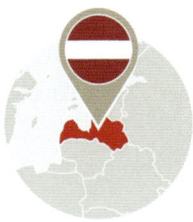

Lettland

In Lettland könnt ihr ohne Aufnahmetest und gegen hohe Studiengebühren an 2 verschiedenen Standorten Medizin auf Englisch oder Lettisch studieren.

Dauer und Art des Studiums	6 Jahre; Medical Doctor (MD)
Studienbeginn	August/September
Studiengebühren	ca. 9.000–12.000 € p. a.
Sprache des Studiums	Lettisch, Englisch
Englische Studiengänge	ja
Universitätsstandorte	https://else4.de/nyr
Aufnahmetest	nein
Offizielle, nationale Website	keine

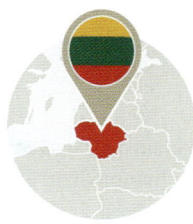

Litauen

In Litauen könnt ihr mit Aufnahmetest und gegen hohe Studiengebühren an 2 verschiedenen Standorten Medizin auf Litauisch oder
Englisch studieren.

Dauer und Art des Studiums	6 Jahre; Bachelor-Master-Studiengang
Studienbeginn	September
Studiengebühren	ca. 8.000–10.000 € p. a.
Sprache des Studiums	Litauisch, Englisch
Englische Studiengänge	ja
Universitätsstandorte	https://else4.de/h0w
Aufnahmetest	ja
Offizielle, nationale Website	keine

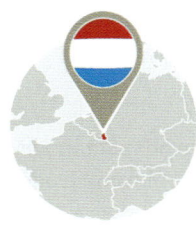

Luxemburg

Ein weiterer heißer Tipp kommt aus einem der kleinsten Staaten Europas: **Luxemburg.** Der Bachelorstudiengang Humanmedizin an der *Université du Luxembourg* wird auch hier auf Französisch abgehalten und die Zulassung gestaltet sich mehr als einfach, da sie für jeden mit Hochschulzugangsberechtigung theoretisch möglich ist (egal welcher Notendurchschnitt). Jedoch nimmt die Universität jährlich nur ca. 100 Studierende auf und ein Sprachniveau von C1 in Französisch ist darüber hinaus obligatorisch.

In Luxemburg könnt ihr ohne Aufnahmetest und ohne Studiengebühren an der Universität Luxemburg Medizin auf Französisch, Englisch und Deutsch studieren.

Dauer und Art des Studiums	3 Jahre, rein Bachelor (Master in Frankreich oder Deutschland)
Studienbeginn	September
Studiengebühren	ca. 200–400 € p. a.
Sprache des Studiums	Französisch, Englisch, Deutsch
Englische Studiengänge	Nein (gemischt)
Universitätsstandorte	https://else4.de/kqq
Aufnahmetest	nein
Offizielle, nationale Website	keine

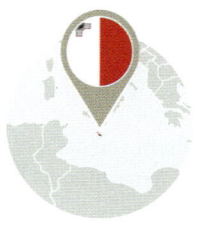

Malta

Ein Land, von dem wenige wissen, dass man dort Medizin studieren kann, ist die Insel Malta. Diese kleine Insel ist für jeden NC- und MedAT-Flüchtling eine Erwägung wert. Denn: Es gibt an der L-Università ta' Malta **weder Studiengebühren noch** sind die **Zulassungsgrenzen besonders hoch** – man muss nur in Biologie und in Chemie in der Matura bzw. im Abitur jeweils mindestens mit einer 2 (gut) bzw. mit 11 Punkten bestanden haben.

Außerdem: Da Malta früher eine Kronkolonie Großbritanniens war, ist die zweite Amtssprache **Englisch**, weshalb das Studium auf Englisch absolviert wird. Man muss aber auf jeden Fall im Laufe des Studiums **Maltesisch** lernen!

Dauer und Art des Studiums	5 Jahre
Studienbeginn	Oktober
Studiengebühren	keine
Sprache des Studiums	Maltesisch, Englisch
Englische Studiengänge	ja
Universitätsstandorte	https://else4.de/ff0
Aufnahmetest	nein
Offizielle, nationale Website	keine
Nice to know	Die sogenannte **Digital Education Holding (DEH)** bietet in Malta für 19.500 € jährlich ein komplett digitales Medizinstudium an, ohne die Bedingung, in Malta leben zu müssen.

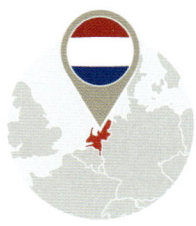

Niederlande

Eine weitere beliebte Nation für das Medizinstudium von deutschsprachigen Personen ist die Niederlande. Die Unterrichtssprache ist hier niederländisch, jedoch gibt es auch einen englischen Studiengang an der Universität Maastricht für den man zwar einen TOEFL jedoch kein NT-2 Zertifikat der niederländischen Sprache nachweisen muss. In den Niederlanden kann man sich zentral auf mehrere der 10 Standorte bewerben. Je nach Standort muss man entweder nachweisen, dass man in der Oberstufe im Grundkurs Chemie, Physik und Mathematik und im Leistungskurs Biologie belegt hat (z. B. Universität Maastricht), oder dass man für alle vier genannten Fächer die Abiturprüfung geschrieben hat. Falls man diese Voraussetzung(en) nicht erfüllt, kann man die sogenannte CCVX-Prüfung ablegen, die nachweisen soll, dass man auf demselben Kenntnisstand ist wie Personen, die in ihrer HZB in besagten Fächern geprüft worden sind. Die Studiengebühren halten sich mit ca. 2.000 € im Jahr in Grenzen.

Dauer und Art des Studiums	6 Jahre, Bachelor-Master-Studiengang
Studienbeginn	September
Studiengebühren	ca. 2.000 € p. a.
Sprache des Studiums	Niederländisch, Englisch
Englische Studiengänge	ja
Universitätsstandorte	https://else4.de/jxx
Aufnahmetest	ja, ccvx!
Offizielle, nationale Website	https://www.studielink.nl/

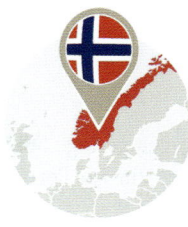

Norwegen

In Norwegen könnt ihr ohne Aufnahmetest und ohne Studiengebühren an 5 verschiedenen Standorten Medizin auf Norwegisch studieren.

Dauer und Art des Studiums	6 Jahre
Studienbeginn	September
Studiengebühren	keine
Sprache des Studiums	Norwegisch
Englische Studiengänge	Nein
Universitätsstandorte	https://else4.de/j85
Aufnahmetest	nein
Offizielle, nationale Website	https://www.samordnaopptak.no/

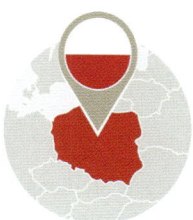

Polen

Polen ist eine beliebte Nation, in der einige Leute ihre ersten Semester verbringen mit der Hoffnung früh per Quereinstieg nach Deutschland zurück zu wechseln.

Hier könnt ihr per Aufnahmetest und gegen hohe Studiengebühren an 20 verschiedenen Standorten Medizin auf Englisch oder Polnisch studieren.

Dauer und Art des Studiums	6 Jahre; Bachelor-Master-Studiengang
Studienbeginn	Oktober
Studiengebühren	ca. 10.000 € p. a.
Sprache des Studiums	Polnisch, Englisch
Englische Studiengänge	ja
Universitätsstandorte	https://else4.de/kfs
Aufnahmetest	ja
Offizielle, nationale Website	keine

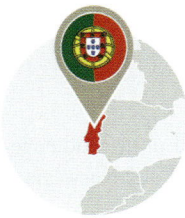

Portugal

In Portugal könnt ihr ohne Aufnahmetest und gegen geringe Studiengebühren an 8 verschiedenen Standorten Medizin auf Portugiesisch studieren.

Dauer und Art des Studiums	6 Jahre; Bachelor-Master-Studiengang
Studienbeginn	September
Studiengebühren	ca. 700 € p.a.
Sprache des Studiums	Portugiesisch
Englische Studiengänge	nein
Universitätsstandorte	https://else4.de/02s
Aufnahmetest	nein
Offizielle, nationale Website	https://www.dges.gov.pt/

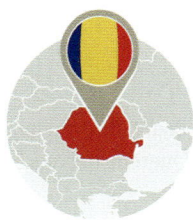

Rumänien

In Rumänien könnt ihr mit Aufnahmetest und gegen Studiengebühren an 13 verschiedenen Standorten Medizin auf Rumänisch, Englisch oder Französisch studieren.

Dauer und Art des Studiums	6 Jahre; Medical Doctor (MD)
Studienbeginn	Oktober
Studiengebühren	ca. 2.500–5.000 € p.a.
Sprache des Studiums	Rumänisch, Englisch, Französisch
Englische Studiengänge	ja
Universitätsstandorte	https://else4.de/7s1
Aufnahmetest	Ja, manche Universitäten
Offizielle, nationale Website	keine

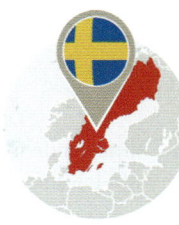

Schweden

In Schweden könnt ihr ohne Aufnahmetest und ohne Studiengebühren an 7 verschiedenen Standorten Medizin auf Schwedisch studieren.

Dauer und Art des Studiums	5,5 Jahre; Bachelor-Master-Studiengang
Studienbeginn	August/September
Studiengebühren	keine
Sprache des Studiums	Schwedisch
Englische Studiengänge	nein
Universitätsstandorte	https://else4.de/bnq
Aufnahmetest	nein
Offizielle, nationale Website	keine

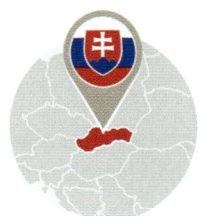

Slowakei

In der Slowakei könnt ihr mit Aufnahmetest und gegen hohe Studiengebühren an 4 verschiedenen Standorten Medizin auf Slowakisch oder Englisch studieren.

Dauer und Art des Studiums	6 Jahre; MUDr. (medicinae universae doctor)
Studienbeginn	September
Studiengebühren	ca. 8.500–10.000 € p. a.
Sprache des Studiums	Slowakisch, Englisch
Englische Studiengänge	ja
Universitätsstandorte	https://else4.de/49n
Aufnahmetest	ja
Offizielle, nationale Website	keine

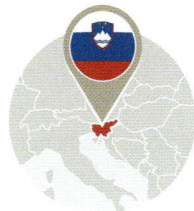

Slowenien

In Slowenien könnt ihr ohne Aufnahmetest und ohne Studiengebühren an 2 verschiedenen Standorten Medizin auf Slowenisch studieren.

Dauer und Art des Studiums	6 Jahre, Bachelor-Master-Studiengang
Studienbeginn	Oktober
Studiengebühren	keine
Sprache des Studiums	Slowenisch
Englische Studiengänge	nein
Universitätsstandorte	https://else4.de/yqv
Aufnahmetest	Nein
Offizielle, nationale Website	keine

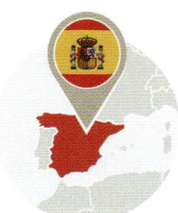

Spanien

In Spanien könnt ihr mit Aufnahmetest und gegen teilweise sehr hohe Studiengebühren an 44 verschiedenen Standorten Medizin auf Spanisch, Katalanisch oder Englisch studieren.

Dauer und Art des Studiums	6 Jahre
Studienbeginn	September
Studiengebühren	ca. 500–20.000 € p. a.
Sprache des Studiums	Spanisch, Katalanisch, Englisch
Englische Studiengänge	nein
Universitätsstandorte	https://else4.de/9ra
Aufnahmetest	Ja, manche Universitäten
Offizielle, nationale Website	keine

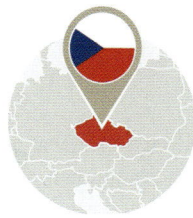

Tschechische Republik

Eine der beliebtesten Universitäten für deutschsprachige Medizinstudierende ist die Karls-Universität in Prag. In Tschechien könnt
ihr per Aufnahmetest und gegen hohe Studiengebühren an 9 verschiedenen Standorten Medizin auf Tschechisch oder Englisch
studieren.

Dauer und Art des Studiums	6 Jahre; MUDr. (medicinae universae doctor)
Studienbeginn	Oktober
Studiengebühren	ca. 10.000–15.000 € p. a.
Sprache des Studiums	Tschechisch, Englisch
Englische Studiengänge	ja
Universitätsstandorte	https://else4.de/xdl
Aufnahmetest	ja
Offizielle, nationale Website	keine

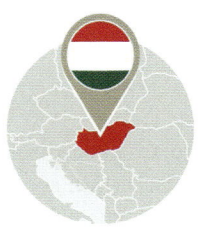

Ungarn

Es ist vielleicht nur ein Klischee, dass die Semmelweis-Universität in Budapest die Topadresse für mäßige Abiturienten/Maturanten mit wohlhabenden Eltern ist. An der Semmelweis-Universität geht zwar ohne 14.800 € jährlich an Studiengebühren nichts, jedoch sollte man schon auch einen guten Zweierschnitt in der Hochschulzugangsberechtigung vorzuweisen haben (eine Aufnahmeprüfung gibt es nicht).

Für diejenigen unter euch, die so viel Geld im Jahr entbehren können, bietet ein Studium an einem der vier Standorte in Ungarn jedoch viele Vorteile. Zum einen kann man in Budapest auf Deutsch studieren. Zum anderen sind die Lebenshaltungskosten gering. Des Weiteren ist es nach der Vorklinik sogar möglich, am Asklepios Campus in Hamburg die klinischen Jahre des Studiums zu absolvieren.

Nicht nur Budapest ist eine beliebte Anlaufstelle für deutschsprachige Studieninteressierte: Auch in *Pècs* und *Szeged* kann man Medizin studieren, jedoch ebenfalls nur mit hohen Studiengebühren.

Dauer und Art des Studiums	6 Jahre; Diplomstudium (Dr. med.)
Studienbeginn	September
Studiengebühren	ca. 16.000 € p.a.
Sprache des Studiums	Ungarisch, Englisch, Deutsch
Englische Studiengänge	Ja, auch deutsche
Universitätsstandorte	https://else4.de/yk7
Aufnahmetest	nein
Offizielle, nationale Website	keine

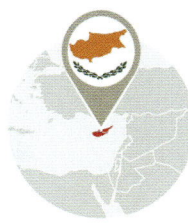

Zypern

In Zypern könnt ihr mit Aufnahmetest und gegen sehr hohe Studiengebühren an 4 verschiedenen Standorten Medizin auf Englisch studieren.

Dauer und Art des Studiums	6 Jahre; Doctor of Medicine (M.D.)
Studienbeginn	September/Oktober
Studiengebühren	ca. 12.000–20.000 € p. a.
Sprache des Studiums	Englisch
Englische Studiengänge	ja
Universitätsstandorte	https://else4.de/vj6
Aufnahmetest	ja
Offizielle, nationale Website	keine

3 Medizin studieren in den USA

Weil es für einige von euch sicherlich von Interesse ist, gehen wir noch auf das Studium zum „Medical Doctor" (MD) an drei bekannten Universitäten in den Vereinigten Staaten ein: Harvard, Stanford und Johns Hopkins.

Harvard Medical School

Die Harvard Medical School (HMS) ist Teil der Harvard University, einer privaten Universität in Cambridge, Massachusetts, im Großraum Boston. Man kann sich im Leben maximal zweimal an der Harvard Medical School (HMS) auf einen MD-Studiengang bewerben. Die Studiengebühren betragen umgerechnet 55.000 € p.a. Absolventen amerikanischer bzw. kanadischer Colleges werden bei der Auswahl zwar stark bevorzugt, jedoch inskribiert HMS jährlich auch einige wenige internationale Bewerber. Dabei ist von internationalen Bewerbenden mindestens ein Jahr auf einer amerikanischen oder kanadischen Universität zu absolvieren, um berücksichtigt zu werden. Bevorzugt werden internationale Bewerber, die drei Jahre College in Amerika oder Kanada absolviert haben. Ein Sprachtest (TOEFL) muss nicht vorgewiesen werden, trotzdem aber exzellente Englischkenntnisse (wird gewöhnlich bei Telefonaten individuell evaluiert). Naturwissenschaftliche Fächer sollten im Bachelor bzw. College belegt werden sowie ein Jahr *writing* und Verhaltenswissenschaften.
Für eine erfolgreiche Bewerbung verlangt das Zulassungskomitee folgende Voraussetzungen:
- Abschlusszeugnisse
- Motivationsschreiben
- MCAT-Ergebnis (amerikanischer Studieneignungstest)
- Empfehlungsschreiben
- Außerschulische Aktivitäten
- Beruflicher Hintergrund, Dienste und etwaige andere soziale oder wissenschaftliche Tätigkeiten.

Weiterführende Informationen zu einem Studium in Harvard findet ihr hier:

 https://else4.de/c50

Stanford University

Die Stanford University ist eine Privatuniversität in Stanford, Kalifornien. Sie hat die wohl liberalste Haltung gegenüber internationalen Studierenden , denn als internationaler Bewerbender kann man sich an der Stanford University problemlos für einen MD-Studiengang bewerben. Obwohl man als internationale Bewerber hier auch mindestens ein Jahr auf einer amerikanischen oder kanadischen Universität verbracht haben muss, werden internationale Bewerber gleich behandelt wie amerikanische oder kanadische. Die Studiengebühren betragen umgerechnet 82.000 € p. a. Ein Sprachtest wird nicht explizit vorausgesetzt, jedoch mit Sicherheit exzellente Englischkenntnisse. Der Abschluss eines Bachelor-Studiums bzw. Colleges ist vorausgesetzt. Obwohl nicht verpflichtend, wird das Absolvieren von naturwissenschaftlichen Fächern empfohlen – ebenso wie exzellente Kommunikationsfähigkeiten und Kenntnisse über Verhaltenswissenschaften. Der MCAT wird auch hier vorausgesetzt. Weiterführende Informationen zu einem Studium an der Stanford University findet ihr hier:

 https://else4.de/jnt

Johns Hopkins University

Die Johns Hopkins University ist eine Privatuniversität in Baltimore, Maryland. Als internationaler Bewerbender kann man sich auch an der Johns Hopkins University für einen MD-Studiengang bewerben. Die Studiengebühren betragen umgerechnet 47.500 € p. a. Internationale Bewerber sollten mindestens ein Jahr auf einer amerikanischen oder kanadischen Universität verbracht haben, um berücksichtigt zu werden. Ein Sprachtest wird nicht explizit vorausgesetzt, jedoch mit Sicherheit exzellente Englischkenntnisse. Darüber hinaus muss ein abgeschlossenes Bachelor-Studium bzw. College belegt werden sowie ein Jahr Verhaltenswissenschaften. Mit Computern sollte man sich ebenfalls auskennen.

Für eine erfolgreiche Bewerbung verlangt das Zulassungskomitee folgende Voraussetzungen:

- Abschlusszeugnisse
- Motivationsschreiben
- MCAT-Ergebnis
- Empfehlungsschreiben
- Außerschulische Aktivitäten
- Beruflicher Hintergrund, Dienste und etwaige andere soziale oder wissenschaftliche Tätigkeiten.

Weiterführende Informationen zu einem Studium an der John Hopkins University findet ihr hier:

 https://else4.de/8po

4 Medizin studieren im Rest der Welt

Natürlich liegt euch die ganze Welt zu Füßen. Ihr könnt euch deshalb auch gerne außerhalb von Europa und den USA in verschiedenen großartigen Nationen bezüglich eines Medizinstudiums erkundigen.

NICE TO KNOW

In meiner Zeit in England studierte ich mit einer pakistanischen Kollegin, die in Neuseeland geboren, in Australien aufgewachsen und in Shanghai Medizin studiert hatte.

Die Anrechnung des Studiums nach der Rückkehr nach Deutschland gestaltet sich jedoch grundsätzlich komplizierter als bei Nationen des EWR, da die Vergleichbarkeit des Studiums nicht immer gegeben ist. Bei Studiengängen westlicher Nationen wie den Vereinigten Staaten von Amerika, Kanada oder Australien stellt das normalerweise keine Hürde dar. Auch abgeschlossene Medizinstudiengänge in der Türkei sind kein Problem, solange die deutsche Sprache beherrscht wird und gegebenenfalls ein kleiner fachlicher Test abgeschlossen wird. Anders sieht die Sache bei Entwicklungsländern wie Ägypten, Peru oder Pakistan aus – hier muss man individuell prüfen lassen, ob das Studium angerechnet wird.

Bewerbung und Zulassung zum Medizinstudium

KAPITEL

5 Bewerbungen in Deutschland, Österreich und der Schweiz

Wir haben im ersten Teil sehr viele Möglichkeiten kennengelernt, wie ein Medizinstudium überhaupt ausschauen könnte. So viel, dass es manch einen mit Informationen „erschlagen" könnte.

Deshalb befasst sich dieses Kapitel mit der **Vorgehensweise der Bewerbung zum Medizinstudium**. Um eine individuelle Ansprache eines jeden von euch so gut es geht bewerkstelligen zu können, werden wir euch hier und da in bestimmte Kategorien oder Bewerbergruppen einordnen.

Nun aber ran an den Speck.

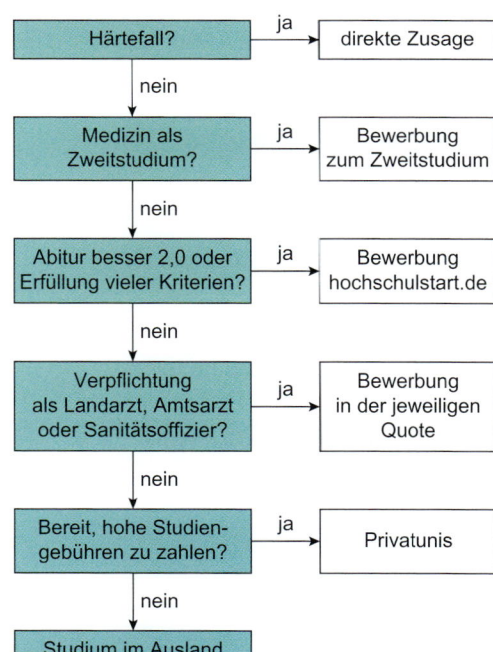

Abb. 5.1 Allesübergreifender Algorithmus für die Bewerbung zum Medizinstudium in Deutschland, Österreich, der Schweiz und Gesamteuropa [L231]

5.1 Deutschland

Ihr bewerbt euch in Deutschland jedes Jahr über das sogenannte **Dialogorientierte Serviceverfahren (DoSV)** von Hochschulstart auf der gleichnamigen Website.

Für das Medizinstudium (sowie prinzipiell auch für Tier-, Zahnmedizin und Pharmazie) müsst ihr euch innerhalb des DoSV für ein weiteres Programm anmelden: der **Antragstellung Online (AntOn)**. Ihr beantwortet alle Fragen auf AntOn, füllt das Antragsformular aus und sendet alle gewünschten Unterlagen rechtzeitig nach Dortmund und seid somit zum Zulassungsverfahren angemeldet.

Die genaue Schritt-für-Schritt Anleitung, wie ihr euch für das DoSV und AntOn anmeldet, findet ihr hier:

 https://else4.de/7p4

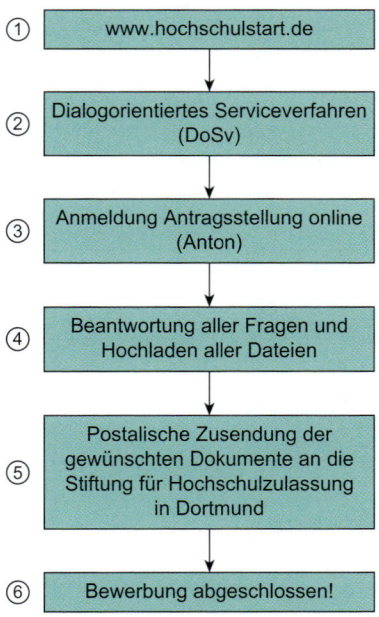

Abb. 5.2 Beginn der Bewerbung [L231]

5.1.1 Zeitlicher Ablauf und Vorbereitung

Tab. 5.1 Übersichtsplan für das Projekt „Zulassung zum Medizinstudium in Deutschland"

	Aufgabe	Durchführung (beispielhaft) Details jeweils › Kap. 1.1.2	Zeitpunkt*

1.	Ausbildungen, Dienste und Co.	• Teilnahme an „Jugend forscht" oder anderen Wettbewerben
		• Falls Abitur (vorauss.) nicht gut:
		  – Dienst erwägen (z. B. FSJ)
		  – Ausbildung erwägen (z. B. Altenpfleger)
			Bevor man sich überhaupt bewirbt

2.	Sich informieren	• Dieses Buch lesen • Suchmaschinen nutzen • Studierende der Medizin fragen • An den Universitäten anrufen • Vertrauenswürdige Quellen zu Rate ziehen • Härtefallantrag evaluieren	Ab Oktober des Vorjahres
3.	Anmeldung TMS und HAM-Nat	• Spätestens auch hier: Beginn der Vorbereitung auf den TMS und HAM-Nat	Ab Dezember des Vorjahres bis 15. Januar
4.	Bewerbung bei der Bundeswehr?	• Bewerbung bis 1. März	Ab Januar
5.	Informieren über Landarzt- und ÖGD-Quoten	• Je nach Bundesland verschieden	Ab Februar
6.	Informieren über Privatuniversitäten	• Bewerbungen unterschiedlich	Ab März
7.	Beginn der Bewerbung	• www.hochschulstart.de • Auch Anmeldung für Teilstudienplätze	Ab April
8.	Zu- oder Absagen erhalten	• Gratulation, oder weitere Möglichkeiten nutzen	Ab August
9.	Weitere Möglichkeiten erwägen	• Losverfahren • Teilstudienplätze erhalten? • Quereinstieg	Vor, während und nach dem DoSV
10.	Bewerbungen im Ausland	• Sprachkenntnisse und Finanzen prüfen • Bewerbung im europäischen Ausland	Kontinuierlich

* Zeitangaben für eine Bewerbung im Wintersemester

Ablaufphasen

Es gibt verschiedenen Zeitpunkte, auf die ihr achten müsst. Diese unterscheiden sich im Sommer- und Wintersemester. Hier ein paar allgemeine Punkte zum Ablauf:

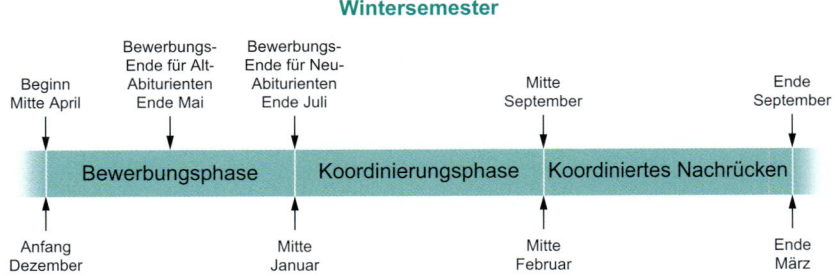

Abb. 5.3 Zeitlicher Ablauf der Bewerbung zum Medizinstudium über das DoSV [L231]

Das DoSV läuft in drei Phasen ab. Es startet mit der Bewerbungsphase, geht weiter mit der Koordinierungsphase und endet mit dem koordinierten Nachrücken.

Die **Bewerbungsphase** ist eine Zeitspanne, in der ihr euch über das DoSV und AntOn für den Studiengang Humanmedizin bewerben könnt. Für das Sommersemester beginnt diese meist Anfang Dezember und endet Mitte Januar. Im Wintersemester startet die Bewerbungsphase im April und endet Mitte Juli.

> **AUFGEPASST!**
> Je nachdem, ob ihr Neu- oder Alt-Abiturienten (also Abitur nach oder vor dem 17. Januar des laufenden Jahres) seid, gelten andere Fristen. Die oben beschriebenen sind für Personen gedacht, die ihr Abitur in demselben Jahr gemacht haben, in dem sie sich bewerben (Neu-Abiturienten). Für Alt-Abiturienten sind die Fristen ca. 2 Wochen vorher vorbei.

In der **Koordinierungsphase** werden Ranglisten erstellt (➤ Kap. 1.1.2) und ihr erhaltet, wenn alles gut läuft, die ersten Zulassungsangebote. Nehmt ihr ein Zulassungsangebot aktiv an, wird daraus eine **Zusage für einen Studienplatz**. Macht ihr nichts, wird am Ende der Koordinierungsphase ein bestehendes Zulassungsangebot automatisch zur Zusage. **Ablehnungsbescheide** erhaltet ihr nach Ablauf der Koordinierungsphase, wenn ihr für die genannten Studienwünsche nicht angenommen werden könnt. Je nachdem, wie ihr und eure Mitbewerber ihre Zulassungsangebote annehmen oder ablehnen, rückt man in dieser Phase der Bewerbung kontinuierlich (nicht koordiniert) auch für Zulassungsangebote nach.

Die Koordinierungsphase beginnt im Sommersemester Mitte Januar und endet Mitte/Ende Februar. Für das Wintersemester beginnt sie nach der dritten Augustwoche und endet Anfang/Mitte September.

Da nicht jeder jede Studienplatzzusage annimmt, bleiben auch nach der Koordinierungsphase unweigerlich Studienplätze übrig. Diese werden im sogenannten **koordinierten Nachrückverfahren** an solche Bewerber weitervergeben, die in der Koordinierungsphase keine Zusage erhalten haben (immer an den nächsten in der jeweiligen Quote!). Das entsprechende Verfahren beginnt für das Sommersemester immer Mitte Februar und endet Ende März. Für dasWintersemester beginnt es Mitte September und endet Ende September.

Priorisierung

Im DoSV könnt ihr Studiengänge **priorisieren**. Solltet ihr euch neben der Medizin auch für andere Studiengänge bewerben, so gilt, dass jeder Studiengang im **ZV**, dem **z**entralen **V**ergabeverfahren (also Human-, Tier- und Zahnmedizin sowie Pharmazie) als jeweils eine Bewerbung zu betrachten ist, unabhängig von der Anzahl der genannten Studienorte pro Studiengang.

Ihr könnt euch auf **maximal zwölf** verschiedene Studiengänge im DoSV bewerben. Innerhalb eurer Bewerbung für die Medizin gibt es kein Limit an angegebenen Studienorten (das gilt nur für ZV-Studiengänge) – ihr könnt euch also bei **allen deutschen Universitäten für Medizin** auf einmal bewerben. Das nennt man **Binnenpriorisierung**.

Wichtig ist aber, dass ihr ab Beginn der Koordinierungsregeln nur ein einziges Angebot bei euren zwölf Bewerbungen und Studienplätzen bekommen könnt. Dieses Angebot ist stets dasjenige mit der höchsten Priorität. Habt ihr zum Beispiel Medizin mit allen Universitäten in der zweiten Priorität und Physik in Heidelberg in der ersten Priorität, läuft die Angebotvergabe wie folgt:

Bekommt ihr ein Angebot für Physik und eines für Medizin, sagen wir in Mannheim, scheidet das Angebot für Mannheim endgültig aus, da es eine geringere Priorität hat als Physik.

Deshalb: Setzt Medizin immer als erste Priorität und euren Lieblingsstandort in der Binnenpriorisierung ebenfalls!

AUFGEPASST!

Ihr bekommt durch die Priorisierung weder Vorteile noch Nachteile beim zentralen Vergabeverfahren der Studienplätze für Medizin – ihr habt also die gleichen Chancen, eine Zusage zu bekommen, egal welche Universität ihr an erste Stelle setzt (die Unis bekommen das nicht mit).

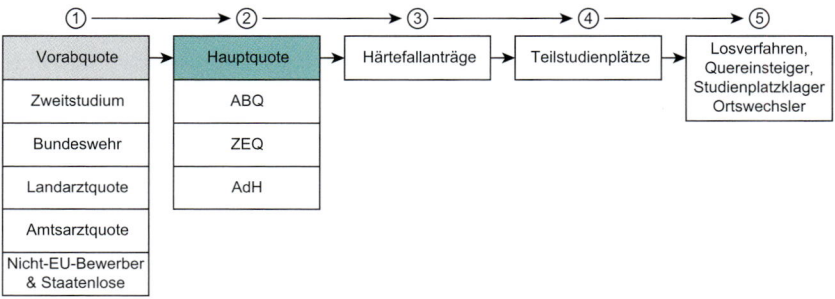

Abb. 5.4 Reihenfolge der Mechanismen bei der Vergabe der Studienplätze in Medizin [L231]

5.1.2 Bewerbungsalgorithmus (je nach Regelung)

INFO

Ein **Algorithmus** ist eine endliche Folge genau definierter Anweisungen, um typischerweise eine Klasse von Problemen zu lösen (oder eine Berechnung durchzuführen).

AUFGEPASST!

Die Empfehlungen für die Quoten und Unterquoten in dem nachfolgenden Kapitel können in Zukunft Schwankungen unterliegen, die außerhalb unserer Kontrolle sind. Wir empfehlen euch deshalb zu versuchen, das ganze Thema Studienzulassung Medizin in diesem Buch ganzheitlich zu verstehen und eure Priorisierung bei der Bewerbung dementsprechend durchzuführen und stets kritisch zu betrachten.

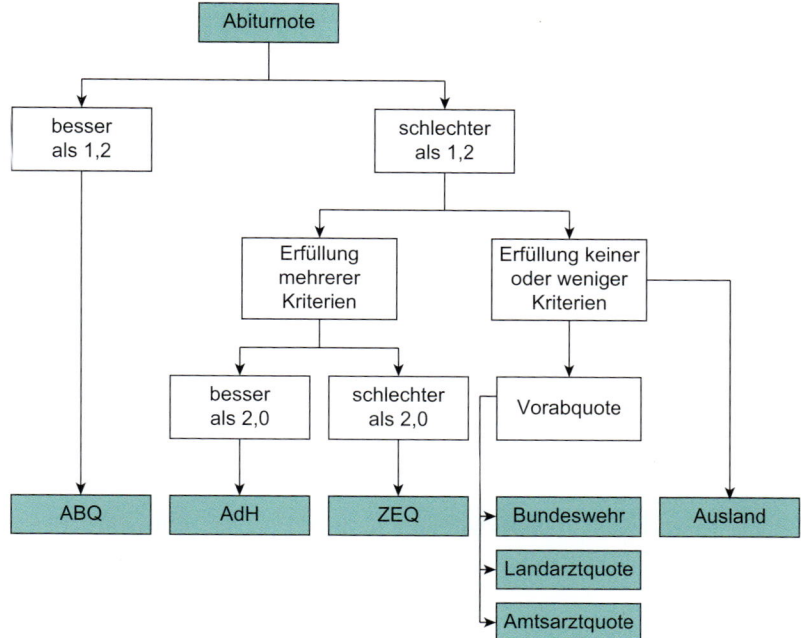

Abb. 5.5 Bewerbungsalgorithmus für Deutschland [L231]

Bewerbergruppe *Abitur 1,2 oder besser*

Diese Bewerbergruppe wird dadurch definiert, dass ihre Note in der HZB besser oder gleich 1,2 ist. In diesem Fall ist die alleinige Teilnahme an der Abiturbestenquote meist ausreichend, um einen Studienplatz zu erhalten.

AUFGEPASST!

Um sicher zu gehen, solltet ihr immer alle Universitäten in der Binnenpriorisierung angeben, da manche Bundesländer auch einen NC vom 1,0 haben könnten und ihr sicher nicht wegen organisatorischer Fehler und trotz herausragendem Abitur ohne Studienplatz dastehen wollt.

Bewerbergruppe *Abitur 1,2 oder schlechter + Erfüllung mehrerer Kriterien*

Diese Bewerbergruppe wird dadurch definiert, dass ihre Note in der HZB schlechter oder gleich 1,2 ist und dass sie mehrere andere für die Studienplatzvergabe in Medizin relevante Kriterien erfüllt (➤ Kap. 1.1.2). Wir empfehlen an dieser Stelle zu überlegen, ob ihr mindestens den **TMS** oder den **HAM-Nat** absolvieren werdet (oder schon habt), einen Dienst vollendet oder einen Preis gewonnen habt. Außerdem wäre auch eine Berufsausbildung oder -ausübung von Vorteil, ist aber kein Muss (➤ Tab. 1.2, ➤ Tab. 1.3, ➤ Tab. 1.4).

Wir kategorisieren im Folgenden diese Bewerbergruppe noch in zwei Untergruppen: Diejenigen, die eine **HZB-Note zwischen 1,2 und 2,0** haben, und diejenigen, die eine **Note zwischen 2,1 und 4,0** haben.

HZB zwischen 1,2 und 2,0

Verfahrensempfehlung
Fallt ihr in diese Kategorie, habt ihr die höchsten Chancen auf eine Zusage im **Auswahlverfahren der Hochschulen**.

Studienortempfehlung
Besonders hohe Chancen habt ihr in den ersten Unterquoten der Studienstandorte **Aachen, Jena, Magdeburg** und **Saarbrücken**, da hier die Abiturnote eine besonders wichtige Rolle spielt (Stand: Ende 2021).

Weiterführende Empfehlung
Wir empfehlen euch, falls es dieses Jahr noch nicht geklappt hat, weitere Kriterien anzusammeln – allen voran den TMS zu absolvieren und einen Dienst anzutreten.

HZB zwischen 2,1 und 4,0

Verfahrensempfehlung
Ordnet ihr euch in diese Kategorie ein, dann habt ihr die größten Chancen für eine Zulassung zum Medizinstudium in der **Zusätzlichen Eignungsquote** – unter der Voraussetzung, dass ihr entsprechend gute Ergebnisse in fachspezifischen Eignungstests (TMS oder HAM-Nat) habt und darüber hinaus Preise gewonnen, Berufsausbildungen gemacht oder Dienste abgeleistet habt. Außerdem wird es sicher auch solche unter euch geben, die im Auswahlverfahren der Hochschulen zugelassen werden. Dabei gilt, je besser eure Abiturnote, desto höher ist die Wahrscheinlichkeit im AdH zugelassen zu werden (für die ZEQ spielt sie keine Rolle).

Studienortempfehlung
Bei einem guten Ergebnis im Medizinertest habt ihr besonders hohe Chancen im ZEQ in **Bochum, Bonn, Duisburg-Essen, Düsseldorf, Hamburg (HAM-NAT!), Köln** und **Rostock**, da hier der Studieneignungstest mit 55 von 100 Punkten gewichtet wird (Stand: Ende 2021).
Ist euer TMS- bzw. HAM-Nat-Ergebnis nicht besonders gut, aber ihr habt einen Dienst oder eine Berufsausbildung absolviert, dann habt ihr die größten Chancen in **Augsburg, Erlangen-Nürnberg(-Bayreuth), Göttingen, Hannover, München, Saarbrücken** und **Würzburg** (Stand: Ende 2021).

Weiterführende Empfehlung
Wir empfehlen euch, falls es dieses Jahr noch nicht geklappt hat, weitere Kriterien anzusammeln – allen voran den TMS zu absolvieren, eine Berufsausbildung oder einen Dienst anzutreten.

Bewerbergruppe *Abitur 1,2 oder schlechter, ohne oder mit nur einem anderen Kriterium*

Diese Bewerbergruppe wird dadurch definiert, dass ihre Note in der **HZB schlechter oder gleich 1,2** ist und dass sie **keine oder nur eine** für die Studienplatzvergabe in Medizin relevante Kriterien erfüllt (➤ Kap. 1.1.2). In dieser Bewerbergruppe gilt, dass man leider so gut wie **keine Chance** in der **Zusätzlichen Eignungsquote** haben wird.

Wir werden im Folgenden diese Bewerbergruppe noch in zwei Untergruppen kategorisieren: Diejenigen, die eine **HZB-Note zwischen 1,2 und 2,0** haben, und diejenigen, die eine **Note zwischen 2,1 und 4,0** haben.

HZB zwischen 1,2 und 2,0

Verfahrensempfehlung
Fallt ihr unter diese Kategorie, habt ihr die höchsten Chancen auf eine Zusage im **Auswahlverfahren der Hochschulen**.

Studienortempfehlung
Habt ihr den TMS oder HAM-Nat absolviert oder werdet ihr das noch tun, habt ihr besonders hohe Chancen in den ersten Unterquoten der Studienstandorte **Jena, Magdeburg** und **Saarbrücken**, da hier sowohl die Abiturnote als auch das Testergebnis besonders wichtige Rollen spielen (Stand: Ende 2021).

Weiterführende Empfehlung
Wir empfehlen euch, falls es dieses Jahr noch nicht geklappt hat, weitere Kriterien anzusammeln – allen voran den TMS zu absolvieren und einen Dienst anzutreten.

HZB zwischen 2,1 und 4,0

Verfahrensempfehlung
Ordnet ihr euch in diese Kategorie ein, dann habt ihr in der Hauptquote keine besonders hohen Chancen (außer ihr habt ein herausragendes TMS-Ergebnis – dann gelten ähnliche Bedingungen für euch wie beim vorhergehenden Kapitel für Leute mit einer Note schlechter 2,0 und mehreren Kriterien).

Studienortempfehlung
Keine.

Weiterführende Empfehlung
Wir empfehlen euch, falls es dieses Jahr noch nicht geklappt hat, weitere Kriterien anzusammeln – allen voran den TMS zu absolvieren und einen Dienst anzutreten.

Bewerbergruppe: Vorabquote und andere Ausweichmöglichkeiten

Seht ihr keine Chance für euch in der Hauptquote, dann könnt ihr euch für besondere Verfahrensmöglichkeiten in der Vorabquote bewerben oder andere Wege gehen.

Wir listen euch diese Wege nun, begonnen mit den höchsten Chancen und endend mit den niedrigsten Chancen in Form von Fragen auf:

- Kommt für euch eine 10-jährige Verpflichtung als Landarzt oder im öffentlichen Dienst in Frage?

  Ja? Dann bewerbt euch in der Landarzt- oder ÖGD-Quote!

  → Chancen können gut sein, je nach Bundesland
- Wärt ihr bereit, euch 17 Jahre für den Bund zu verpflichten?

  Ja? Dann bewerbt euch direkt bei der Bundeswehr!

  → Chancen gut
- Wärt ihr bereit, ein anderes Studium zu beginnen und euch später für ein höheres Semester in Medizin zu bewerben?

  Ja? Dann schreibt euch z. B. für Molekularbiologie ein!

  → Chancen mittel
- Wärt ihr mit einem Teilstudienplatz einverstanden?

  Ja? Dann klickt das Kästchen in der Bewerbungsphase im DoSV mit „Ja!" an!

  → Chancen gering
- Könnt ihr eure Abschlussnote mit einem Sonderantrag verbessern bzw. durch die Härtefallquote einen Studiengang erlangen?

  Ja? Dann stellt unbedingt einen solchen Antrag!

  → Chancen stark abhängig von der individuellen Situation des Bewerbers

Wer möchte, kann sich auch bei den Universitäten für das Losverfahren anmelden. Die Chancen für eine Zusage sind zwar ultragering, aber immer noch gibt es Studienplätze, die so vergeben werden. Mehr dazu in ➤ Kap. 1.1.2.

Zweitstudienbewerber

Seid ihr Zweitstudienbewerber, ist das Ganze ein wenig anders. Ihr dürft an der Hauptquote nicht teilnehmen und unterliegt einem eigenen Zulassungsverfahren. Hier gibt es leider nur einen einzigen Weg, mit hoher Wahrscheinlichkeit eine Zusage zu bekommen, nämlich, **sehr gute Gründe für ein Zweitstudium Humanmedizin** zu haben und bestenfalls eine **sehr gute Note im Erststudium** vorzuweisen.

Noch keine Sicherheit?

Falls ihr nach dem Durchlesen dieses Kapitels immer noch keine Aussicht auf einen Studienplatz habt, dann empfehlen wir euch insbesondere das **Ausland** oder eine **Privatuniversität**.

5.2 Österreich

5.2.1 Zeitlicher Ablauf und Vorbereitung

Möchtet ihr euch in Österreich für ein Medizinstudium bewerben, führt kein Weg am MedAT vorbei. Die Konkurrenz ist hier groß und die Vorbereitung ist sehr aufwendig sowie umfassend – hier ist die Odyssee zu einer Studienplatzzusage also ein sehr großes Projekt.

Das Fundament eines jeden großen Projektes ist die gründliche Planung des Vorhabens. Das bedeutet, dass ihr sehr viele und idealerweise korrekte Informationen zum Thema *Medizin studieren in Österreich* zusammentragen und in eine sinnvolle Beziehung zueinander bringen müsst, damit ihr die für euch besten Entscheidungen treffen könnt. Doch wo soll man bloß anfangen?

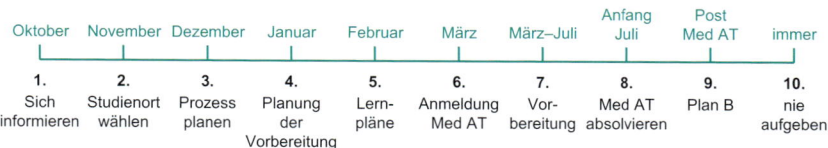

Abb. 5.6 Zeitablauf der Bewerbung für Medizin in Österreich [L231]

Unserer Meinung nach ist es das beste Vorgehen, wenn man einen einfachen, grob strukturierten Übersichtsplan hat. Dadurch bekommt man eine Art Fundament für das gesamte Vorhaben, an dem man sich jederzeit orientieren und an schon absolvierte und zu absolvierende Punkte anknüpfen kann.

Wir geben euch an diesem Punkt einen exemplarischen Übersichtsplan (➤ Tab. 5.2) mit auf den Weg. Ihr könnt euch aber natürlich jederzeit einen eigenen ausdenken und ausarbeiten.

Tab. 5.2 Übersichtsplan für das Projekt „Zulassung zum Medizinstudium in Österreich"

	Aufgabe	Durchführung (beispielhaft)	Zeitpunkt
1.	Sich informieren	• Dieses Buch lesen • Suchmaschinen nutzen • Studierende der Medizin fragen • An den Universitäten anrufen • Vertrauenswürdige Quellen zu Rate ziehen	Ab Oktober des Vorjahres
2.	Bevorzugten Studienort auswählen	• Wie stehen meine Chancen für mein Kontigent? • In welcher Stadt will ich leben? • Wo sind die Gesamtwerte am niedrigsten?	Ab November des Vorjahres

Tab. 5.2 Übersichtsplan für das Projekt „Zulassung zum Medizinstudium in Österreich" (*Forts.*)

	Aufgabe	Durchführung (beispielhaft)	Zeitpunkt
3.	Prozess planen	• Was kostet mich die Teilnahme am MedAT insgesamt? • Wie komme ich an den Testort? • Wo schlafe ich?	Ab Dezember des Vorjahres
4.	Planung der Vorbereitung	• Eigene Stärken und Schwächen entdecken • Lernmaterialien • Lernpläne (grob) • Lerngruppen bzw. -partner? • MedAT-Bootcamp – ja/nein?	Ab Januar
5.	Ausarbeiten der Vorbereitungspläne	• Wissen aus Lernmaterialien herausfiltern • Lernpartner finden • Fertige Lernpläne zu Rate ziehen • Eigenen Lernplan erstellen	Ab Februar
6.	Anmeldung zur Aufnahmeprüfung	• www.medizinstudieren.at	Ab Anfang März
7.	Vorbereitung (Lernen)	• Freizeit planen • Viele Prüfungssimulationen machen • Nach der MedAT-Struktur lernen	Beginn spätestens im April
8.	Prüfungstag	• Ausschlafen • Gut frühstücken • Ruhe bewahren	Am Freitag der ersten Juliwoche
9.	Plan B–ω	• Bewerbung in Deutschland • Bewerbung im Rest von Europa • Molekularbiologie studieren • Wehrdienst, FSJ oder Work & Travel • Einfach mal nichts tun	Vor und nach dem Test
10.	Niemals aufgeben	• C'est la vie!	Immer

5.2.2 Bewerbungsalgorithmus (je nach Kontingent)

Bevor man beginnt, einen Bewerbungsalgorithmus anzuwenden, muss man sich zunächst ein Bild über die Höhe der sogenannten **Gesamtwerte** (➤ Kap. 1.2.2) machen. Deshalb folgt nun ➤ Tab. 5.3 mit den von uns per Umfrage erhobenen Zulassungsgrenzen in Form von Gesamtwerten des MedAT von 2017 bis 2021.

Tab. 5.3 Gesamtwerte der zuletzt zugelassenen Testteilnehmer pro Kontingent

Jahr	Österreicher-Kontingent				EU-Kontingent				Nicht-EU-Kontingent			
	Graz	Inns-bruck	Linz	Wien	Graz	Inns-bruck	Linz	Wien	Graz	Inns-bruck	Linz	Wien
2017	76%	70%	71,6%	75,5%	80%	77,5%	keine Daten	75,5%	keine Daten	keine Daten	keine Daten	75,5%
2018	76–78%	75%	78%	79%	79%	80%	79%	79%	>79%	>80%	>79%	79%
2019	72%	73%, 79%	60,3%	74,4%	74,8%	74,91%	71,24%	74,4%	75%	75%	72%	74,4%
2020	80%	75%	77%	81%	81%	81%	80%	81%	>81%	>81%	>80%	81%
2021	79%	76%	75%	80%	80%	80%	77%	81%	83%	81%	78%	82%

NICE TO KNOW
Falls ihr bei diesem Thema stets aktuell bleiben möchtet: Wir erheben jedes Jahr die genauen Grenzen der Gesamtwerte auf folgender Seite

https://else4.de/8cp

Im nachfolgenden Kapitel teilen wir euch in zwei Gruppen auf:
• MedAT-Teilnehmer des Österreicher-Kontingents und
• MedAT-Teilnehmer des EU-Kontingents.

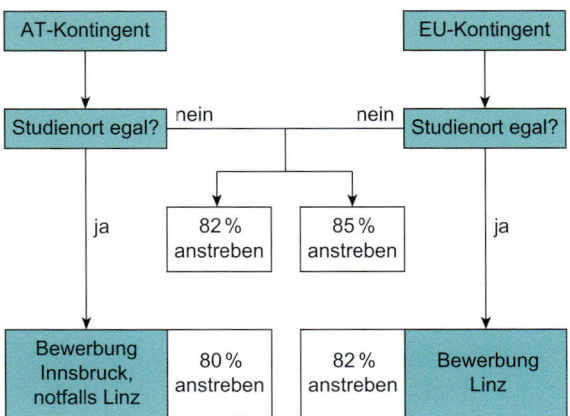

Abb. 5.7 Bewerbungsalgorithmus für Österreich [L231]

MedAT-Teilnehmer des Österreicher-Kontingents

Im Jahr 2021 war es für **österreichische Testteilnehmer** am **schwersten,** in Wien einen Studienplatz zu bekommen. In Graz war es ebenfalls **sehr schwer**, durch den MedAT einen Studienplatz zu bekommen.

Wie schon immer war auch im Jahr 2021 Innsbruck die Adresse für **österreichische Testteilnehmer,** die nicht sehr hohe Gesamtwerte vorzuweisen hatten. Die jüngste Universität, die den Studiengang Humanmedizin in Österreich anbietet (JKU Linz), hatte in den letzten Jahren ein Auf und Ab, was die Höhe der Gesamtwerte für die Zulassung anging. Im Jahr 2021 war es für Teilnehmer des **Österreicher-Kontingents** an der JKU Linz **einfacher,** einen Studienplatz zu erlangen.

Unsere Empfehlung ist daher: Bewerbt euch in **Innsbruck** bzw. in **Linz**.

MedAT-Teilnehmer des EU-Kontingents

Im **EU-Kontingent** waren die für eine Zusage zu erreichenden Gesamtwerte im Jahr 2021 in Graz, Wien und Innsbruck durch und durch sehr hoch. Der einzige Standort, an dem man ein paar Prozentpunkte weniger hätte erreichen müssen, war die JKU Linz.

Unsere Empfehlung ist daher: Bewerbt euch in Linz. Wenn ihr gut lernt könnt ihr euch aber genauso gut an allen anderen Standorten für ein Medizinstudium bewerben (ist fast überall gleich schwer).

5.3 Schweiz

5.3.1 Zeitlicher Ablauf

Der EMS findet einmal jährlich am ersten Freitag des Monats Juli statt. Man muss sich meist bis Mitte Mai für den Test anmelden und wird dann Mitte Juni zum gewünschten Testort eingeladen. In der ersten Augustwoche bekommt man dann die Zu- oder Absage je nach Testergebnis.

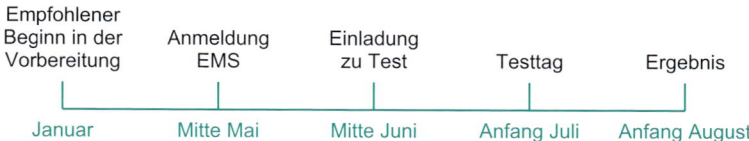

Abb. 5.8 Zeitplan für die Bewerbung in der Schweiz [L231]

5.3.2 Zugang zum Studium

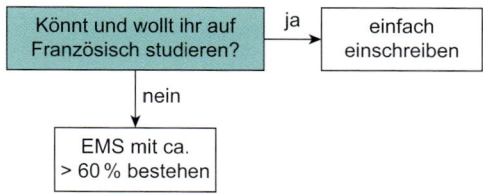

Abb. 5.9 Bewerbungsalgorithmus für die Schweiz [L231]

Sprecht ihr Französisch und wollt (bzw. könnt) auch in dieser Sprache studieren, könnt ihr euch einfach in die Universitäten für den Bachelor-Studiengang Medizin einschreiben. Wollt ihr entweder auf Italienisch oder Deutsch studieren, müsst ihr den EMS absolvieren. Das ist leichter gesagt als getan, da der EMS in der Schweiz als einziges Zugangskriterium bei Medizin mit NC gilt.

In diesem Fall ist der Begriff NC nicht an die Abschlussnote, sondern an das Ergebnis des Eignungstest für medizinische Studiengänge (EMS) gekoppelt.

Genaue Zulassungsgrenzen in Form von EMS-Ergebnissen pro Standort für das Medizinstudium in der Schweiz stehen uns leider nicht zur Verfügung. Den offiziellen, frei zugänglichen Unterlagen aber ist zu entnehmen, dass man ca. **57–60 %** der Aufgaben des EMS korrekt gelöst haben muss, um eine Zusage an egal welchem Standort zu bekommen.

KAPITEL

6 Bewerbungen für Europa

Möchtet ihr euch nach kritischer Selbstreflexion eurer Wünsche und Chancen, in Deutschland, Österreich oder in der Schweiz Medizin zu studieren, auch im Ausland bewerben, geben wir euch mit diesem Kapitel einen groben Algorithmus, mit dem ihr eine erste Orientierung für diesen Weg habt.

Wenn man Großbritannien, Island, Liechtenstein, Norwegen und die Schweiz dazuzählt, kann man in Kontinentaleuropa in 32 EWR-Staaten und an über 400 Universitäten Medizin studieren. Unter der Voraussetzung, dass man der deutschen Sprache zumindest auf C1-Niveau mächtig ist, kann man sich dieses Studium anschließend problemlos in Deutschland, Österreich oder der Schweiz anerkennen lassen und eine Approbation erhalten.

400 Universitäten sind eine Menge. Deshalb können wir in diesem kleinen Buch weder auf jede Nation und noch viel weniger auf jede Universität genauer eingehen.

Hier werden wir euch stattdessen in zwei Gruppen einteilen, anhand derer ihr eure Strategie selbst individuell planen könnt: **Universitäten ohne Studiengebühren** und **Universitäten mit Studiengebühren**.

AUFGEPASST!

Unter die Kategorie der Universitäten mit Studiengebühren fallen auch die Privatuniversitäten in Deutschland und Österreich (➤ Kap. 1.4).

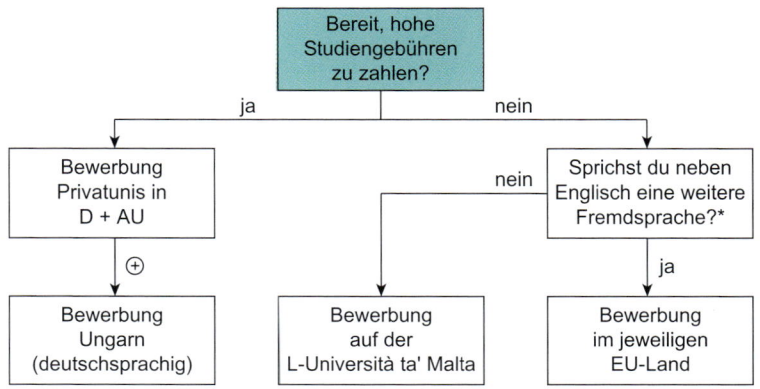

* relevant ist jede Sprache, die im EWR gesprochen und im angemessenen Niveau beherrscht wird.

Abb. 6.1 Vereinfachter Algorithmus für die Bewerbung im europäischen Ausland [L231]

6.1 Universitäten ohne Studiengebühren

Dieses Kapitel ist für euch interessant, wenn ihr über **geringe finanzielle Mittel** verfügt und keine Studiengebühren zahlen möchtet oder könnt. Außerdem ist dieses Kapitel insbesondere interessant, wenn ihr neben Deutsch und Englisch eine oder **mehrere andere Sprachen beherrscht** bzw. dazu bereit seid, neue Sprachen im Voraus zu lernen.

Man kann seine Chancen auf einen Studienplatz immens steigern, wenn man die Sprache des Landes lernt, in dem man studieren möchte. Wer z. B. schon immer gut in Französisch war, kann sich problemlos in Frankreich oder Luxemburg ins Medizinstudium einschreiben – ohne Aufnahmeprüfung, ohne Studienkosten.

Die Nationen mit Universitäten ohne bzw. mit vernachlässigbar geringen Studiengebühren (bis max. 750 € pro Jahr) sind folgende (➤ Tab. 6.1):

Tab. 6.1 Länder ohne oder mit geringen Studiengebühren

Nation	Studium auf Englisch?	Studiengebühren p. a.	Aufnahmetest nötig?	HZB-Note wichtig?
Belgien	nein	650 €	ja	nein
Dänemark	nein	keine	nein	ja
Finnland	nein	keine	ja	nein
Frankreich	nein	200 €	nein	nein
Griechenland	nein	keine	ja	nein
Island	nein	keine	ja	nein
Luxemburg	nein	300 €	nein	nein
Malta	ja	keine	nein	nein
Norwegen	nein	keine	nein	ja
Portugal	nein	750 €	nein	ja
Schweden	nein	keine	nein	ja
Slowenien	nein	keine	nein	ja

Hier könnt ihr in der jeweiligen Landessprache den anderen Anforderungen entsprechend (meist mit guter HZB-Note und speziell belegten Fächern in der Schule) Medizin studieren. In manchen Ländern muss man auch einen Aufnahmetest absolvieren, der meist naturwissenschaftliches Wissen auf Oberstufenniveau prüft und/oder kognitive Fähigkeiten.

Sehr interessant ist in dieser Liste das Land **Malta**, da es hier weder eine Aufnahmeprüfung gibt noch Studiengebühren erhoben werden. Darüber hinaus wird das Studium in englischer Sprache abgehalten, denn die Insel Malta war vor ihrer Unabhängigkeit eine Kronkolonie Großbritanniens.

6.2 Universitäten mit Studiengebühren

„Schlechtes Abi, reicher Papi" ist das Motto dieser Bewerberkategorie. Wenn man es sich genug kosten lässt, kann man im Ausland sogar auf Deutsch studieren (z.B. in Ungarn auf der Semmelweis-Universität bzw. in Pécs oder Szeged und sogar mittlerweile auch in Kroatien).

AUFGEPASST!

Die Studiengebühren beziehen sich immer auf englische bzw. deutsche Studiengänge auf den Universitäten der verschiedenen Nationen. Sprecht ihr die Landessprache, könnt ihr in den häufigsten Fällen ohne Studiengebühren Medizin studieren. Seid ihr z.B. kroatischer Herkunft, wäre es für euch einfach, gebührenfrei zum Medizinstudium auf Kroatisch zugelassen zu werden statt zu einem englischen Studiengang. Der Grund ist einfach: Man muss nach europäischer Gesetzgebung jedem Europäer unabhängig von seiner Herkunft in der EU die gleiche Chance auf Bildung geben wie seinen eigenen Landsleuten.

Außerdem: Die in ➤ Tab. 6.2 aufgelisteten Studiengebühren sind durchschnittliche oder Schätzungswerte – jede Universität hat ihre eigenen Studiengebühren bzw. *tuition fees*.

In ➤ Tab. 6.2 seht ihr die Nationen des EWR, in denen ihr gebührenpflichtig studieren könnt. Dabei gilt grob: **je höher die Studiengebühren, desto niedriger die Aufnahmehürden,** und **je niedriger die Studiengebühren**, desto höher die Konkurrenz, und daher desto **schwerer, einen Studienplatz zu erhalten**.

Tab. 6.2 Gebührenpflichtige Studien in Europa

Nation	Studiengebühren p.a.	Studium auf Englisch?	Studium auf Deutsch?	Aufnahmetest nötig?	HZB wichtig?
Österreich (privat)	20.000	nein	ja	ja	nein
Deutschland (privat)	18.000	ja	ja	ja	ja
Ungarn	16.000	ja	ja	nein	ja
Zypern	16.000	ja	nein	ja	nein
Tschechien	12.500	ja	nein	ja	nein
Estland	12.000	ja	nein	ja	nein
Lettland	10.500	ja	nein	nein	nein
Spanien	10.250	nein	nein	ja	ja
Polen	10.000	ja	nein	ja	nein
Slowakei	9.250	ja	nein	ja	nein
Litauen	9.000	ja	nein	ja	nein
Großbritannien	8.000	ja	nein	ja	ja
Kroatien	7.800	ja	ja	ja	nein

Tab. 6.2 Gebührenpflichtige Studien in Europa (*Forts.*)

Nation	Studiengeb-ühren p.a.	Studium auf Englisch?	Studium auf Deutsch?	Aufnahmetest nötig?	HZB wichtig?
Bulgarien	5.500	ja	nein	ja	nein
Rumänien	3.750	ja	nein	ja	nein
Irland	3.000	ja	nein	ja	nein
Italien	2.000	ja	nein	ja	nein
Niederlande	2.000	ja	nein	ja	nein

Was erwartet mich im Studium?

7 Das Medizinstudium in Deutschland, Österreich und der Schweiz

Sechs Jahre Studium, unzählige Prüfungen und Erfahrungen für das Leben. Das alles und viel mehr gibt es im Medizinstudium zu erfahren.

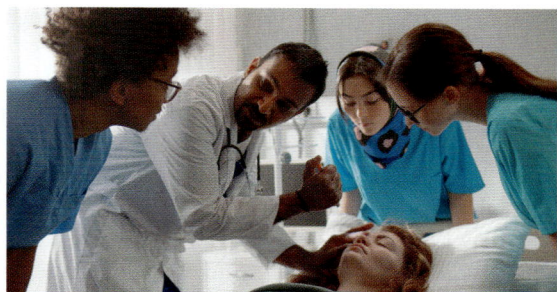

Abb. 7.1 Das Medizinstudium findet nicht (nur) im Vorlesungssaal statt. [J812-035]

Um euch eine objektive Möglichkeit des Abgleichs eurer Werte und Vorstellungen mit dem Absolvieren des Medizinstudiums liefern zu können, werden wir euch im Folgenden einen klar strukturierten Rahmen geben, in dem sich das Studium abspielt.

7.1 Allgemeine Informationen zum Medizinstudium

INFO

Maßgebliche Grundlage für die Ziele, den Aufbau und Inhalt des Studiums der Medizin bildet bundeseinheitlich die Approbationsordnung für Ärzte (ÄApprO).

https://else4.de/fk9

Das klassische Medizinstudium dauert sechs Jahre und gliedert sich zumeist in **drei Abschnitte**:

1. **Vorklinik** (1.–4. Semester; ➤ Tab. 7.1)
   Hier werden den Studierenden naturwissenschaftliches Grundwissen und praktische Fähigkeiten gelehrt, die eine Basis für das Verständnis des menschlichen Organismus in Gesundheit und Krankheit bieten sollen. Wichtige Fächer in diesem Studienabschnitt sind: Biologie, Chemie, Physik, (Mathematik), Psychologie, Physiologie, Biochemie und Anatomie.
2. **Klinik** (5.–10. Semester; ➤ Tab. 7.1)
   In diesem Abschnitt lernen Medizinstudierende die Grundlagen der Krankheits- und Medikamentenlehre (Pathologie und Pharmakologie), werden in allen medizinischen Fachdisziplinen (sowohl theoretisch als auch am Krankenbett) sowie in praktischen Fertigkeiten (Anamnese, körperliche sowie apparative Untersuchungen, Diagnostik, Therapie etc.) unterrichtet.
3. **Praktisches Jahr** (11.–12. Semester; ➤ Tab. 7.1)
   In diesem Abschnitt absolviert man in Kliniken verschiedener Fachbereiche Tertiale oder Quartale an Praktika, die zu den Basisfertigkeiten eines jeden Arztes gehören sollten. So gut wie alle Curricula der Universitäten verlangen von ihren Studierenden zumindest ein Tertial Innere Medizin und ein Tertial Chirurgie. Das letzte Tertial ist meist variabel. Eine der Kliniken, in denen man im praktischen Jahr einen Teil seines Medizinstudiums verbringt, ist oft auch der spätere Arbeitsplatz der Studierenden.

Für gewöhnlich hat man unter dem Semester Prüfungen, sowie am Ende eines Jahres oder Abschnitts zusammenfassende Prüfungen, die geballt eine Menge Kenntnisse testen. In Deutschland nennt man diese Prüfungen Staatsexamina (➤ Kap. 7.2.1), in Österreich sind es SIPs (in Wien) oder KMPs (in Innsbruck) (➤ Kap. 7.3.1).

Darüber hinaus muss man diverse Praktika absolvieren. Zum einen ist da das **Pflegepraktikum** in der Vorklinik, bei dem man als Medizinstudent oder -studentin bei der Pflege in Kliniken aushilft. Die tägliche Arbeit ist geprägt von einfachsten Tätigkeiten wie dem Blutdruck- oder dem Blutzuckermessen, Hygiene, Ernährung und Gespräche mit den Patienten und allgemeiner Beobachtungstätigkeit.

Zum anderen gibt es die **Famulaturen** im klinischen Abschnitt, bei denen man schon mehr Tätigkeiten zugewiesen bekommt als beim Pflegepraktikum, das jedoch auch nicht bezahlt wird. Der Famulus oder die Famula (lat. „Gehilfe", „Diener", „Knecht") ist ein im klinischen Alltag einbezogener Student (bzw. eine Studentin) der Medizin, der/die von Ärzten im Krankenhaus lernen soll. Man kann seine Famulatur im uni-internen Haus absolvieren, oder aber im Ausland Erfahrungen sammeln. Für alle Famulaturen gilt aber, dass die Lernkurve stets von der eigenen Motivation abhängt und man viel gezeigt bekommt, wenn man viel nachfragt. In der Chirurgie darf man meist neben dem Haken halten auch nähen und in der Inneren Medizin unter ärztlicher Aufsicht auch diagnostische Prozeduren durchführen und körperliche wie apparative Untersuchen machen.

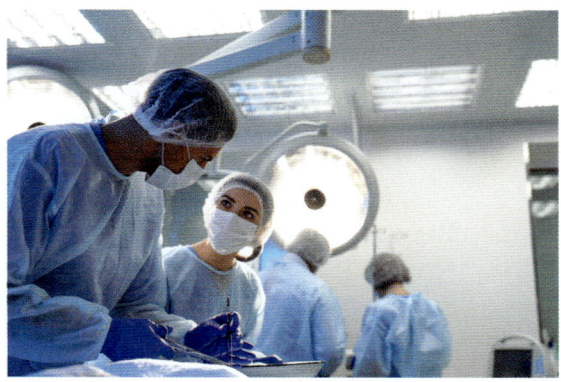

Abb. 7.2 Wer die Famulatur sinnvoll nutzt, kann hier noch einmal viel lernen und wertvolle Erfahrungen sammeln. [J812-036]

In ➤ Tab. 7.1 seht ihr alle Fächer, die es im Medizinstudium im Allgemeinen zu absolvieren gilt.

Tab. 7.1 Fächer des Medizinstudiums

Vorklinik	Klinik	Praktisches Jahr
• Biologie für Mediziner • Chemie für Mediziner • Physik für Mediziner • Mathematik für Mediziner • Anatomie • Physiologie • Biochemie und Molekularbiologie • Histologie • Embryologie • Medizinische Psychologie und Medizinische Soziologie • Medizinische Terminologie • Krankenpflegepraktikum • Wahlfächer	Hauptfächer: • Allgemeinmedizin • Anästhesiologie • Arbeitsmedizin, Sozialmedizin • Augenheilkunde • Chirurgie • Dermatologie, Venerologie • Frauenheilkunde, Geburtshilfe • Hals-Nasen-Ohrenheilkunde • Humangenetik • Hygiene, Mikrobiologie, Virologie • Innere Medizin • Kinderheilkunde • Klinische Chemie, Laboratoriumsdiagnostik • Neurologie • Orthopädie • Pathologie • Pharmakologie, Toxikologie • Psychiatrie und Psychotherapie • Psychosomatische Medizin und Psychotherapie • Rechtsmedizin • Urologie • Wahlfach	• Innere Medizin • Chirurgie • Wahlfach/-fächer

Tab. 7.1 Fächer des Medizinstudiums (*Forts.*)

Vorklinik	Klinik	Praktisches Jahr
	Querschnittsfächer	
	• Epidemiologie, medizinische Biometrie und medizinische Informatik	
	• Geschichte, Theorie, Ethik der Medizin	
	• Gesundheitsökonomie, Gesundheitssystem, Öffentliches Gesundheitswesen	
	• Infektiologie, Immunologie	
	• Klinisch-pathologische Konferenz	
	• Klinische Umweltmedizin	
	• Medizin des Alterns und des alten Menschen	
	• Notfallmedizin	
	• Klinische Pharmakologie/Pharmakotherapie	
	• Prävention, Gesundheitsförderung	
	• Bildgebende Verfahren, Strahlenbehandlung, Strahlenschutz	
	• Rehabilitation, Physikalische Medizin, Naturheilverfahren	
	• Palliativmedizin	
	• Schmerzmedizin	
	Famulatur	

NICE TO KNOW

Früher musste man im Medizinstudium noch Latein lernen: Das ist heute obsolet geworden. Da man in sechs Monaten den jahrelangen schulischen Unterricht, den man für das Latinum erhalten muss, nicht ersetzen kann, hat man das einfach aus dem Lehrplan gestrichen und durch das Fach **Medizinische Terminologie** ersetzt.

PERSÖNLICHE ERFAHRUNGEN

In meinem Medizinstudium musste ich noch eine kleine Lateinprüfung absolvieren, die ungefähr so aussah: Es lief am Wochenende ein Spiel des DFB-Pokals. Am Montag darauf bat uns ein sehr erfahrener Anatomie-Professor in sein Büro und erzählte uns, wie sinnlos es ist, Medizinstudierende Texte von Cicero übersetzen zu lassen. Daraufhin stellte er mir im Rahmen unserer Lateinprüfung folgende Frage: „Bayern oder Stuttgart?" Ich antwortete: „… Stuttgart?" Er wiederum: „Puh, schlecht. Zweier." Meine Studienkollegen erhielten ähnliche Fragen. Nach unserem Gespräch wünschte er uns allen (außer dem Stuttgart-Fan) viel Erfolg im Studium, und die Prüfung war beendet.

7.2 Deutschland

7.2.1 Studiengestaltung

Das Medizinstudium in Deutschland ist durch drei große Staatsexamina geprägt – jeweils eines nach den ersten zwei Jahren (nach der Vorklinik), auch *Physikum* bzw. *1. Staatsexamen/Erster Abschnitt der ärztlichen Prüfung* genannt, eines nach Absolvierung von drei klinischen Jahren im Studium (*2. Staatsexamen/Zweiter Abschnitt der ärztlichen Prüfung*) und eines nach Absolvierung des praktischen Jahres (*3. Staatsexamen/Dritter Abschnitt der ärztlichen Prüfung*).

> **N I C E   T O   K N O W**
> Das 2. Staatsexamen wurde früher landläufig – aufgrund der Stofffülle – auch als *Hammerexamen* bezeichnet.

Die für die Staatsexamina relevanten Fächer könnt ihr ➤ Tab. 7.1 entnehmen.

Bemerkenswerterweise hat Deutschland trotz seiner bundesweiten Zulassungsverfahren und der ebenfalls bundesweiten Staatsexamina drei unterschiedliche Arten von Studiengängen. Seit dem Studienjahr 1999/2000 gibt es zusätzlich zum „normalen" **Regelstudiengang** sogenannte **Reformstudiengänge** und **Modellstudiengänge**. Diese Formen von Studiengängen unterscheiden sich von den Regelstudiengängen grundsätzlich im Aufbau des Studiums. Während die Regelstudiengänge prüfungstechnisch viel mehr auf die Staatsexamina konzentriert sind, wird der Studienablauf in den Modell- und Reformstudiengängen für gewöhnlich modularer gehandhabt und ist oft praxisorientierter.

> **N I C E   T O   K N O W**
> Der Unterschied zwischen Reform- und Modellstudiengängen ist folgender:
> Ein **Modellstudiengang** hat in einer vereinbarten Frist die Möglichkeit, etwas im Medizinstudium auszuprobieren und die vorgegebenen Regeln eines Regelstudiengangs außer Kraft zu setzen (also kein Physikum, PJ in Quartalen etc.). Das gilt aber i. d. R. nur befristet.
> Als **Reformstudiengang** hingegen wird ein Studiengang bezeichnet, der sich in der Art und Weise des Unterrichtens und des Studienaufbaus tatsächlich von dem klassischen Aufbau eines Regelstudiengangs unterscheidet (z. B. an der Universität Bochum).
> Wichtig: Ein Modellstudiengang kann nach der Modellphase zu einem Reformstudiengang werden – oder eben wieder zu einem Regelstudiengang.

Da wir an diesem Punkt nicht auf jeden Studienstandort im Einzelnen eingehen können (das haben wir ja bereits in ➤ Kap. 1.1.3 gemacht), führen wir hier lediglich die Universitäten auf, die einen Modell- bzw. Reformstudiengang Medizin anbieten (➤ Tab. 7.2):

Tab. 7.2 Universitäten in Deutschland, die einen Reform- bzw. Modellstudiengang Medizin anbieten

RWTH Aachen
Universität Augsburg (seit WS 2019/20)
Charité Universitätsmedizin Berlin

Tab. 7.2 Universitäten in Deutschland, die einen Reform- bzw. Modellstudiengang Medizin anbieten (*Forts.*)

Ruhr-Universität Bochum
Universität Bielefeld (seit WS 2021/22)
Medizinische Hochschule Brandenburg Theodor Fontane (privat)
Technische Universität Dresden
Technische Universität Dresden/Chemnitz
Heinrich-Heine-Universität Düsseldorf
Universität Hamburg
Medizinische Hochschule Hannover
Universität zu Köln
Universität Heidelberg/Medizinische Fakultät Mannheim
Carl-von-Ossietzky-Universität Oldenburg
Universität Witten/Herdecke (privat)

7.2.2 Praktika

Das **Pflegepraktikum** in Deutschland muss mit einer Dauer von drei Monaten absolviert werden, die **Famulaturen** mit einer Dauer von vier Monaten. Beide werden in den vorlesungsfreien Zeiten bzw. den Semesterferien absolviert und man erhält dafür keine Vergütung.

INFO

Durch die Lehren der COVID-19-Pandemie wurden Aspekte der Patientensicherheit, des öffentlichen Gesundheitswesens und der Bevölkerungsmedizin in den Fokus gerückt. Diese Themen sollen in Zukunft auch Teil des Medizinstudiums werden. Insbesondere sollen Famulaturen auch im Gesundheitsamt abgeleistet werden können.

INFO

In Zukunft wird das Medizinstudium auch digitaler! Das bedeutet, dass man im Studium mehr Fähigkeiten erlernen bzw. mitbringen muss, die einen befähigen, Wissen aus digitalen Quellen zu extrahieren, zu beurteilen und auch in diese einzuspeisen.

Das **praktische Jahr (PJ)** in Deutschland sind Praktika, aufgeteilt in drei Tertiale (bzw. in Zukunft vier Quartale), in denen man zum ersten Mal als ordentliches Mitglied im Ärzteteam auf Kliniken mitarbeitet. Die Fächer Innere Medizin und Chirurgie sind dabei als zwei der drei Tertiale verpflichtend zu absolvieren, während man sich das Fach des dritten Tertials frei aussuchen kann. Das PJ wird entweder nicht oder nur sehr schlecht bezahlt (Stand: Oktober 2021).

INFO

Ab Herbst 2025 sollen aus Tertialen Quartale von je zwölf Wochen werden. Pflicht sollen weiterhin die Innere Medizin und die Chirurgie sein. Ergänzend sollen zwei Wahlquartale in anderen klinisch-praktischen Fachgebieten von den Studierenden absolviert werden, wobei mindestens eines davon im ambulanten vertragsärztlichen Bereich angesiedelt sein muss. Im abschließenden 3. Staatsexamen soll dann die Allgemeinmedizin obligatorisches Prüfungsfach sein.

7.3 Österreich

7.3.1 Studiengestaltung

Das Medizinstudium in Österreich wird je nach Studienstandort unterschiedlich gestaltet, nämlich entweder als **Diplomstudiengang** (in Graz, Innsbruck, Wien) oder als **Bachelor-/Master-Studiengang Humanmedizin** (in Linz)

Je nach Studienform ist es dann notwendig, wissenschaftliche Arbeiten in Form von Bachelor-, Master- oder Diplomarbeiten für den erfolgreichen Abschluss seines Medizinstudiums zu verfassen.

Außerdem unterscheiden sich die Standorte durch verschiedenartige Unterteilungen des Studiums in Module und durch verschiedene Formen der Prüfungen:

In **Graz** (sowie teilweise auch in **Linz**) ist das gesamte Studium modular aufgebaut – man hat also alle fünf bis acht Wochen eine Prüfung über das gesamte Jahr verteilt. In Graz werden die Studierenden kontinuierlich im Studium alle fünf bis acht Wochen durch sogenannte Modulprüfungen (PM = Pflichtmodul) examiniert. Dabei ist die größte Feuertaufe für die Studierenden der Medizinischen Universität Graz – neben den Anatomie-Testaten früher (vor 2020) – mit Sicherheit das berühmt-berüchtigte Pathosemester (4. Semester).

Des Weiteren gibt es in **Wien** jährlich sogenannte *summative integrierte Prüfungen* (SIPs), die den Stoff eines ganzen Jahres abprüfen. Ähnlich wie in Innsbruck liegt auch in Wien der Fokus auf den alljährlich stattfindenden SIPs. Es heißt dabei oft, dass in Wien die SIP 1 und der Block 9 (Pharmakologie) am schwersten zu bestehen seien.

In **Innsbruck** heißen die jährlichen Prüfungen seit 2014 *kumulative Modulprüfung* (KMP), wobei die ersten beiden halbjährlich, die restlichen KMPs jährlich stattfinden. Neben den KMPs haben die Innsbrucker aber ebenfalls einen modularen Aufbau im Studium. Die schwersten Prüfungen im Innsbrucker Medizinstudium sind dabei wohl, neben den Anatomie-Testaten, die ersten beiden KMPs.

In **Linz** hat man neben den Modulen ebenfalls noch jährlich eine abschließende Gesamtprüfung.

7.3.2 Praktika

Das **Pflegepraktikum** in Österreich ist weitaus kürzer als in Deutschland. Hier muss man mit einer Dauer von ein bis zwei Wochen rechnen. Die **Famulaturen** sind meist auch kürzer: in Graz muss man z.B. insgesamt 12 Wochen Famulaturen absolvieren. Beide Praktika werden in den vorlesungsfreien Zeiten bzw. den Semesterferien absolviert und werden nicht bezahlt (außer in Vorarlberg).

Das praktische Jahr in Österreich heißt **klinisch-praktisches Jahr (KPJ)**. Es wird in drei Tertiale aufgeteilt, in denen man zum ersten Mal als ordentliches Mitglied im Ärzteteam auf Kliniken mitarbeitet. Die Fächer Innere Medizin und Chirurgie sind dabei als zwei der drei Tertiale verpflichtend zu absolvieren, während man sich das Fach des dritten Tertials frei aussuchen kann. Das KPJ wird in Österreich einheitlich mit 650 € bezahlt (Stand: Ende 2021).

7.4 Schweiz

7.4.1 Studiengestaltung

Die Schweiz als Studienort für das Fach Medizin ist eine gute Wahl, weil hier trotz der geringen Größe des Landes exzellente universitäre Bildung gewährleistet ist. Allein das ETH Zürich ist jährlich stets in den Top 20 der besten Universitäten der Welt vertreten.

Außerdem sind die vier Landessprachen (Deutsch, Französisch, Italienisch und Rätoromanisch) ein Garant für ein erlebnisreiches Campusleben mit vielen internationalen Bekanntschaften und Weiterbildungsmöglichkeiten auch außerhalb des Studiums.

Im Gegensatz zu Deutschland und Österreich ist das Studium der Medizin in der Schweiz vollkommen an die Bologna-Reform angepasst und wird per **Bachelor-/Master-Studiengang** abgeschlossen. Das bedeutet auch, dass man innerhalb des Studiums sowohl eine Bachelor- als auch eine Master-Arbeit verfassen muss (wie in Linz; ➤ Kap. 7.3.1). Das Medizinstudium in der Schweiz dauert sechs Jahre. Nach Abschluss dieser sechs Jahre müssen die Studierenden die **Eidgenössische Prüfung Humanmedizin** ablegen.

7.4.2 Praktika

Das Pflegepraktikum bzw. **Häfelipraktikum** in der Schweiz dauert vier Wochen und wird gut bezahlt. Die Famulatur heißt hier **Unterassistenz** und man erhält ebenfalls eine angemessene Vergütung. Beide Praktika werden in den vorlesungsfreien Zeiten bzw. den Semesterferien absolviert.

Das praktische Jahr in der Schweiz nennt man **Wahlstudienjahr** und es wird im 5. Jahr statt im 6. Jahr absolviert. Es ist geprägt von den Unterassistenzen, die man sich beliebig in einer bestimmten Zeitspanne zusammenwürfeln kann – es wird jedoch Innere Medizin und Chirurgie empfohlen. Das Wahlstudienjahr wird in der Schweiz mit monatlich ca. 900 € (1000 CHF) vergütet (Stand: Ende 2021).

8 Das Medizinstudium in Europa

Wer in Europa Medizin studiert, kann sich seine universitäre Ausbildung innerhalb des europäischen Wirtschaftsraumes (EWR) inklusive der Nationen Island, Norwegen und Liechtenstein anerkennen lassen.

INFO

Einfaches Beispiel: Ihr hattet in der Schule nie Probleme mit Französisch, weshalb ihr vonseiten der Zulassung den einfachen Weg geht und euch z.B. in Straßburg für Medizin einschreibt (ohne Aufnahmetest, ohne Numerus clausus). Dann studiert ihr dort sechs Jahre Medizin, macht euren Abschluss, kommt zurück nach Deutschland und beantragt eure Approbation im jeweiligen Bundesland. Solange ihr der deutschen Sprache mächtig seid, wird es in keinem Bundesland, weder in Deutschland noch in Österreich oder der deutschsprachigen Schweiz ein Problem geben, eure Ausbildung anerkennen zu lassen.

8.1 Wert von Medizinstudien je nach Studienstandort

Noch vor ein paar Jahren war die Semmelweis-Universität in Budapest **die** Adresse für Abiturienten, die kein Einserabitur hatten. Wenn man dann noch besonders informiert war, konnte man sich auch in Pécs oder Szeged quasi direkt einschreiben. Diese Zahlungsbereitschaft der Deutschen und Österreicher hat sich dementsprechend auch in der osteuropäischen Unilandschaft herumgesprochen, weshalb in den letzten 10 bis 15 Jahren eine enorme Menge an Universitäten angefangen haben, englische, aber auch zum Teil deutsche und französische Studiengänge für Medizin anzubieten.

Bürger Mitteleuropas tendieren oft dazu, die Universitäten in Osteuropa und in den Balkan-Ländern als qualitativ schlecht zu beurteilen. Daran mag zwar etwas dran sein, da die Universitäten in einschlägigen Zeitschriften oft schlechter bewertet sind als mitteleuropäische oder amerikanische. Natürlich ist auch die University of Cambridge eine andere Hausnummer als die Universität in Cluj. Jedoch ist die Spannweite der Leistungen eines jeden Mediziners viel mehr von seiner eigenen Motivation und seiner Bereitschaft abhängig, auch über das Curriculum hinausgehende Leistungen zu erbringen und sich weiter fortzubilden. Wenn der Durchschnitt der Studierenden in Deutschland oder Großbritannien auch besser sein mag, sagt das relativ wenig über den Einzelnen aus. Ihr könnt trotzdem ein herausragender Arzt, eine herausragende Ärztin werden, auch wenn ihr nicht in Heidelberg studiert oder nicht über die Abiturbestenquote, sondern in Budapest einen Studienplatz erhaltet. Es liegt allein an euch und an der Arbeit, die ihr gewillt seid, für dieses Ziel zu leisten.

8.2 Festival für Mediziner

Zu guter Letzt noch ein schöner Ausblick auf eine außerlehrplanmäßige Aktivität, die in den letzten rund 20 Jahren einen enormen Aufschwung erlebt hat und von vielen Medizinstudierenden geliebt wird: die MediMeisterschaften, das alljährliche Festival für Mediziner, veranstaltet von der MediMeisterschaften GmbH & Co. KG.

Jedes Jahr treffen sich Abertausende Studierende der Medizin zu einem gemeinsamen Festival, zuletzt auf einem alten, verlassenen UdSSR-Militärflughafen in der kleinen Stadt Obermehler in Thüringen. Es sind alle deutschen, österreichischen und schweizerischen Universitäten vertreten, genauso wie viele ausländische Unis, allen voran diejenigen, auf denen deutschsprachige Mediziner studieren. Dieses nur für Mediziner zugängliche Festival wird unter dem Motto *#nurliebe* veranstaltet. Es gilt als Europas größtes Amateur-Fußballturnier, wobei neben Fußball auch andere „Sportveranstaltungen" stattfinden (allen voran Flunkyball-Turniere). Darüber hinaus werden unter jährlich wechselnden kreativen Mottos Songs und ganze Shows hervorgebracht, von denen es manche sogar ins Radio bzw. die Charts schaffen (eine kleine Recherche zu „Medicopter Mainz17" wird an dieser Stelle empfohlen).

Alles in allem also eine schöne Pause von dem großartigen, aber auch sehr anspruchsvollen Studium, das euch erwartet!

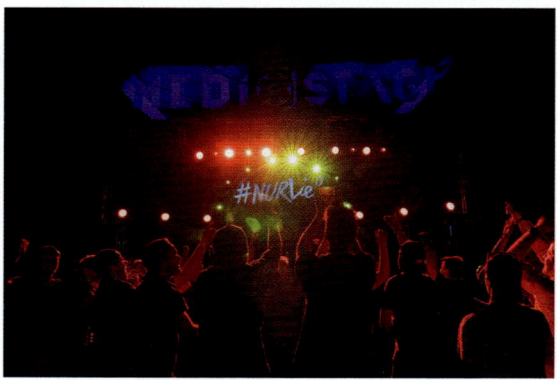

Abb. 8.1 Die Medimeisterschaften – das großartige Festival nur für Mediziner [W1160]

Über das Arztsein

IV

9 Wissenschaftlicher Fortschritt und Erkenntnisgewinn – die Naturwissenschaftliche Methode

„Anfang und Ende der Dinge werden dem Menschen immer ein Geheimnis bleiben. Er ist gleichermaßen unfähig, das Nichts zu sehen, dem er entrissen wurde, wie die Unendlichkeit zu erkennen, die ihn verschlingen wird."

Blaise Pascal (1623–1663), frz. Mathematiker, Physiker, Literat und christlicher Philosoph

Man möge sich einen unendlich großen Raum vorstellen, an dessen unendlich langen Wänden alles geschrieben steht, was ist, alle Geheimnisse der Welt. Mit der Entwicklung des Gehirns und damit des Drangs, die Welt um ihn herum verstehen zu wollen, hat der Mensch diesen Raum in völliger Finsternis betreten, und finster würde es bleiben, wären da nicht die Wissenschaften und menschlichen Geistesleistungen unter Führung eines wachen, klaren und vernünftigen Verstandes. Auch wenn der Mensch vielleicht nie in der Lage sein wird, das Licht in dem Raum anzuschalten, um alles, was ist, in seiner Gesamtheit zu erfassen, so gleichen seine Werkzeuge doch dem Lichtstrahl einer Taschenlampe, der den fragenden Menschen aus der Dunkelheit reißt. Er kann einen nur immer sehr kleinen Ausschnitt der Wirklichkeit betrachten, indem er den Strahl die unendlichen Wände entlangwandern lässt und sich so mühselig das größere Bild zusammensetzen muss. Dieses Unterfangen mag töricht und aussichtslos erscheinen, dennoch ist es die mächtigste Waffe, die uns im Kampf gegen die Dunkelheit gegeben wurde. Es ist außerdem die einzig sinnvolle Waffe, die wir Panikmache, Unglück, Irrationalität, Angst und den Widrigkeiten des Lebens entgegenzusetzen haben.

9.1 Grundlagen

Sehen wir uns als Menschen mit der Welt, die nicht unsere eigene, innere ist, konfrontiert –und in dieser Lage befinden wir uns vom Moment unserer Geburt an zwangsläufig – nehmen wir eine Abgrenzung unserer Umwelt von dem, was wir als Selbst bezeichnen, vor. Philosophisch wie auch naturwissenschaftlich gesehen mag diese Abgrenzung genauso sinnvoll sein, wie sie es nicht sein mag. Natürlich besitzt jeder von uns sein „eigenes" Bewusstsein und seinen eigenen Körper, beides lässt sich klar gegen den Rest der uns umgebenden Welt abgrenzen. Wir sind jedoch unter beiden Betrachtungsweisen auch Teil eines größeren Ganzen, so sind wir beispielsweise aus Sicht der „Anderen" Teil ebendieser „Anderen", gegen die wir unsere Abgrenzung vornehmen, wie wir auch Teil dessen sind, was wir als „Natur" bezeichnen. Es ergeben sich in direkter Konsequenz zwei Fragen aus dieser fühlbaren Abgrenzung der eigenen Welt gegenüber der uns umgebenden:

Wie ist die Welt aufgebaut?

Dies ist die Frage nach der Beschaffenheit der Welt um uns herum und unsere Beziehung zu dieser. Wie ist sie entstanden, warum zeigt sie sich uns in der vorliegenden Gestalt?

Wie soll ich mich in der Welt manövrieren?

Diese Frage zielt auf das „richtige" Handeln ab und umfasst hierbei mehr Aspekte als den rein naturwissenschaftlichen. Bei ihrer Beantwortung spielen beispielsweise Dinge wie Philosophie, Ethik und Moral, Kultur, Religion u.v.m. eine Rolle. Die Grundlage für diese weiterführende Frage wird durch die vorherige geschaffen. Eine sinnvolle Beantwortung dieser ohne grundlegendes Verständnis für die erste kann nicht geschehen.

Kurz gesagt stellen die Naturwissenschaften einen Versuch der Beantwortung der ersten Frage dar, beschäftigen sich also mit dem Verständnis der Natur, wohingegen die Beantwortung der zweiten, vereinfachend gesagt, das Metier der Geisteswissenschaften ist. Klar abgegrenzt sind natürlich auch diese nicht, die Übergänge sind fließend.

Mit der Entwicklung des modernen Menschen, seines Bewusstseins und seines Verstandes ging eine Loslösung von den vergleichsweise „starren" Handlungsmustern einer instinktgesteuerten Handlungsweise einher, hin zu einer, die die **Freiheit des Handelns** erlaubt. Diese Entwicklung und neu entwickelte Fähigkeit des Menschen stellt ihn gleichzeitig aber auch vor ein Problem: Für sinnvolles, zielgerichtetes Handeln ist es nun nicht mehr ausreichend, instinktgesteuert auf Reize der Umwelt zu reagieren, sondern es erfordert das Sammeln von **Informationen**, bei deren Analyse und Zusammenschau in Abhängigkeit verschiedenster Faktoren eine Entscheidung zu einer bestimmten Handlungsweise stehen muss. Diese kann **situativer** (Bedürfnisbefriedigung, Impulse) oder interessanterweise auch **übergeordneter, längerfristig** angelegter Natur (Prinzipien, Werte, Moral) sein.

Diese Art der Entscheidungsfindung setzt eine Basis an Informationen voraus, auf deren Grundlage die dann folgende Entscheidung getroffen werden kann, ja sogar muss. Folglich ergibt sich eine **Notwendigkeit zum Wissen und zur Erkenntnis**, wenn der Mensch denn handlungsfähig bleiben möchte. Hier wird auch deutlich, warum die oben erstgenannte Frage die Grundlage für die zweite bildet: Ohne hinreichendes Wissen um die Welt um sich herum kann der Mensch gar nicht in der Lage sein, sinnvolle Entscheidungen zu treffen.

Der nächste Schritt überträgt diese Sichtweise vom Individuum auf den Zusammenschluss vieler Menschen (z. B. Gesellschaften): Was im Kleinen für den einzelnen Menschen gilt, verliert seine Gültigkeit im größeren Maßstab nicht, sondern ist ganz im Gegenteil hier von fast noch größerer Bedeutung. Auch Gesellschaften können sich nur auf der Basis von Wissen und Erkenntnis sinnvoll und im Sinne aller Beteiligten manövrieren. Dies setzt eine **Institutionalisierung** des Erkenntnisgewinns voraus und nichts anderes bezeichnen wir heute als „Wissenschaften".

Wie wir oben beim Wesen der Frage schon festgestellt hatten, ist die Beschäftigung mit der Frage oftmals schon Teil der Antwort selbst. Gleiches gilt in besonderem Maße für die Naturwissenschaften: Sie finden keine abschließend gültigen Lösungen, sondern gleichen in ihrem Aufbau eher einem Prozess, weshalb es treffender erscheinen mag, von der **naturwissenschaftlichen Methode** zu sprechen. Diese Methode folgt einigen Grundprinzipien, die wir im Folgenden kurz erörtern wollen.

9.2 Grundprinzipien

Eine Aussage, die Anspruch darauf erhebt, eine Erklärung zu sein und sich damit von einer bloßen Meinung zu unterscheiden, muss diesen Anspruch verteidigen und rechtfertigen können. Hierbei muss die Qualität der Aussage selbst, wie auch die Argumentation bei der Rechtfertigung des Anspruchs gleichermaßen hohen Ansprüchen genügen. Umgesetzt wird diese Prüfung durch das Anlegen bestimmter Kriterien, deren Ziel es ist, bloße Aussagen von echten Theorien mit wissenschaftlichem Anspruch zu unterscheiden.

Falsifizierbarkeit und das *Experimentum crucis*

Der Philosoph **Karl Popper** machte sich auf dem Gebiet der Wissenschafts- und Erkenntnistheorie einige Gedanken und begründete in der Folge den sog. **Kritischen Rationalismus**. Ein Kernbestandteil dieser philosophischen Denkrichtung ist die Annahme, dass jegliche vom Menschen aufgestellten naturwissenschaftlichen Theorien **grundsätzlich nicht beweisbar** seien, da der Mensch in seiner Erkenntnis durch die Wahrnehmung begrenzt sei. Jede wissenschaftliche Tätigkeit solle also dazu dienen, die aufgestellten Theorien zu überprüfen und Fehler zu beseitigen, um eine möglichst gute Theorie zu schaffen, die die Wahrheit möglichst gut abbildet. Dies setzt natürlich voraus, dass die aufgestellte und zu überprüfende Theorie überhaupt einmal falsifizierbar ist, d.h. dass sie es erlaubt, widerlegt werden zu können.

„Insofern sich die Sätze einer Wissenschaft auf die Wirklichkeit beziehen, müssen sie falsifizierbar sein, und insofern sie nicht falsifizierbar sind, beziehen sie sich nicht auf die Wirklichkeit",
und

„Ein empirisch-wissenschaftliches System muss an der Erfahrung scheitern können",
so Karl Popper in seinem Werk *Logik der Forschung.*
Dies bedeutet in der konkreten Konsequenz die Einführung des Werkzeugs des **Experiments** (➤ Kap. 10.4). Eine Theorie muss so formuliert sein, dass sie Aussagen und Vorhersagen trifft, die in einem Experiment überprüft werden können und müssen. Bestätigt das Experiment die getroffenen Aussagen, gilt sie jedoch nicht als *wahr*, sondern lediglich als (bisher!) *nicht falsch*. Der Ausgang des *Experimentum crucis* (lat. „Kreuzversuch", das entscheidende Experiment) führt eine endgültige Entscheidung über die Aussagen einer Theorie herbei.

NICE TO KNOW

Ein Beispiel hierfür ist **Einsteins Relativitätstheorie**: Aus der von ihm erstmals postulierten Relativität der Zeit und der Krümmung der Raumzeit ergeben sich einige Vorhersagen (z.B. die Existenz von schwarzen Löchern oder das unterschiedliche Voranschreiten der Zeit in relativ zueinander bewegten Bezugssystemen), die in beeindruckender Zahl mit unglaublicher Genauigkeit überprüft und bestätigt worden sind. So würde beispielsweise das GPS (*Global Positioning System*) ohne die Einberechnung der Effekte der Relativität nicht funktionieren. All dies schließt allerdings nicht aus, dass es nicht doch ein Experimentum crucis gibt, das die bisherigen Annahmen der Theorie widerlegt, da sie ja falsifizierbar ist.

AUFGEPASST!

Der Begriff der **Falsifizierbarkeit** wird euch mit hoher Wahrscheinlichkeit noch öfter begegnen. Sie ist außerdem auch ein Kriterium für die Güte einer Theorie. Ist eine Theorie nicht falsifizierbar, ist sie höchstwahrscheinlich keine gute. Behaltet dies beim Lesen wissenschaftlicher Literatur immer im Hinterkopf!

Wissenschaftliche Überprüfbarkeit und Vorhersagen

Eine aufgestellte Theorie muss sich also innerhalb der Sphäre der **wissenschaftlichen Überprüfbarkeit** befinden, darf sich dieser somit nicht entziehen oder außerhalb dieser formuliert sein. Sie muss sich mit den gängigen **Werkzeugen der Wissenschaft** überprüfen lassen, um ihren Anspruch verteidigen zu können. Hierzu gehört auch, dass eine These **vor** ihrer Überprüfung formuliert wird und nicht hinterher passend zu den Ergebnissen des Experiments. Voraussetzung für die Überprüfbarkeit ist auch, dass die Theorie **Vorhersagen** macht, die sich aus ihr ableiten und die dann überprüft werden können.

Ein Beispiel für eine These, die diesem Kriterium nicht gerecht wird, wäre: „Hinter jedem Menschen befindet sich zu jeder Zeit ein undetektierbarer rosa Elefant, der von der Weltregierung dazu eingesetzt wird, das Verhalten der Menschen zu kontrollieren." Eines der Stichworte in diesem Satz (neben einigen anderen, die alle Alarmglocken schrillen lassen sollten) ist „undetektierbar". Hierdurch wird eine Distanz zwischen Erklärung und Wissenschaft geschaffen, indem die Aussage außerhalb der Reichweite einer Überprüfung gestellt wird.

NICE TO KNOW

Dies ist übrigens auch ein Merkmal von **Verschwörungstheorien** und **Pseudowissenschaften** (beispielsweise Homöopathie): Es wird eine Erklärung geliefert, die im Nachhinein ähnlich wie bei einer Gedichtinterpretation „passend gemacht" wird und eine scheinbar wahre und einfache Lösung für ein komplexes Problem liefert. Die dahingehend aufgestellten „Theorien" entziehen sich allerdings oft einer Überprüfbarkeit oder ignorieren die Ergebnisse der Überprüfung und können daher keinen Anspruch auf Annäherung an die Wahrheit erheben.

Neutralität und Objektivität

Die **Objektivität** an sich stellt ein Ideal der Philosophie und der Wissenschaften dar. Man geht davon aus, dass eine vollkommene Objektivität, die unabhängig von der Betrachtung des Einzelnen ist, nicht erreicht werden kann, selbst wenn sie existieren würde. Da jede Sichtweise also **subjektiv** zu sein scheint, müssen in diesem Fall die wissenschaftlichen Erkenntnisse mit Hilfe von gewissen Standards und Methoden soweit es geht objektiviert werden. Diese dienen also als eine Art **Sicherheitsmechanismus**, um die Validität von Aussagen und ultimativ auch der gesamten Wissenschaft zu wahren.

Hierbei kann eine ganze Liste an **Verzerrungseffekten** vorliegen, die das Bild einer größtmöglichen Objektivität trüben. Diesen unterliegt nicht nur die Wissenschaft als übergeordnetes Konzept selbst, sondern vor allem auch der einzelne Wissenschaftler an sich. Der Wissenschaftler sollte sich dem **objektiven Erkenntnisgewinn** verpflichtet fühlen, der unabhängig von seinen Erwartungen und Gefühlen stattfinden muss. Da Menschen oft genug irrationale Wesen sind und auch Einflüssen unterliegen, derer sie sich nicht immer bewusst sind, gilt es daher, Methoden zu etablieren, die diesen Einflüssen entgegenwirken und eine **Standardisierung** zu schaffen imstande sind. Ein gutes Beispiel für einen solchen Sicherheitsmechanismus stellt der **„Goldstandard"** von wissenschaftlichen (klinischen) Studien dar: **Doppelblind, randomisiert, kontrolliert.**

Einordnung der Erkenntnisse und Deduktion vs. Induktion

Wissenschaftliche Erkenntnisse durch Experimente beleuchten immer nur einen Teilaspekt einer übergeordneten, größeren Theorie. Diese müssen daher in ein **Gesamtbild** eingeordnet werden, um sinnvoll verstanden werden zu können. Hier kommt der Begriff der **Deduktion** ins Spiel, der eine Ableitung des Besonderen vom Allgemeinen beschreibt, also einen „Schluss vom Allgemeinen auf das Besondere", wie es schon bei Aristoteles heißt. Kurz gesagt werden also aus der Theorie Vorhersagen abgeleitet, die dann empirisch überprüft werden können (➤ Abb. 9.1).

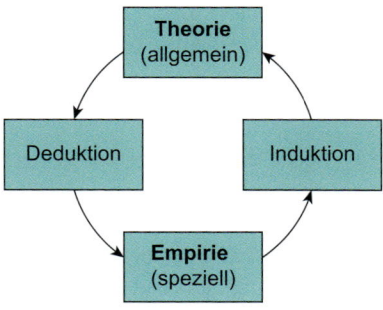

Abb. 9.1 Deduktion und Induktion [L231]

Das Gegenstück zur Deduktion ist die **Induktion**, die den umgekehrten Fall beschreibt: Hier wird vom Besonderen auf das Allgemeine geschlossen, also beispielsweise eine Theorie aus empirischen Beobachtungen formuliert. Die Notwendigkeit des Nebeneinander von Deduktion und Induktion wurde prominent vom bereits erwähnten Karl Popper bezweifelt. Sein kritischer Rationalismus sieht die Induktion und ihre Regeln bestenfalls als Annäherung zum Finden einer allgemein gültigen Hypothese oder Theorie. Dies habe seiner Ansicht nach zur Folge, dass alle wissenschaftlich gezogenen Schlüsse **rein deduktiv** seien, auch Schlüsse vom Besonderen auf das Allgemeine, da sie dem Prinzip der Falsifizierbarkeit unterliegen. Kurz soll deshalb hier noch die grundlegende Art und Weise des wissenschaftlichen Schlusses im Kritischen Rationalismus Erwähnung finden: Der sog. *modus tollens* (lat. „Modus des Aufhebens") ist eine Regel in der Logik, die bei einer gegebenen Prämisse (Aus A folgt B) durch das „Aufheben" eines Satzes (Verneinung von B) den anderen Satz ebenfalls aufhebt (Verneinung von A).

Beispiel:

- Aus A folgt B:
  Wenn die Sonne scheint, produziert die Photovoltaikanlage Strom.
- Verneinung von B:
  Die Photovoltaikanlage produziert keinen Strom. (Beobachtung)
- Verneinung von A:
  Die Sonne scheint nicht. (Folgerung)

Konkret: Stellt A eine wissenschaftliche Theorie dar, so sei B eine überprüfbare Beobachtung dieser Theorie. Wird ein Experiment durchgeführt, das B überprüft und nicht bestätigt, so muss A ebenfalls verworfen werden. Es wird so zwar vom Besonderen auf das Allgemeine geschlossen, allerdings auf eine deduktive Art und Weise.

Sinn der Wissenschaft und Abgrenzung zur Technik

Ultimativ liegt der „Sinn" der Wissenschaft und ihrer Methode wohl schon in einem der Kerngedanken der Aufklärung: Durch **Benutzen des Verstandes** können das Leben des Einzelnen und die Lebensumstände für alle Menschen verbessert werden. Allerdings ist Wissenschaft **kein Mittel zum Zweck** (z. B. Erreichen persönlicher Ziele), sondern das Ziel an sich. Der Erkenntnisgewinn genügt sich innerhalb der (Grundlagen-) Wissenschaften zunächst selbst. Weiterführend gedacht lassen sich hiervon Technik, Technologie und Ingenieurswissenschaften abgrenzen, die sozusagen die gezielte **Anwendung der Wissenschaft** darstellen, die Begrifflichkeiten wie Profit, Vorteil, Ziel, Zweck oder Leistung einführen.

Lehre

Ein Aspekt, dem leider gerade heutzutage und in unseren Breiten **viel zu wenig Beachtung** geschenkt wird, ist die **Lehre**. Gute Lehre ist ein elementarer Bestandteil des (wissenschaftlichen) Fortschritts, da hier die Weitergabe des bereits kollektiv erworbenen Wissens an die Folgegeneration geschieht. Dies verhindert, dass jede Generation wieder bei Null anfängt, und legt außerdem die Grundlage für auf den bisherigen Erkenntnissen basierenden Fortschritt. Je solider diese Grundlage durch die Lehre aufgebaut wird, desto besser kann darauf aufgebaut werden. Im Lichte der Ziele und Prinzipien der Wissenschaften sollte die Lehre also eben nicht den gleichen gnadenlos ökonomisierten und mit unmenschlichen „Leistungsparametern" versehenen Einflüssen unterliegen wie beispielsweise die Wirtschaft. Dies beinhaltet auch die Bildung des Einzelnen: Nur wem die Möglichkeit gegeben wird, sich als mündiger Bürger selbst zu bilden und allumfassend frei als Mensch zu entwickeln, kann einen sinnvollen Beitrag zum konstanten Prozess der Veränderung in der Welt leisten, da dies das Benutzen des eigenen, kritischen Verstandes voraussetzt, der ein Denken in größeren Zusammenhängen überhaupt erst möglich macht.

Warum das Ganze?

Warum Wissenschaften? Warum Medizin? Weil sie Bemerkenswertes vermögen, nämlich das Leben der Menschen und unser aller Zusammenleben besser zu machen. Der Verstand ermöglicht es dem Menschen, an Orte zu gehen und Welten zu erschaffen, die sein Körper nie erreicht hat und sie nie erreichen wird. Dies ist höchst erstaunlich. Es gilt daher, Menschen von der Großartigkeit dieser Idee zu überzeugen und sie zu inspirieren, das Feuer in ihnen zu entfachen und sie dazu anzuhalten, immer fragend durch die Welt zu gehen, ihrer Leidenschaft zu folgen und die Fähigkeit, von etwas fasziniert sein zu können, nicht zu verlieren.

10 Die Geschichte der Medizin

Eine der hauptsächlichen und wichtigsten Funktionen von **Erinnerung** ist, dass das sich erinnernde Subjekt dazu befähigt wird, in der Vergangenheit gemachte Erfahrungen und gesammelte Informationen zusammenzuführen, zu strukturieren und in einen übergeordneten Kontext zu integrieren, um aus diesem neu geschaffenen Rahmen der Wirklichkeit für die Zukunft zu lernen. Nur auf diese Weise ist **sinnvoller Fortschritt**, also eine Entwicklung auf dem Boden des bisherigen Erfahrungsschatzes möglich. Hinzu kommt, dass ein diesem Prozess inhärenter, sinnvoller Nebeneffekt darin besteht, dass auf dem Weg gemachte, dem Ziel einer Verbesserung der momentanen Situation nicht dienliche Fehler im Idealfall nicht wiederholt werden, diese Fehler also als solche erkannt und vermieden werden können.

Wenn man nun also wissen möchte, wohin man geht, warum genau man einen Weg eingeschlagen hat und dazu noch die Wiederholung der in der Vergangenheit gemachten Fehler vermeiden möchte, muss man wissen, woher man kommt. Auch hier stellt die Medizin keine Ausnahme dar, weshalb wir zunächst einen Rückblick in die Vergangenheit wagen wollen, um herauszufinden, woher wir kommen. In Zusammenschau mit dem vorangegangenen Kapitel wollen wir dies auch unter Gesichtspunkten der Wissenschaftlichkeit der Medizingeschichte tun (➤ Abb. 10.1).

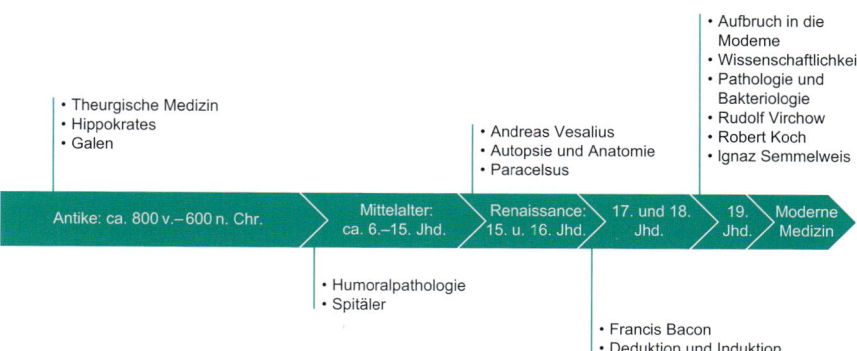

Abb. 10.1 Die Medizingeschichte im Überblick [L231]

AUFGEPASST!

Es sei noch erwähnt, dass das folgende Kapitel keinesfalls eine vollständige Aufarbeitung der gesamten Geschichte der Medizin darstellen soll, dies wäre in diesem Rahmen nicht möglich und auch nicht sinnvoll. Es sollen stattdessen einige Grundelemente herausgegriffen und übersichtlich behandelt werden.

10.1 Die Medizin der Antike (ca. 800 v. Chr. bis 600 n. Chr.)

Wir wollen unseren Streifzug durch die Geschichte der Medizin in der Antike beginnen, deren Medizin in gewisser Weise die erste greifbare Grundlage für die moderne Medizin darstellt. Natürlich gab es schon früher andere, ältere Heilpraktiken und -kulte, die aber meist als **magisch** oder **animistisch-dämonisch** beschrieben werden können und damit scharf von den im Folgenden vorgestellten Medizinkonzepten abzugrenzen sind.

Theurgische Medizin und Asklepios-Kult (7.–5. Jh. v. Chr.)

Der **theurgischen Medizin** unterliegt ein radikal anderes Krankheitskonzept als das, welches wir heute kennen. Sie benennt keine rational erklärbaren und erfassbaren Ursache-Wirkung-Beziehungen, sondern steht unter der Annahme, dass Krankheit und Gesundheit des Menschen einem **göttlichen Einfluss** unterliegen. Wie die Krankheit entzieht sich auch die Heilung somit dem unmittelbaren Einflussbereich des Menschen (und damit dem des Arztes) und muss im Sinne eines göttlichen Heilhandelns der Sphäre des Göttlichen zugerechnet werden, auf das der Mensch keinen direkten Einfluss hat. Der **Priesterarzt** ist durch kultische Handlungen an gottgeweihten Stätten, meist **Tempeln**, als Vermittler zwischen der göttlichen und der menschlich-irdischen Sphäre tätig.

Die in der griechischen Antike wichtigste Ausprägung des theurgischen Medizinkonzeptes findet sich im **Asklepios-Kult.** Ursprung dieses Heilkultes ist die mythologische Figur des Heilgottes Asklepios, Sohn des Apolls und der sterblichen Koronis.

Die Ausübung des Kultes war an geweihte Stätten gebunden, über 200 Heilzentren, die über das ganze antike Griechenland verteilt waren. Deren Ruinen sind beispielsweise in Epidauros, Knidos (heute Türkei) und Kyrene (heute Libyen), auf Kos und Rhodos zu finden. An diesen Orten befanden sich große Tempelanlagen, sogenannte **Asklepieien**, die ebenjenem Heilgott Asklepios geweiht waren (➤ Abb. 10.2).

Die Bestandteile des Kultes und damit der Medizin und ihrer Heilversuche waren im Wesentlichen:

- **Anamnese:** Der kultische, komplexe Prozess, der in den Tempeln vollzogen wurde, wurde mit einer ausführlichen Anamnese der Krankheit des gläubigen Heilsuchenden begonnen.
- **Bäder, Opfergaben und Gebete:** Auf die ausführliche Anamnese folgten erste Behandlungen, wie zum Beispiel Bäder oder Salbungen. Begleitet wurde dieser Schritt von Opfergaben und Gebeten an den Heilgott Asklepios und seine ebenfalls heilenden Gottkinder.
- **Heilschlaf:** Das eigentliche Herzstück des gesamten Prozesses stellte der heilende Tempelschlaf dar, die sog. *enkoimesis* oder *incubatio*, für den die Asklepieien mit besonderen Liegehallen ausgestattet waren. Während dieses Schlafs sollen die Götter die Heilung vollzogen und in Traumorakeln medizinische Ratschläge erteilt haben. Je nach Schwere der Krankheit konnte sich der Aufenthalt in den Liegehallen des Tempels über Monate hinweg erstrecken.

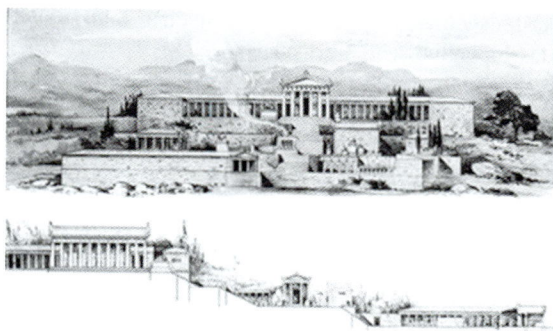

Abb. 10.2 Das Asklepieion von Kos
[X381-004]

- **Träume und Deutungen:** Nach dem Tempelschlaf wurden die Träume und Orakelsprüche, über die der Heilsuchende berichtete, von den Priestern des Tempels gedeutet und als Basis für Therapieratschläge genutzt.
- **Honorar:** Die Behandlung in einem Asklepieion kostete den Heilsuchenden ein „Erfolgshonorar", das der heilende Gott von ihm erwartete.
- **Dankgaben/Votive:** Oft wurden den Göttern in Erwartung einer Heilung aber auch als Zeichen der Dankbarkeit Dankgaben und Votive (symbolische Opfer, oft plastische Darstellungen von erkrankten Körperteilen oder Organen) dargebracht.

Die Medizin der Asklepieien beschränkte sich allerdings nicht ausschließlich auf Glaube und göttliche Fügung, sondern beinhaltete auch eine durchaus nicht speziell nur theurgische Komponente; es fanden nämlich auch **Wundbehandlungen**, **Medikamentengaben** und **Therapien** durch Ärzte statt.

Trotz dieser Komponente zeichnet sich die Medizin dieser Zeit durch ein vor allem durch göttlichen Einfluss bestimmtes Konzept von Gesundheit und Krankheit aus. Es wurden zwar Anamnesen erhoben, die Befunde wurden allerdings nicht unter dem Gesichtspunkt der Betrachtung als mögliche Ursachen, Auslöser oder Einflussfaktoren interpretiert und deshalb auch nicht einem Symptom oder einer Krankheit zugeordnet. Dieses fehlende Konzept zur Entstehung von Krankheiten ermöglichte also in den meisten Fällen auch keine zielgerichtete Therapie.

Hippokratische Medizin (4. Jh. v. Chr.)

Die hippokratische Medizin beinhaltet im Gegensatz zur gerade besprochenen theurgischen Medizin und ihres Asklepios-Kultes erstmalig ein rationales Krankheitskonzept.

INFO

Die hippokratische Medizin erhält ihre Bezeichnung durch ihren Namensgeber **Hippokrates von Kos** (➤ Abb. 10.3), über dessen Leben sehr wenig bekannt ist. Er entstammte einer alten Asklepiaden-(Ärzte-)Familie und war zeitlebens als Wanderarzt in großen Teilen der damaligen Welt tätig. Schon zu Lebzeiten fand er als einflussreicher Arzt in zahlreiche Schriften Eingang und verfasste auch selbst viele Lehrbücher.

Grundstein der hippokratischen Medizin bildet das hippokratische Werk, das sog. *Corpus Hippocraticum*, ein umfangreiches Werk, das mindestens 60 Einzelschriften umfasst, in denen die Konzepte der neuen Medizin dargelegt sind. Es wird davon ausgegangen, dass das *Corpus Hippocraticum* nicht von Hippokrates allein verfasst wurde, sondern auch andere Autoren an seiner Entstehung beteiligt waren, das Gesamtwerk aber unter seinem Namen überliefert wurde. Die darin vorgestellten, teilweise radikal neuen Lehren sollten für fast 2000 Jahre wegweisend sein und bis ins 19. Jahrhundert als Maßstab verwendet werden.

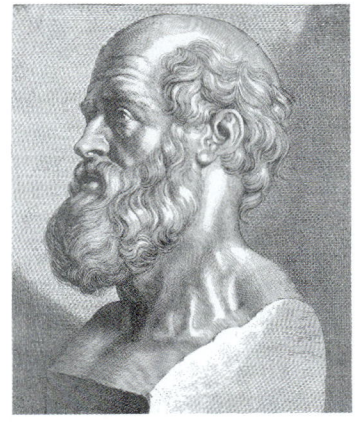

Abb. 10.3 Hippokrates von Kos [X381-005]

Kernelemente der hippokratischen Medizin waren:

- **Ärztliche Empirie:** Ärztliche Vorgehensweisen sollten sich unter anderem an schriftlich (!) überlieferten Erfahrungen und Beobachtungen anderer Ärzte orientieren.
- **Anamnese, Untersuchung und Beobachtung am Krankenbett:** Am wichtigsten für die Bildung einer professionell ärztlichen Meinung wurde von nun an die Beobachtung und Untersuchung des Kranken angesehen, die allesamt für den Arzt rational erfassbar sein mussten. Da dies für magische und göttliche Einflüsse nicht gilt, verloren diese an Bedeutung.
- **Diagnose und Prognose:** Ebenfalls in den Vordergrund rückte damit die rationale Erklärbarkeit von Symptomen, also das Ableiten einer Grundursache aus den Beobachtungen in Zusammenschau mit den schriftlich überlieferten, empirisch gewonnenen Erfahrungen anderer Ärzte. Erstmalig wurden Krankheiten also klassifiziert und Diagnosen gestellt. Hiermit eng verknüpft ist auch die Mitteilung einer Prognose, die einerseits dem vertrauensvollen Verhältnis zwischen Arzt und Patient (ebenfalls ein neues Konzept) dient und auch dem weiteren Verständnis der Krankheit zuträglich sein soll.
- **Therapeutische Maßnahmen:** Als weiterer Ausdruck der Rationalität der hippokratischen Medizin wurden auf Basis der durch die vorherigen Schritte gewonnenen Erkenntnisse therapeutische Empfehlungen oder Handlungsanweisungen abgeleitet, die meist medikamentöser, chirurgischer oder diätetischer Natur waren.

Die Summe dieser erstmals strukturierten und von einem rationalen Krankheitsverständnis geprägten Bestandteile wurde als *Techné*, ärztliche Kunst, bezeichnet. Dies sagt viel über das Selbstverständnis des Arztes und seiner Stellung in der Medizin aus, was in ➤ Kap. 11 noch näher besprochen werden wird.

Die wissenschaftliche Grundlage für das Krankheitsverständnis und das damalige Medizinkonzept bildeten im Wesentlichen zwei Kernelemente: Die **Harmonie- und Gleichgewichtslehre** und die **antike Säftelehre** (➤ Abb. 10.4).

Die Idee der **Isonomie**, also des Gleichgewichts der Gegensätze, hat hier große Bedeutung. Alle Tätigkeiten des Menschen, beispielsweise Schlafen und Wachen, Arbeiten und Ruhen, und die Kräfte und Einflüsse, denen er im Laufe seines Lebens unterliegt, sollen ein maßvolles Mittel finden, um eine gesunde Lebensführung zu ermöglichen.

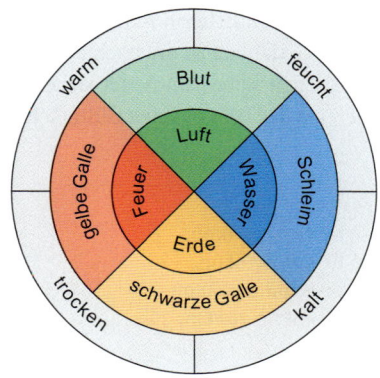

Abb. 10.4 Die antike Säftelehre [L231]

Dies schlägt sich auch auf die Säftelehre nieder, in der davon ausgegangen wird, dass der Mensch vier sog. **Körpersäfte** in sich trägt: Blut, Schleim, schwarze Galle und gelbe Galle. Diesen Säften wurden die Qualitäten feucht, trocken, warm und kalt zugeordnet, die von den Grundelementen Wasser, Erde, Feuer und Luft abgeleitet waren. Das Krankheitskonzept stand somit in enger Verbindung zum damaligen wissenschaftlichen Verständnis des Aufbaus der Welt und dem Menschen als Teil dieser.

Stehen die eben genannten Säfte in einem schlechten, nicht harmonischen Verhältnis zueinander (*dyskrasie*), so macht dies den Menschen krank. Die Krankheit kann durch einen Ausgleich der Säfte (*synkrasie* oder *eukrasie*) geheilt werden; Krankheit ist also gestörte Harmonie.

Obwohl dies von einem modernen Verständnis von Medizin und Wissenschaft noch weit entfernt zu sein scheint, wird doch deutlich, dass mit dem strukturierten ärztlichen Vorgehen, den rationalen Konzepten von Gesundheit und Krankheit und den Schlussfolgerungen und Ableitungen an dieser Stelle der Grundstein für ein Empor-Irren der ärztlichen Heilkunst gelegt worden ist und erste Elemente dessen, was wir als Rationalität und Wissenschaft bezeichnen, erkennbar sind.

N I C E T O K N O W

Diese Neuerungen in der Herangehensweise passen gut in den Zeitgeist der griechischen Antike. Gerade Konzepte wie die Deduktion (das oben genannte Beobachten und Ableiten von Konsequenzen) oder logische Schlussfolgerungen (syllogistische Logik) fanden Eingang in das Denken und Wirken der damaligen Gesellschaft. Vor allem **Aristoteles** ist an dieser Stelle als einer der einflussreichsten Denker dieser Zeit zu nennen.

Natürlich können wir uns wohl kaum mit der hippokratischen Medizin beschäftigen, ohne den **hippokratischen Eid** zu erwähnen. Ob Hippokrates selbst den Eid verfasst hat, ist strittig; unstrittig hingegen ist jedoch, dass er ein Kodex einer Minderheit war und keineswegs von der gesamten Ärzteschaft der Zeit akzeptiert wurde. Die Inhalte des Eides und die darin vorgestellten Konzepte lassen sich in ihren Kernelementen der Lehre der Pythagoräer zuordnen. Trotz geringer Bekanntheit und Akzeptanz in der Antike wird dieser Eid in Teilen noch heute als richtungsweisend für den Verhaltenskodex von Ärzten verstanden, ganz sicher aber als prägend für das ärztliche Berufsethos. In seiner Bedeutung soll er an anderer Stelle (➤ Kap. 11.2) ausführlich besprochen werden.

Ein wesentlicher Bestandteil der hippokratischen Schriften sind die **Aphorismen**, 422 kurze Gedanken zu unterschiedlichen (meist medizinischen) Themen. Mit dem 1. Hippokratischen Aphorismus, der sicherlich auch weit über die Grenzen der Medizin, in jedem Bereich des Lebens seine Gültigkeit hat, wollen wir diesen Abschnitt schließen:

Ὁ βίος βραχύς, ἡ δὲ τέχνη μακρή, ὁ δὲ καιρὸς ὀξύς, ἡ δὲ πεῖρα σφαλερή, ἡ δὲ κρίσις χαλεπή	Das Leben ist kurz, die Kunst weit, der günstige Augenblick flüchtig, der Versuch trügerisch, die Entscheidung schwierig.

Galen (130–200 n. Chr.)

Ein weiterer bedeutender Arzt der Antike war **Galenos von Pergamon**, besser bekannt als Galen (➤ Abb. 10.5). Als Gladiatorenarzt in Pergamon und Arzt der Kaiser in Rom erarbeitete sich Galen schon zu Lebzeiten ein hohes Ansehen. Seine schriftlichen Hinterlassenschaften umfassen unter anderem gewaltige Werke über Anatomie, Physiologie, Entzündungslehre, Diätetik, Pharmakologie und ärztliche Erfahrung. Zeitlebens versuchte er, die mit der hippokratischen Medizin geschaffenen Grundlagen durch Überarbeiten, Kommentieren und Ergänzen der Inhalte des *Corpus Hippocraticum* seiner Zeit gemäß auf eine wissenschaftlichere und fundierte Basis zu stellen. Er leistete dadurch mit seinem Gesamtwerk einen wichtigen Beitrag zur Zusammenfassung und Systematisierung der antiken Medizin.

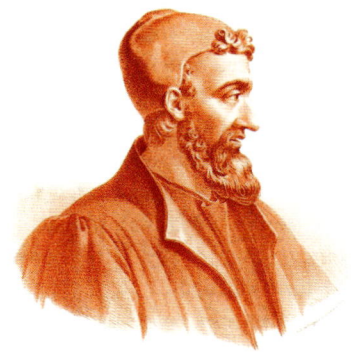

Abb. 10.5 Galen [X333-014]

Wesentlicher Bestandteil des Medizinkonzepts des Galen war seine **Humoralphysiologie und -pathologie** (Qualitäten- und Säftelehre), die er aus der Säftelehre der hippokratischen Medizin adaptierte und weiterentwickelte (➤ Abb. 10.6).

Auch Galen geht von einem Krankheitskonzept aus, das die **ungünstige Mischung** der vier Körpersäfte (Blut, Schleim, gelbe und schwarze Galle) als Ursache für die Entstehung von Krankheiten ansieht. Das ärztliche

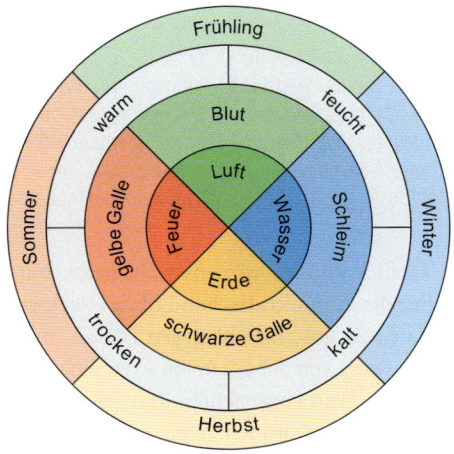

Abb. 10.6 Die Säftelehre des Galen [L231]

Handeln richtet sich auch hier nach dem Erkennen der Dyskrasie und einer Wiederherstellung der Harmonie der Körpersäfte. Wichtige diagnostische Werkzeuge des Arztes waren, neben den im vorherigen Kapitel zur hippokratischen Medizin bereits genannten, der **Harnbefund** und die Bestimmung von **Pulsqualitäten** (verschiedene Pulsphasen und Pulsformen). Als entscheidende Elemente der Weiterentwicklung der Therapie auf Grundlage der Säftelehre kamen vor allem die bereits bei Hippokrates genannten Qualitäten der vier Elemente (trocken, feucht, warm, kalt) und der Einfluss der ihnen zugeordneten Jahreszeiten zum Tragen. Wichtige **therapeutische Mittel** waren beispielsweise Aderlass, Niesen, Schwitzen, Abführen, Erbrechen oder Schröpfen, die jeweils ein Zuviel oder Zuwenig des jeweiligen Saftes oder seiner Qualität korrigieren sollten, um den Zustand der Synkrasie oder Eukrasie wiederherzustellen.

Wollen wir nun noch einen kurzen Blick auf Galens Leistungen in verschiedenen Bereichen werfen:

- **Entzündungslehre:** Er beschäftigte sich ausführlich mit der Entzündungslehre und fügte den klassischen, von **Aulus Cornelius Celsus** beschriebenen vier Entzündungszeichen Schmerz, Hitze, Rötung und Schwellung (*dolor, calor, rubor et tumor*) ein fünftes Merkmal, die Funktionseinschränkung (*functio laesa*), hinzu. Diese Zeichen gelten noch heute als die Kardinalzeichen einer Entzündung.
- **Blutversorgung:** Galen ging davon aus, dass in der Leber kontinuierlich Blut produziert und von dort mit der Unterstützung des Herzens zentrifugal (und nicht in einem Kreislauf) durch die Gefäße im Körper verteilt werden würde. Das Blut würde im Herzen erhitzt und mit dem Lebensgeist versehen, ehe es den Körper versorge. Dies war eine erste wissenschaftliche Theorie zu dieser Thematik, die sich auf die Erkenntnisse der damaligen Zeit stützte.
- **Anatomie und Sektionen:** Es kann davon ausgegangen werden, dass Galen keine Humansektionen vornahm, sondern sich seine Kenntnisse der menschlichen Anatomie **durch Schlüsse aus zahlreichen Sektionen** aneignete, die er an den unterschiedlichsten Tieren durchführte. Obwohl dieses Wissen durch seine im Umgang mit verwundeten oder getöteten Gladiatoren gewonnenen Erkenntnisse noch ergänzt wurde, erklärt dies doch die Mängel der anatomischen Beschreibungen im Werke Galens und in seinen Rückschlüssen auf die entsprechende Physiologie. Erstaunlich genau hingegen waren seine Beschreibungen betreffend die Anatomie des Bewegungsapparats des Menschen, die sich wohl auf seine Tätigkeit als Gladiatorenarzt und seine ausgezeichnete Beobachtungsgabe zurückführen lassen.
- **Physiologie:** Wichtige Beiträge leistete er auch auf dem Gebiet der Physiologie, indem er zahlreiche Experimente durchführte, bei denen er Tieren Nerven- oder Gefäßläsionen zufügte oder Leitungsbahnen aller Art durchtrennte, um die Effekte zu beobachten und so Rückschlüsse auf die jeweilige Funktion ziehen zu können.

Mit all diesen Ideen und Konzepten hatte Galen eine Medizin geschaffen und in seinen Schriften niedergelegt, deren Einfluss sich, wie wir noch sehen werden, teilweise bis in die frühe Neuzeit erstrecken sollte.

10.2 Medizin im Mittelalter (6.–15. Jh.)

Das Mittelalter wird bezüglich des wissenschaftlichen und gesellschaftlichen Fortschritts gerne als das „dunkle Zeitalter" bezeichnet. Obwohl diese Bezeichnung aufgrund des großen Einflusses geistlicher Macht und deren Dogmatismus sicher nicht ganz unangebracht ist, gab es auch in dieser Zeit Fortschritt und neue Erkenntnisse. Wir wollen uns auf unserem Weg zur modernen Medizin dabei auf die Weiterentwicklung der Medizinkonzepte konzentrieren, die wir bereits kennengelernt haben.

Das bestimmende medizinische Konzept des Mittelalters blieb die **Humoralphysiologie und -pathologie** Galens. Durch verschiedene Einflüsse und das Überarbeiten aufgrund ärztlicher Beobachtungen wurde sie um die **Charakter- und Temperamententenlehre** ergänzt (➤ Abb. 10.7). Diese Lehre fügt der Viersäftelehre Galens bestimmte Charaktereigenschaften von Menschen hinzu, nach denen sie eingeteilt werden können und die den jeweiligen Elementen und Körpersäften zugeordnet sind. Je nach Charakter eines Menschen neigt er zu einem Zuviel bzw. Zuwenig von bestimmten Säften, was dann in unterschiedlichen Konstellationen den jeweiligen Charaktertyp für bestimmte Krankheiten prädestiniert. Auch in der Therapie ergeben sich hieraus typische Behand-

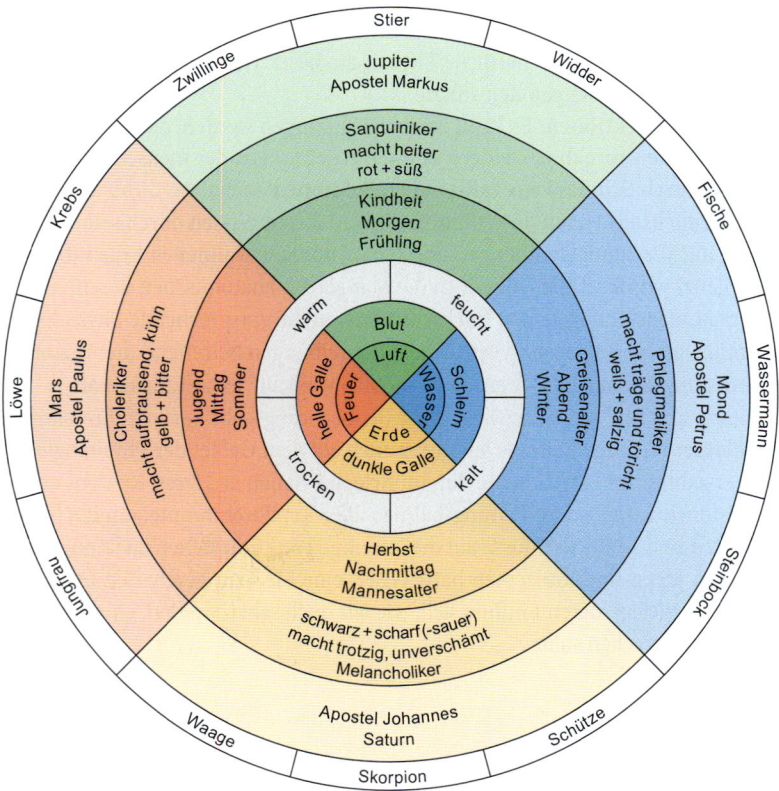

Abb. 10.7 Die Humoralphysiologie und -pathologie des Mittelalters, ergänzt um die Charakter- und Temperamentenlehre [L231]

lungskonzepte für die einzelnen Charaktertypen. Der Charakter oder das Temperament eines Menschen kann also ebenfalls auf das Fundament der Säftelehre gestellt werden. Ebenfalls eingearbeitet wurden religiöse, astrologische oder spirituelle Elemente.

NICE TO KNOW

Dieses heutzutage natürlich längst überholte Konzept von Gesundheit, Krankheit und Charakter des Menschen findet allerdings trotz zahlreicher Widerlegungen bis heute Eingang in die **Volksmedizin** oder die sogenannte **„Alternativmedizin"**. Gleiches gilt für ihre vollkommen (jedenfalls die Krankheiten betreffend) wirkungslosen Behandlungsmethoden wie beispielsweise Schröpfen, „Blutreinigung", „Heilfasten" oder das viel besungene „Entschlacken/Detox", wie auch die astrologischen und spirituellen Konzepte, die aufgrund der wissenschaftlichen Prägung des Terminus nicht einmal mehr den Titel einer „Theorie" verdient haben. Wie so oft scheint sich an dieser Stelle die pseudowissenschaftliche Gemeinschaft der Realität des wissenschaftlichen Fortschritts wieder einmal entziehen zu wollen, um ein nicht haltbares Gedankengebäude aufzubauen.

Zu erwähnen bleiben noch einige Punkte zur Rolle des Mittelalters als Epoche betreffend **Gesundheitswesen** und **Gesundheitsversorgung**.

Die Lebensweise und Gesellschaft des Mittelalters gilt als Grundlage und Ursprung für das Aufkommen von **Hospitälern** und **Spitalen** als Vorläufer modernerer Gesundheitseinrichtungen (➤ Abb. 10.8). Zunächst auftretend als Spitäler innerhalb von Klöstern, entwickelten sich diese Vorläufer über von Laienbrüdern betriebene Spitäler hin zum bürgerlichen Spitalwesen, das durch Gesundheitsversorgung durch kommunale, bürgerliche Spitäler gekennzeichnet war.

Ursprünglich den Idealen der christlichen *caritas* verpflichtet, entwickelten sich die Hospitäler schnell zu Einrichtungen, die, weltlichen Prinzipien unterstehend, wirtschaftlich denken und operieren mussten. Trotz dieser Entwicklung lässt sich an dieser Stelle nicht von einer Säkularisierung sprechen, da christliche Elemente vor allem auch in der Politik weiterhin dominierend waren. Allerdings bekam die Medizin durch Medizinal- und Approbationsordnungen von diversen Herrschern des Mittelalters erstmals auch eine **politische Dimension**.

Diese Einrichtungen standen in scharfem Kontrast zur damaligen Definition des Begriffs „Medizin": Die Medizin war ein **Lehrfach** an den Universitäten, ein theoretisches Konstrukt, das mit der Behandlung von Patienten kaum Überschneidungen hatte. Dementsprechend fanden sich im mittelalterlichen Spitalwesen nur wenige Ärzte.

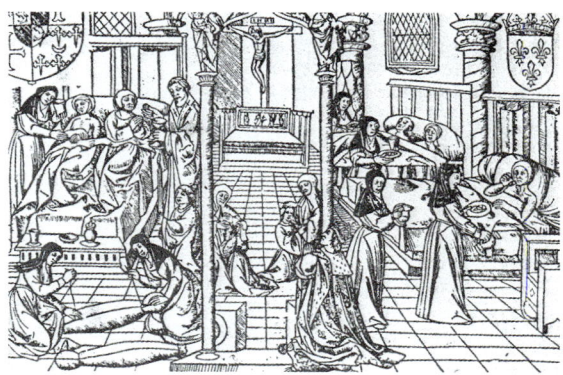

Abb. 10.8 Spitalszene im Mittelalter [J751]

Ebenfalls unterschieden werden muss im Mittelalter zwischen dem Arztberuf und dem des „Steinschneiders", also dem Beruf des mittelalterlichen Chirurgen. (Der Begriff „Steinschneider" bezog sich auf die recht häufig notwendige Entfernung von Blasensteinen.) Diese Trennung hat ihren Ursprung im Hippokratischen Eid der Antike (➤ Kap. 11.2), in dem ein „Steinschneideverbot" für Ärzte ausgesprochen wird. Die Ärzteschaft war in diesem Rahmen ein akademischer Stand, der hohes gesellschaftliches Ansehen genoss, wohingegen die Tätigkeit des Steinschneidens und anderer chirurgischer Eingriffe beispielsweise Wundärzten, Badern oder Okulisten als „Ärzte der kleinen Leute" überlassen wurde. Mit der weiteren Entwicklung der Medizin verschwand diese Trennung und besteht heute offensichtlich nicht mehr; die Chirurgie ist ein Kernbestandteil der modernen Medizin geworden.

10.3 Die Medizin der Renaissance (15. und 16. Jh.)

Getreu dem Motto der Renaissance als Geschichtsepoche, die eine „Wiedergeburt der Antike" auf allen Gebieten darstellen soll, versuchte auch die Medizin *ad fontes* („zu den Quellen") zurückzukehren. Verschiedene Wissenschaftler und Forscher versuchten, die Texte und Lehren der Antike zu verstehen und zu bearbeiten, bedienten sich dabei allerdings vor allem der philologischen Methode, beschränkten sich diesbezüglich also meist auf die Erforschung von Texten. In einigen Fällen wurde die philologische Methode durch die Erkenntnisse ergänzt und fortgeführt, die der eigene Blick (die **Autopsie**, αὐτός *[autos]* „selbst" und ὄψις *[opsis]* „der Blick, das Sehen") mit sich brachte. Besonders neue Konzepte in den Wissenschaften der Botanik, Zoologie und Anatomie gewannen in der Medizin an Einfluss und Bedeutung gegenüber den Personalautoritäten der Antike. Da wir leider nicht auf sämtliche Entwicklungen und Persönlichkeiten eingehen können, die der Medizin in der Renaissance zugerechnet werden, soll im Folgenden stellvertretend die Werke von Andreas Vesalius und Paracelsus besprochen werden.

Andreas Vesalius, „Vesal" (1514–1564)

Eine der bedeutendsten Figuren der Medizin der Renaissance und Verkörperung der neuen Entwicklung stellt Andreas Vesalius dar, auch bekannt unter dem Namen **Vesal** (➤ Abb. 10.9). Sein anatomisches Werk begründet die Anatomie als Lehre der Neuzeit, deren Tradition bis heute fortgeführt wird, und ist gleichzeitig das Produkt der Autopsie im wahrsten Sinne des Wortes. Erstmals tritt ein Werk in Erscheinung, das auf **eigens beobachteten Befunden** – in diesem Fall des menschlichen Situs – beruht und sich nicht mehr auf mechanische Wiederholung und Bestätigung theoretischer Konstrukte antiker Lehrautoritäten beruft.

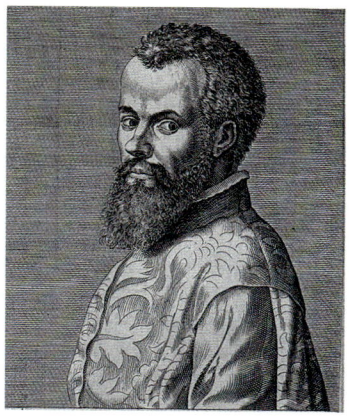

Abb. 10.9 Andreas Vesalius [X333-015]

AUFGEPASST!

Vesal stützte sich auf **eigens gemachte Beobachtungen**. Dies ist wichtig für die Entwicklung der Wissenschaften!

Vesal legte seine Erkenntnisse vor allem in seinem Hauptwerk, dem berühmten *De humani corporis fabrica libri septem* nieder, das schnell zum Standardlehrwerk der Anatomie avancierte (➤ Abb. 10.10). Es enthält zahlreiche Abbildungen zur Anatomie des menschlichen Körpers, detaillierte Skelett- und Muskeldarstellungen und die berühmten Bilderreihen, in denen ein menschlicher Körper vor einem Landschaftshintergrund von Bild zu Bild immer „tiefer" seziert und dargestellt wird (➤ Abb. 10.11).

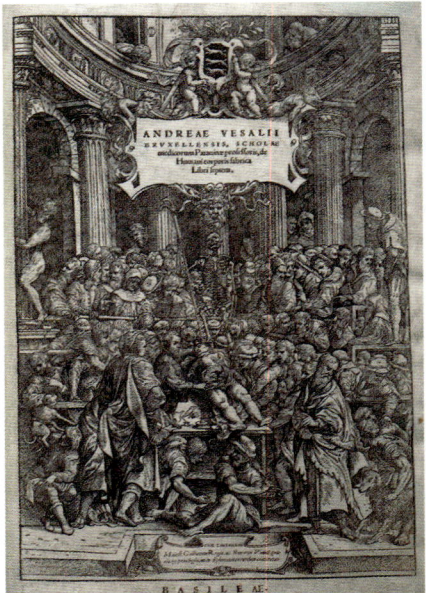

Abb. 10.10 Titelbild „De humani corporis fabrica libri septem" [X333-016]

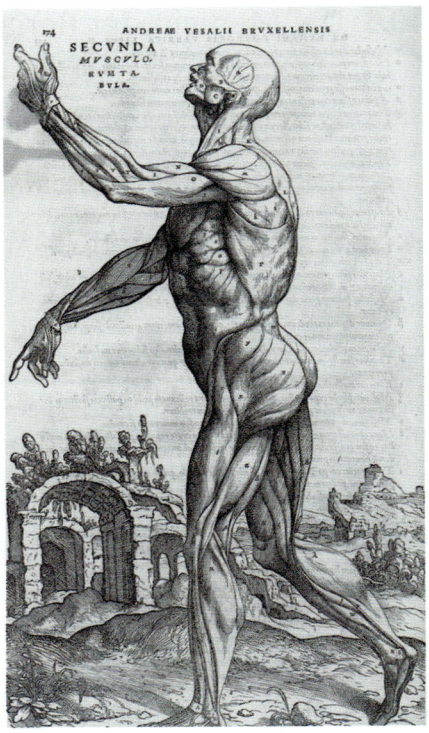

Abb. 10.11 Anatomische Zeichnung aus Buch (Holzschnitt) [X333-017]

Das Infragestellen der alten Lehrautoritäten der Antike war hierbei nicht Vesals Absicht, sondern ergab sich als Folge seiner Erkenntnisse. Typisch für die Zeit war das Ziel seiner Bestrebungen zunächst, die Lehren der Antike durch neues Forschen zu bestätigen. Diese Position war aber genau dadurch nicht lange haltbar.

Die Abfolge von Frage, Erkenntnis und Konsequenz ist ein gutes Beispiel für den Ablauf des Prozesses **wissenschaftlichen Erkenntnisgewinns** in seinen Anfängen. Vesal hat ein Ziel verfolgt, indem er die Lehren der Antike bestätigen wollte und damit eine These aufgestellt, die seiner Überprüfung durch seine eigenen Beobachtungen allerdings nicht standhalten konnte. Er musste sie somit verwerfen und unabhängig von seiner eigenen Meinung und seinen Überzeugungen eine Objektivierung der Interpretation vornehmen. Nur eine Erklärung, die diesen Ansprüchen genügt, kann mehr sein als eine Meinung, wie wir an anderer Stelle (➤ Kap. 9) in diesem Buch schon gesehen haben.

Paracelsus (1493/94–1541)

Als weitere bedeutende Persönlichkeit der Medizin der Renaissance soll an dieser Stelle noch **Theophrast von Hohenheim** genannt werden, besser bekannt unter dem Namen Paracelsus. Charakteristisch für das Lebenswerk des Paracelsus und teilweise auch für die Medizin in der Renaissance ist das Aufbegehren gegen die hohen Autoritäten der Antike und deren fast schon unberührbaren Lehrmeinungen. Laut, polternd und rücksichtslos stellt er die Medizin seiner Zeit in Frage und möchte ihr ein neues Medizinkonzept entgegensetzen. Hier muss allerdings gesagt sein, dass ihm das nur sehr bedingt gelingt. Paracelsus begehrt zwar laut gegen Autoritäten auf, hat jedoch wenig substanzielle Alternativen zu bieten. Durch seine Kritik an der Humoralpathologie und seinem Mitwirken am Entstehen der **Iatrochemie** (➤ Kap. 10.4) (vor allem durch seine Beiträge zur Pharmakotherapeutik) leistete er zwar durchaus einen Beitrag zum Fortschritt in der Medizin, gemeinhin wird sein Einfluss und seine Stellung in der Medizingeschichte jedoch sehr überschätzt.

Selbstverständlich gab es in der Renaissance neben den oben vorgestellten auch noch weitere bedeutende Persönlichkeiten und Entwicklungen, wie zum Beispiel auf dem Gebiet der Chirurgie und Wundversorgung oder dem Hospitalwesen.

10.4 Die Medizin des 17. und 18. Jahrhunderts

Nach den ersten kritischen Stimmen gegenüber den antiken Lehrautoritäten, die sich in der Renaissance bemerkbar machten, setzte sich diese angedeutete Entwicklung im 17. Jahrhundert auf bemerkenswerte Weise fort. Die Ablösung von den alten Autoritäten entstand nicht als erklärtes Ziel einer expliziten Kampagne oder aus Prinzip, sondern ergab sich aus den neuen Erkenntnissen und Methoden der Zeit. Eine neue Methode des wissenschaftlichen Erkenntnisgewinns hielt in der Medizin Einzug, eine Methode, die in ihren Grundzügen bis heute Bestand hat: Das **Experiment** (➤ Kap. 9.2). Erstmalig formuliert wurden die Grundzüge der dazugehörigen Theorie von **Francis Bacon**, dessen Beitrag zur Entstehung der Naturwissenschaften guten Gewissens als wegweisend bezeichnet werden darf. Die erkenntnistheoretischen Gedanken Bacons beschreiten einen Weg, der sich mit der Abkehr von der scholastisch-deduktiven, also vor allem begrifflichen und theoretischen Beweisführung einer neuen Art des Erkenntnisgewinns zuwendet: Dem **induktiven Erkennen** auf dem Boden der **Empirie**, das sich auf das Schauen, Beobachten und das Experiment stützt. Dieses Konzept kennen wir noch aus der Antike: In der hippokratischen Medizin tauchten das ärztliche Schauen und Beobachten erstmalig in rudimentärer Form auf.

INFO

Deduktion und **Induktion** bezeichnen verschiedene, aber verwandte Vorgehensweisen auf dem Weg zum Erkenntnisgewinn. Die Induktion bezeichnet hierbei den Schluss von Einzelergebnissen auf allgemeine Gesetzmäßigkeiten, die Deduktion die Ableitung von Einzelergebnissen aus allgemeinen Gesetzmäßigkeiten (➤ Kap. 9.2).

Eine tragende Rolle kommt hierbei dem Experiment zu, da die zunächst in der Natur gemachte Beobachtung laut Bacon **wiederholbar** sein muss. Hiermit werden eine **Messbarkeit** und kontrollierte **Untersuchung** des Phänomens möglich, was dann zu einer belastbaren Überprüfung einer Hypothese führen kann. Wichtige Begriffe sind in diesem Zusammenhang auch **Verifikation** und **Falsifikation** (➤ Kap. 9.2). Ersteres bezeichnet den Nachweis der Richtigkeit, letzteres den der Ungültigkeit einer Hypothese, Aussage oder Theorie. Auch dies steht und fällt mit der Durchführung eines Experiments; ohne Experiment keine Verifikation oder Falsifikation, da keine kontrollierte Überprüfung.

Die allmähliche Etablierung dieser neuen Methodik in den Naturwissenschaften und auch in der Medizin führte zu zahlreichen, bedeutenden Entdeckungen und Entwicklungen in verschiedenen Bereichen. Zu nennen sind hier vor allem Erkenntnisse auf dem Gebiet der Physiologie, wie beispielsweise die Beschreibung des großen Blutkreislaufs durch William Harvey, die Entdeckung der Lungenkapillaren durch Marcello Malpighi oder weitere Beiträge zur Lungen-, Atem- und auch Muskelphysiologie.

Weiter zeichnete sich ganz im Sinne der Kritik an den antiken Lehrautoritäten eine Ablösung der Humoralpathologie durch die **Iatrochemie** ab, einem neuen Krankheits- und Therapiekonzept, das chemische Prozesse und das Zusammenspiel chemischer Elemente als Grundlage für alle physiologischen Vorgänge im Körper sieht.

INFO

Diese Gedanken werden dem **Mechanismus** zugerechnet, der im 18. Jahrhundert, dem Jahrhundert der Aufklärung und der Autonomie des Denkens, eine Weiterentwicklung und Ausformung erlebte.

10.5 Medizin im 19. Jahrhundert

Kennzeichnendes Merkmal der Medizin im 19. Jahrhundert ist das streng naturwissenschaftliche Denken, das jegliches Forschen und Handeln dieser Zeit dominiert.

„Gib mir die Lage, Position und Impuls aller im Universum befindlichen Teilchen, und ich kann dir Vergangenheit, Gegenwart und Zukunft beschreiben und vorhersagen", in etwa so ließe sich der sogenannte **Laplace'sche Dämon** kurz zusammenfassen. Hinter der „Dämon" genannten Verbildlichung eines Konzepts verbirgt sich eine erkenntnistheoretische Auffassung des französischen Mathematikers und Physikers **Pierre-Simon Laplace**, der ein streng **deterministisches Weltbild** zugrunde liegt. Kernaussage dieses auch Gesetzesdeterminismus genannten Weltbildes stellt die Annahme dar, dass alle (und somit auch zukünftige) Ereignisse durch Vorbedingungen und Gesetzmäßigkeiten eindeutig festgelegt sind. Gleich einem Uhrwerk sei die Welt laut dieser Lehre durch vorgegebene Anfangsbedingungen und die Naturgesetze vollständig determiniert, laufe also auf eine bestimmte Art und Weise ihrer natürlichen, durch die Gesetze bestimmten Vorsehung entgegen. Da sich alles durch Gesetze und kausale Verkettungen von Ursachen und Wirkungen beschreiben ließe, könne die Vergangenheit von der Gegenwart aus theoretisch „zurückgerechnet", die Zukunft „vorausberechnet" werden.

Dass dieses Modell sogar **ontologische** (also das Sein selbst und die Grundstruktur der Wirklichkeit betreffende) **Einschränkungen** erfahren muss, wissen wir zwar heute – im streng rationalen und naturwissenschaftlichen Weltbild der Wissenschaften im 19. Jahrhundert fanden sich diese Einschränkungen jedoch noch kaum wieder. Stattdessen bekam diese Auffassung mit der zunehmenden Technisierung der Gesellschaft durch die technisch-industrielle Revolution und ihre technologische Fruchtbarmachung wissenschaftlicher Erkenntnisse nur noch weiteren Aufschwung. Dies schlug sich auch in der Medizin der Zeit nieder: **Die Medizin musste und sollte Naturwissenschaft werden** und unter ihren Prämissen agieren. Jegliche „Lebenskraft" oder sonstige metaphysische Erklärungen wurden aus Krankheits- und Therapiekonzepten verbannt, es zählten einzig und allein **Kausalität und Experiment**. Es begann eine rigorose Zergliederung des Menschen in Teile und Funktionsgruppen, die einer grundlegenden Schritt-für-Schritt-Analyse unterzogen wurden. Im Organismus seien keine anderen Kräfte am Werk als die **physikalisch-chemischen**, die Physiologie wurde in diesem Fall zur Grundlage des messbaren ärztlichen Menschenbildes. Auch das ärztliche Handeln sollte in seinen Strukturen denen der wissenschaftlichen Methode folgen: **Exakt, berechenbar und reproduzierbar**.

Die dabei aufkommenden Probleme wie beispielsweise, dass richtige ärztliche Entscheidungen, empirische Beobachtungen und sich daraus ergebende Schlussfolgerungen weiterhin mit einer sehr großen **Unsicherheit** und **Ungewissheit** behaftet waren, wurden als Scheinprobleme abgetan, die sich von selbst auflösen würden, wäre der Schritt zur Verwissenschaftlichung der Medizin erst einmal getan.

Dieser euphorische Aufbruch der Medizin im 19. Jahrhundert wurde von verschiedenen Persönlichkeiten und ihren Erkenntnissen getragen, eine kleine Auswahl davon soll im Folgenden zusammengetragen werden.

Rudolf Virchow und die Zellularpathologie (1821–1902)

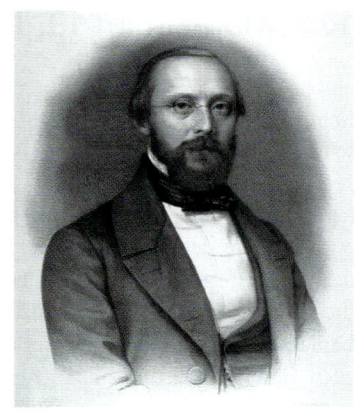

Zu den zweifellos bedeutendsten Persönlichkeiten des 19. Jahrhunderts gehört **Rudolf Virchow** (➤ Abb. 10.12), ein deutscher Arzt, der allerdings auf verschiedensten Feldern aktiv und produktiv war. Seine unermüdlichen Forschungsbemühungen gipfelten schließlich in der Begründung der **Zellularpathologie**, einem fundamental neuen Krankheitskonzept, das besagt, dass Krankheit durch Störungen von Körperzellen bzw. deren Funktionen zustande kommt. Eine herausragende Stellung nimmt hierbei das **Mikroskop** ein, das zum wichtigsten Instrument des Pathologen

Abb. 10.12 Rudolf Virchow [X333-018]

wurde, da hier Beobachtungen auf der Zellebene gemacht werden konnten. Der Entwurf von Virchows *Cellularpathologie* stellte erstmals eine ernstzunehmende Alternative zu humoralen Theorien dar und löste in einer in der Renaissance begonnenen Entwicklung die antike Humoralpathologie als wissenschaftlich gültiges Konzept endgültig ab.

Bis heute besitzt die Aussage, dass die Zellen eines Organismus seinen morphologischen und funktionalen Grundaufbau bedingen, uneingeschränkte Gültigkeit.

INFO

Virchows **„Cellularpathologie"** beinhaltet das berühmte *„Omnis cellula e cellula"* – „Jede Zelle geht aus einer Zelle hervor". Hiermit postuliert er die Zelle als elementare und kleinste lebende Einheit eines jeden Organismus. Folglich müssten sich auch Prozesse, die zu Krankheit führen, auf dieser Ebene abspielen oder sich zumindest beobachtbar niederschlagen. Unermüdlich legte er deshalb Zellen aus verschiedenen Organen von **gesunden und kranken** Menschen unter sein Mikroskop und verglich sie miteinander, immer auf der Suche nach Merkmalen, in denen sie sich unterscheiden. Er wurde schließlich fündig und formulierte die Theorie, nach der Krankheit ein Ausdruck einer Störung der Zellen und ihrer chemischen und physikalischen Funktionen sei.

Robert Koch und die Bakteriologie (1843–1910)

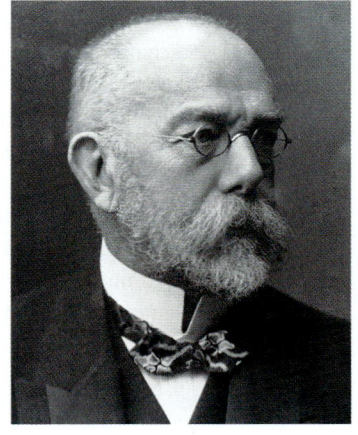

Die Geschichte der *Bakteriologie* beginnt mit **Louis Pasteur**, der sich in den 1850er-Jahren mit der Erforschung der Milchsäure- und der alkoholischen Gärung auseinandersetzte und mikroorganische Lebenseinheiten, Mikroben, dafür verantwortlich machte. Aus weiteren Experimenten zu erregerbedingten Veränderungen schloss er auf Mikroben als mögliche Ursache für Krankheiten beim Menschen.

Aufbauend auf den Erkenntnissen Pasteurs führte **Robert Koch** diese Forschungen und Überlegungen weiter und wurde so zum wichtigsten Begründer der modernen Bakteriologie (➤ Abb. 10.13). Neben

Abb. 10.13 Robert Koch [X333-019]

bedeutenden Entdeckungen wie zum Beispiel der des Tuberkuloseerregers *Mycobacterium tuberculosis* oder des Choleraerregers *Vibrio comma* (heute: *Vibrio cholerae*) ist er vor allem für die **Koch'schen Postulate** bekannt, die er zwar selbst nie so formuliert hatte, die aber der **Kontagienlehre** endgültig zum Durchbruch verhalfen.

INFO

Die Koch'schen Postulate

1. Im erkrankten Organismus muss der Erreger regelmäßig in typischer Anordnung mikroskopisch nachweisbar sein.
2. Der nachgewiesene Erreger muss *in vitro* in Reinkultur angezüchtet werden können.
3. Im Experiment muss der Erreger aus der Reinkultur in einem geeigneten Versuchsorganismus die typische Krankheit ausbilden.
4. Der Erreger muss sich aus dem infizierten und kranken Versuchsorganismus nach mikroskopischem Nachweis erneut isolieren und anzüchten lassen. Er muss hierbei auch mit dem ursprünglichen Erreger identisch sein.

Die Erfüllung der Gesamtheit der Postulate soll dazu dienen, die **Pathogenität** eines bestimmten Mikroorganismus als Auslöser einer Infektionskrankheit nachzuweisen.

INFO

Die **Kontagienlehre** ist eine Theorie, die besagt, dass Mikroorganismen oder Keime für Infektionskrankheiten und deren Ansteckungswege verantwortlich seien.
Sie stand im 19. Jahrhundert bis zur Begründung der modernen Bakteriologie in Konkurrenz zur **Miasmentheorie**, die „schlechte Ausdünstungen" des Bodens und der Umgebung für die Entstehung und Verbreitung von Infektionskrankheiten verantwortlich machte.

Ignaz Semmelweis und die Hygiene in der Gynäkologie (1818–1865)

Eine weitere Entwicklung der Medizin des 19. Jahrhunderts, welcher eine herausragende Bedeutung zukommt, war das erstmalig vom Wiener Arzt und Geburtshelfer **Ignaz Semmelweis** (➤ Abb. 10.14) vorangetriebene Konzept der **Asepsis**. Semmelweis beobachtete, dass vor allem die Frauen, die zuvor von Ärzten und Studenten untersucht oder behandelt wurden, die dies unmittelbar nach der Teilnahme oder dem Beiwohnen an Sektionen getan hatten, am gefürchteten Kindbettfieber erkrankten. Er schloss hieraus, dass die Krankheit nicht durch Verunreinigungen der Luft o.ä. ausgelöst wurde, sondern durch den Kontakt mit den Händen der Ärzte. Hierauf machte er gründliches Waschen der Hände, regelmäßige Reinigung der gynäkolo-

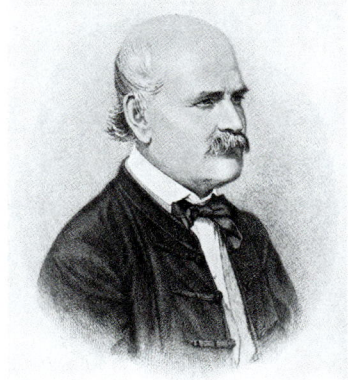

Abb. 10.14 Ignaz Semmelweis [X333-020]

gischen Instrumente und des Bettzeugs der Patientinnen zur Vorschrift. Diese Ideen trafen zur damaligen Zeit auf breites Unverständnis bei Kollegen und Forschern, den Erfolg seiner Ideen und Maßnahmen erlebte der jung verstorbene, heute „Retter der Mütter" genannte Pionier nicht mehr.

Weitere Entwicklungen

Selbstverständlich gab es im Laufe des 19. Jahrhunderts und seiner Medizingeschichte noch weitere bedeutende Entwicklungen und Persönlichkeiten, die wegen des großen Umfangs nicht ausreichend besprochen werden können, jedoch trotzdem noch kurz Erwähnung finden sollen. Allen voran sind hier wohl noch chirurgische Neuerungen zu nennen, die mit großen Namen verknüpft sind, wie zum Beispiel **Theodor Billroth** („Billroth-I-Resektion" und „Billroth-II-Resektion", unterschiedliche Operationstechniken der Magenresektion) oder **Friedrich von Esmarch** („Esmarch-Handgriff", der die Atemwege eines Bewusstlosen freimachen soll), oder auch die Entwicklung der Psychotherapie durch **Sigmund Freud**. All diese und auch weitere Entwicklungen standen unter dem aufgehenden Stern der Naturwissenschaften und ihrer Methodik (➤ Kap. 9). Dem 19. Jahrhundert kommt also eine wichtige Stellung in der Medizingeschichte zu und eine besondere Bedeutung für die Grundlagen der modernen Medizin, wie wir sie heute kennen.

KAPITEL

11 Ärztliches Ethos

11.1 Der Arztberuf im Wandel der Zeit

Mit dem Wandel und der Entwicklung der Medizin und ihrer Methoden (➤ Kap. 10) geht auch ein Wandel des Arztberufes einher. Gemeint sind damit Aspekte wie das Selbstbild der Ärzte, das Selbstverständnis und die Stellung der Ärzteschaft, die Arzt-Patienten-Beziehung sowie das ärztliche Ethos. Miteinbezogen werden müssen allerdings auch geschichtliche Hintergründe, da dies für die Einordnung und Verortung der jeweiligen Begebenheiten unumgänglich ist. Wir können Historisches nicht, oder jedenfalls nicht sinnvoll, an heutigen Maßstäben messen.

Dieser Umstand zeigt sich vor allem, wenn wir auf den Beginn unseres Streifzuges durch die Medizingeschichte zurückblicken: Die Antike (➤ Kap. 10.1). Das Menschenbild der Antike war ein anderes als das heutige, individualistische Welt- und Selbstbild der Moderne. Vor diesem Hintergrund ergeben auch die andere Rolle und das vom heutigen klar abgrenzbare Bild der Ärzte mehr Sinn.

In der **theurgischen** Priester- und Tempelmedizin der griechischen Antike wurde, worauf der Name und Begriffe wie „Priester" und „Tempel" schon hindeuten, klar getrennt zwischen einer **göttlichen** und einer **menschlich-irdischen Sphäre**. Dies betraf aber nicht nur die Medizin, sondern ebenso das Menschenbild der Antike, in dessen Rahmen sich die Leben der Menschen den Weisungen und Plänen der göttlichen Sphäre untergeordnet sahen.

Der (Priester-)Arzt war hierbei mehr als **„Vermittler"** zwischen diesen Sphären tätig denn als eigenständige Entität, die durch selbstbestimmtes Handeln echten Einfluss üben könnte. Auch dies passte in die Zeit und zum Krankheitsverständnis der Zeit: Der Kranke, dessen Krankheit sich ja in der göttlichen Sphäre begründet sieht, kommt an einen Ort, der der göttlichen Sphäre „näher" ist und lässt sich vom „Vermittler" in Kontakt mit dieser bringen, um nun ebenfalls von der göttlichen Sphäre davon befreit zu werden.

Dieses Verständnis erfuhr aber bereits in der Antike eine Änderung, die sich mit dem Aufkommen der **hippokratischen Medizin** erstmals andeutete. Der Arzt in der hippokratischen Medizin war nun nicht mehr Vermittler zwischen den Sphären, sondern er stellte sein Konzept von Krankheit – und damit auch sein Handeln – erstmals auf das Fundament der **Rationalität von Ursache-Wirkung-Beziehungen**. So wird erstmalig davon ausgegangen, dass es für bestimmte Krankheiten und Symptome bestimmte Ursachen gibt; so sei zum Beispiel bei der Epilepsie, der „heiligen Krankheit" (im *Corpus Hippocraticum*: „*De Morbo Sacro*"), unter anderem „der Wechsel der Winde" an der Entstehung der Krankheit beteiligt. Ebenfalls wird erstmalig eine Verortung der Krankheit im Körper (im Falle der Epilepsie: im Gehirn) vorgenommen. Dies eröffnet dem Arzt erstmals auch neue Möglichkeiten der **Diagnostik und Therapie**, wie in ➤ Kap. 10.1 beschrieben. Weiter noch, es verpflichtet ihn sogar dazu, sein ärztliches Handeln an neuen Kriterien auszurichten. Durch die **Selbstbestimmung und Eigenverantwortung** besteht das ärztliche Wirken allerdings auch nicht mehr nur in der „technischen" ärztlichen Handlung, sondern wird zur ärztlichen (Heil-)Kunst, deren Inhalte und Umsetzung vielschichtiger sind und mehr Aspekte der Wissenschaft und Kultur miteinbeziehen müssen. Diese Sichtweise findet sich vor allem in den **Hippokratischen Aphorismen** (➤ Kap. 10.1) wieder.

Das Revolutionäre an dieser neuen Sichtweise sind also nicht unbedingt die Inhalte der Krankheitslehre, sondern die **Struktur** ebendieser und das damit radikal neue Verständnis des Arztberufs. Der Arzt ist nun nicht mehr nur Vermittler, sondern kann und muss durch eigenes Beobachten, Schlussfolgern und Handeln das Leben der Kranken beeinflussen. Er trägt damit die **Verantwortung** für das Wohl seiner Patienten und somit auch für seine eigene Kompetenz als Arzt.

11.2 Der Eid des Hippokrates

Aus dieser Zeit stammt auch der **Hippokratische Eid**, das erste überlieferte Bekenntnis des ärztlichen Berufsstandes zu seinem Ethos (➤ Abb. 11.1). Wie schon in ➤ Kap. 10.1 angesprochen, war der Eid keineswegs ein Bekenntnis, dessen Urheber als stellvertretend für die gesamte Ärzteschaft der Zeit angesehen werden können, sondern ein Schriftstück einer Minderheit. Trotzdem hatte und hat der hippokratische Eid großen Einfluss auf das Berufsethos der Ärzte – einen Einfluss, der bis heute anhält. Um dies zu verdeutlichen, wollen wir an dieser Stelle eine Gegenüberstellung von hippokratischem Eid und Genfer Gelöbnis vornehmen und damit auch die Brücke zum modernen Berufsverständnis der Ärzte schlagen.

INFO

Der hippokratische Eid

Ich schwöre bei Apollon, dem Arzt, und Asklepios und Hygieia und Panakeia und allen Göttern und Göttinnen, indem ich sie zu Zeugen rufe, dass ich nach meinem Vermögen und Urteil diesen Eid und diese Vereinbarung erfüllen werde:
Den, der mich diese Kunst gelehrt hat, gleichzuachten meinen Eltern und ihm an dem Lebensunterhalt Gemeinschaft zu geben und ihn Anteil nehmen zu lassen an dem Lebensnotwendigen, wenn er dessen bedarf, und das Geschlecht, das von ihm stammt, meinen männlichen Geschwistern

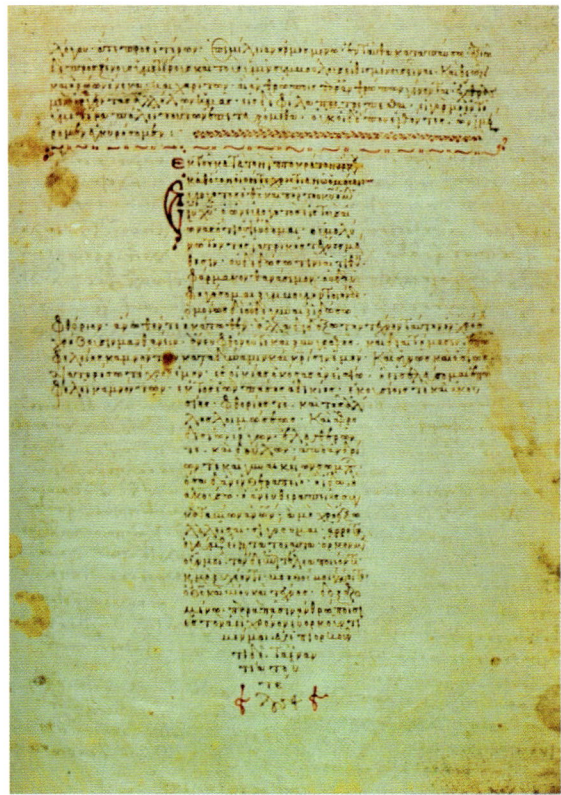

Abb. 11.1 Der hippokratische Eid auf einem byzantinischen Manuskript [X333-021]

gleichzustellen und sie diese Kunst zu lehren, wenn es ihr Wunsch ist, sie zu erlernen ohne Entgelt und Vereinbarung, und an Rat und Vortrag und jeder sonstigen Belehrung teilnehmen zu lassen meine und meines Lehrers Söhne sowie diejenigen Schüler, die durch Vereinbarung gebunden und vereidigt sind nach ärztlichem Brauch, jedoch keinen anderen.

Die Verordnungen werde ich treffen zum Nutzen der Kranken nach meinem Vermögen und Urteil, mich davon fernhalten, Verordnungen zu treffen zu verderblichem Schaden und Unrecht. Ich werde niemandem, auch auf eine Bitte nicht, ein tödlich wirkendes Gift geben und auch keinen Rat dazu erteilen; gleicherweise werde ich keiner Frau ein fruchtabtreibendes Zäpfchen geben: Heilig und fromm werde ich mein Leben bewahren und meine Kunst.

Ich werde niemals Kranke schneiden, die an Blasenstein leiden, sondern dies den Männern überlassen, die dies Gewerbe verstehen. In welches Haus immer ich eintrete, eintreten werde ich zum Nutzen des Kranken, frei von jedem willkürlichen Unrecht und jeder Schädigung und den Werken der Lust an den Leibern von Frauen und Männern, Freien und Sklaven.

Was immer ich sehe und höre, bei der Behandlung oder außerhalb der Behandlung, im Leben der Menschen, so werde ich von dem, was niemals nach draußen ausgeplaudert werden soll, schweigen, indem ich alles Derartige als solches betrachte, das nicht ausgesprochen werden darf. Wenn ich nun diesen Eid erfülle und nicht breche, so möge mir im Leben und in der Kunst Erfolg beschieden sein, dazu Ruhm unter allen Menschen für alle Zeit; wenn ich ihn übertrete und meineidig werde, dessen Gegenteil.

INFO

Das ärztliche Gelöbnis („Genfer Gelöbnis") des Weltärztebundes

Als Mitglied der ärztlichen Profession gelobe ich feierlich, mein Leben in den Dienst der Menschlichkeit zu stellen.

Die Gesundheit und das Wohlergehen meiner Patientin oder meines Patienten werden mein oberstes Anliegen sein.

Ich werde die Autonomie und die Würde meiner Patientin oder meines Patienten respektieren.

Ich werde den höchsten Respekt vor menschlichem Leben wahren.

Ich werde nicht zulassen, dass Erwägungen von Alter, Krankheit oder Behinderung, Glaube, ethnischer Herkunft, Geschlecht, Staatsangehörigkeit, politischer Zugehörigkeit, Rasse, sexueller Orientierung, sozialer Stellung oder jeglicher anderer Faktoren zwischen meine Pflichten und meine Patientin oder meinen Patienten treten.

Ich werde die mir anvertrauten Geheimnisse auch über den Tod der Patientin oder des Patienten hinaus wahren.

Ich werde meinen Beruf nach bestem Wissen und Gewissen, mit Würde und im Einklang mit guter medizinischer Praxis ausüben.

Ich werde die Ehre und die edlen Traditionen des ärztlichen Berufes fördern. Ich werde meinen Lehrerinnen und Lehrern, meinen Kolleginnen und Kollegen und meinen Schülerinnen und Schülern die ihnen gebührende Achtung und Dankbarkeit erweisen.

Ich werde mein medizinisches Wissen zum Wohle der Patientin oder des Patienten und zur Verbesserung der Gesundheitsversorgung teilen.

Ich werde auf meine eigene Gesundheit, mein Wohlergehen und meine Fähigkeiten achten, um eine Behandlung auf höchstem Niveau leisten zu können.

Ich werde, selbst unter Bedrohung, mein medizinisches Wissen nicht zur Verletzung von Menschenrechten und bürgerlichen Freiheiten anwenden.

Ich gelobe dies feierlich, aus freien Stücken und bei meiner Ehre.

Wir wollen den Eid des Hippokrates abschnittsweise betrachten und bearbeiten, um dann diesen Abschnitten dann das jeweils moderne „Gegenstück" als Abschnitt(e) des Genfer Gelöbnisses gegenüberzustellen und ebenfalls zu analysieren. Dies sollte ein übersichtlicheres Bild von der Entwicklung der jeweiligen Inhalte zeichnen können.

1. Abschnitt: Legitimierung des Eides

„Ich schwöre bei Apollon, dem Arzt, und Asklepios und Hygieia und Panakeia und allen Göttern und Göttinnen, indem ich sie zu Zeugen rufe, dass ich nach meinem Vermögen und Urteil diesen Eid und diese Vereinbarung erfüllen werde:"

Dieser erste Abschnitt im Eid des Hippokrates befasst sich mit der Legitimierung des Eides, dient also der der „Rückversicherung", indem sich auf höhere **Autoritäten** berufen wird. Hierzu werden gleich am Anfang die Namen zweier der Töchter des Gottes der Heilkunst, Asklepios, angerufen. Hygieia stellt dabei die Göttin der Gesundheit, Panakeia die Göttin des Heilens selbst dar.

Dieser Schwur auf eine höhere Autorität ist zwar im Genfer Gelöbnis obsolet, es findet jedoch noch immer eine Art Schwur, ein Gelöbnis statt, das an die eigene **Ehre** gebunden wird:

„Ich gelobe dies feierlich, aus freien Stücken und bei meiner Ehre."

Hier lässt sich ebenfalls der Wandel im Menschenbild von der Antike bis zur Moderne erkennen: Der Mensch ist in seinem Denken und Handeln nicht mehr von höheren Mächten abhängig, muss (und kann) sich nicht mehr an diesen orientieren und trägt somit selbst die Verantwortung für sein Wirken in der Welt. Die einzige Rückversicherung ist der Appell an die **Ehre** und das moralische Rückgrat des Einzelnen.

Der Wandel im Menschenbild und der daraus folgenden **Selbstverantwortung** des Arztes seinen Fähigkeiten gegenüber zeigt sich auch in folgenden Abschnitten:

„Ich werde auf meine eigene Gesundheit, mein Wohlergehen und meine Fähigkeiten achten, um eine Behandlung auf höchstem Niveau leisten zu können."

„Ich werde meinen Beruf nach bestem Wissen und Gewissen, mit Würde und im Einklang mit guter medizinischer Praxis ausüben."

2. Abschnitt: Ärztliche Ausbildung

„Den, der mich diese Kunst gelehrt hat, gleichzuachten meinen Eltern und ihm an dem Lebensunterhalt Gemeinschaft zu geben und ihn Anteil nehmen zu lassen an dem Lebensnotwendigen, wenn er dessen bedarf, und das Geschlecht, das von ihm stammt, meinen männlichen Geschwistern gleichzustellen und sie diese Kunst zu lehren, wenn es ihr Wunsch ist, sie zu erlernen ohne Entgelt und Vereinbarung, und an Rat und Vortrag und jeder sonstigen Belehrung teilnehmen zu lassen meine und meines Lehrers Söhne sowie diejenigen Schüler, die durch Vereinbarung gebunden und vereidigt sind nach ärztlichem Brauch, jedoch keinen anderen."

Dieser Abschnitt des Eides betrifft die ärztliche Ausbildung und die **Ehrung und Achtung** derer, die die Grundlagen der Heilkunst an den Arzt weitergegeben haben. Diese Ehrung und Achtung ist in der Antike offensichtlich sehr einschneidend und tiefgehend: Es wird gefordert, die Nachkommen des Lehrers den eigenen Geschwistern gleichzustellen und, falls gewünscht, diesen ohne Gegenleistung ein Lehrer zu sein. Durch den letzten Halbsatz *„jedoch keinen anderen"* zeigt sich gleichzeitig die Ausbildung und Bewahrung einer Art Elite, da das Wissen nicht außerhalb dieser Kreise weitergegeben wird und werden soll. Es findet folglich auch eine Art „Zugangsbeschränkung" zur ärztlichen Ausbildung und zu diesem Berufsstand statt.

In nicht ganz so invasiver Form finden wir auch diese Aussagen im modernen Gegenstück des Eids wieder:

„Ich werde die Ehre und die edlen Traditionen des ärztlichen Berufes fördern. Ich werde meinen Lehrerinnen und Lehrern, meinen Kolleginnen und Kollegen und meinen Schülerinnen und Schülern die ihnen gebührende Achtung und Dankbarkeit erweisen."

Achtung und Dankbarkeit gegenüber den Lehrern hat also noch immer einen hohen Stellenwert im Selbstverständnis der Ärzte. Auch wird von „edler Tradition" gesprochen, ebenfalls ein Hinweis auf den Hintergedanken eines begrenzten Kreises an Mitgliedern desselben. Die antike **„Zugangsbeschränkung"** zum Beruf findet zwar in dieser Form nicht mehr statt, jedoch sind auch heute noch die Kriterien zur Aufnahme ins Studium, die Hürden im Studium und die Anforderungen des Berufs alles andere als leicht. Dies ist zwar teilweise dem Beruf selbst und der damit verbundenen Verantwortung geschuldet, kann sich aber auch ebenso im Ethos der Ärzteschaft begründet sehen.

3. **Abschnitt: Prinzipien der ärztlichen Handlung**

„Die Verordnungen werde ich treffen zum Nutzen der Kranken nach meinem Vermögen und Urteil, mich davon fernhalten, Verordnungen zu treffen zu verderblichem Schaden und Unrecht. Ich werde niemandem, auch auf eine Bitte nicht, ein tödlich wirkendes Gift geben und auch keinen Rat dazu erteilen; gleicherweise werde ich keiner Frau ein fruchtabtreibendes Zäpfchen geben: Heilig und fromm werde ich mein Leben bewahren und meine Kunst."

Erstmalig kommt hier ein Prinzip zur Sprache, das wohl bis heute als DAS moralische Prinzip in der Medizin bezeichnet werden kann: **„Nutzen und nicht schaden"** (lat.: *Primum nil nocere*, dt.: Erstens nicht schaden). Dieser Grundsatz wird ins Zentrum der ärztlichen Handlung und ihrer Moral gestellt; das oberste Gebot, an dem diese ausgerichtet werden sollen, ist, dem Patienten nicht zu schaden, sondern zu nutzen. Weiterhin werden ein **Abtreibungsverbot** und ein **Verbot der ärztlichen Sterbehilfe** erwähnt.

Die Themen dieses Abschnittes finden ihre Entsprechungen in folgenden Teilen des Genfer Gelöbnisses:

„Die Gesundheit und das Wohlergehen meiner Patientin oder meines Patienten werden mein oberstes Anliegen sein."

„Ich werde den höchsten Respekt vor menschlichem Leben wahren."

„Ich werde mein medizinisches Wissen zum Wohle der Patientin oder des Patienten und zur Verbesserung der Gesundheitsversorgung teilen."

„Ich werde, selbst unter Bedrohung, mein medizinisches Wissen nicht zur Verletzung von Menschenrechten und bürgerlichen Freiheiten anwenden."

Auch hier lässt sich das zentrale moralische Prinzip des Nutzens und Nichtschadens erkennen, das sich bis in die heutige Zeit gehalten hat. Das Nichtschaden begrenzt sich allerdings nicht mehr nur auf rein medizinisches, sondern erstreckt sich nun auch auf **Menschenrechte** und **bürgerliche Freiheiten**, was ebenfalls ein Indikator für ein weitaus differenzierteres Menschenbild ist (➤ Kap. 12). **Abtreibungsverbot** und **Verbot der ärztlichen Sterbehilfe** werden im Gelöbnis nicht mehr thematisiert, sind aber weiterhin Gegenstand von sehr wichtigen und gewichtigen ethischen Diskussionen.

4. **Abschnitt: Berufsausübung**

„Ich werde niemals Kranke schneiden, die an Blasenstein leiden, sondern dies den Männern überlassen, die dies Gewerbe verstehen. In welches Haus immer ich eintrete, eintreten werde ich zum Nutzen des Kranken, frei von jedem willkürlichen Unrecht und

jeder Schädigung und den Werken der Lust an den Leibern von Frauen und Männern, Freien und Sklaven."

In diesem Abschnitt des hippokratischen Eids wird durch das **„Steinschneideverbot"** eine **Trennung zwischen Medizin und Chirurgie** vorgenommen. Ärzte sollen nicht chirurgisch tätig werden, sondern dies den handwerklich versierten Menschen in diesem Gewerbe überlassen. Diese Trennung ist heute obsolet und findet keinen Eingang mehr in das Genfer Gelöbnis, da die Chirurgie zur Medizin gehört. Rudimentär lässt sich die Trennung unter Umständen in der Aufspaltung in die verschiedenen **Fachdisziplinen** der Medizin wiederfinden, deren Sinn es ebenfalls ist, konkrete Fragen den jeweiligen Spezialisten zu überlassen, da kein Arzt Experte auf allen Gebieten sein kann.

5. **Abschnitt: Ärztliche Schweigepflicht**

„Was immer ich sehe und höre, bei der Behandlung oder außerhalb der Behandlung, im Leben der Menschen, so werde ich von dem, was niemals nach draußen ausgeplaudert werden soll, schweigen, indem ich alles Derartige als solches betrachte, das nicht ausgesprochen werden darf."

Dieser Satz beschreibt den ebenfalls zentralen Grundsatz der **ärztlichen Schweigepflicht**, nach der sich der Berufsstand der Ärzte zur Verschwiegenheit und vertraulichen Behandlung der Informationen zu Patienten verpflichtet. Gesundheit und Krankheit sind wichtige Aspekte im Leben von uns Menschen, die auch gerade deshalb sehr sensibel sind. Das Wissen um die Inhalte und die Einblicke in diese Bereiche müssen daher mit größter Sorgfalt geschätzt und verwaltet werden, weshalb die ärztliche Schweigepflicht auch heute noch ein Kernbestandteil ärztlicher Handlung, ärztlicher Ethik und auch des ärztlichen Gelöbnisses ist:

„Ich werde die mir anvertrauten Geheimnisse auch über den Tod der Patientin oder des Patienten hinaus wahren."

6. **Abschnitt: Konsequenzen bei Bruch des Eids**

„Wenn ich nun diesen Eid erfülle und nicht breche, so möge mir im Leben und in der Kunst Erfolg beschieden sein, dazu Ruhm unter allen Menschen für alle Zeit; wenn ich ihn übertrete und meineidig werde, dessen Gegenteil."

Der letzte Abschnitt kann als Ergänzung zum ersten Abschnitt gedeutet werden, da hier die Konsequenzen der Erfüllung aber auch des Brechens des Eides aufgezeigt werden. **Ewiger Ruhm und Erfolg** bei Beachtung, **Schande und Misserfolg** bei Missachtung. Dieser Teil findet sich im modernen Gegenstück nicht wieder, die einzige Rückversicherung bleibt (innerhalb des Gelöbnisses und abgesehen von früher nichtexistierenden rechtlichen Bindungen und den Konsequenzen deren Missachtung) die oben erwähnte Ehre des Arztes.

7. **Zusätze der Moderne**

„Als Mitglied der ärztlichen Profession gelobe ich feierlich, mein Leben in den Dienst der Menschlichkeit zu stellen."

„Ich werde die Autonomie und die Würde meiner Patientin oder meines Patienten respektieren."

„Ich werde den höchsten Respekt vor menschlichem Leben wahren."

„Ich werde nicht zulassen, dass Erwägungen von Alter, Krankheit oder Behinderung, Glaube, ethnischer Herkunft, Geschlecht, Staatsangehörigkeit, politischer Zugehörigkeit, Rasse, sexueller Orientierung, sozialer Stellung oder jeglicher anderer Faktoren zwischen meine Pflichten und meine Patientin oder meinen Patienten treten."

Diese Abschnitte des Genfer Gelöbnisses sind Zusätze der Moderne, die aufgrund des sich immens **veränderten Menschenbilds** hinzugefügt wurden. Diese Veränderungen zogen Änderungen im Selbstverständnis der Ärzte, ihres Ethos und nicht zuletzt der Arzt-Patienten-Beziehung nach sich. Von großer Bedeutung ist der Bezug auf die **internationale Menschenrechts-Charta**, die Dinge wie Würde, Gleichheit des Werts der Menschen und Autonomie als fundamentale Menschenrechte verankert. Hieraus ergibt sich der Arztberuf als **Dienst an der Menschheit und Menschlichkeit** unter Achtung der eben genannten Menschenrechte. Immensen Einfluss hat dies vor allem auf die Beziehung zwischen Arzt und Patient, da der Paternalismus in dieser Beziehung in Frage gestellt und überdacht werden muss. Auf diese Aspekte wird im folgenden Kapitel nochmals eingegangen werden.

11.3 Ethik in der Medizin

„Das Leben ist kurz,
die Kunst weit,
der günstige Augenblick flüchtig,
der Versuch trügerisch,
die Entscheidung schwierig."

Wieder begegnet uns an dieser Stelle der so treffend formulierte 1. Hippokratische Aphorismus, der an seiner Gültigkeit bis heute nichts eingebüßt hat. Diese Gültigkeit begrenzt sich nicht nur auf die Medizin, so, wie es auch für ärztliche Entscheidungen selbst gilt. Das Handeln des Arztes ist oftmals keines, das sich rein auf fachliches Handeln und Kompetenz auf einem eng umschriebenen Feld fokussiert, sondern muss in seiner Betrachtung vor dem Hintergrund des facettenreichen Begriffs „Mensch" auf Handlungen und Entscheidungen erweitert werden, die ebendiesen Hintergrund miteinbeziehen und das **ganze Leben eines Menschen**, wie auch das Sein selbst berühren. Eine ärztliche Ethik muss also selbst diese Aspekte behandeln.

Wie sich unschwer erkennen lässt, ergeben sich hieraus auch Konsequenzen für Diagnostik, Therapie und Behandlung, sowie auch für das Arzt-Patienten-Verhältnis. Es ist Aufgabe des Arztes, alle Faktoren in seine Überlegungen mit einzubeziehen und dementsprechend anzuwenden. Dies betrifft auch die Ethik dieser veränderten Arzt-Patienten-Beziehung.

Zur Klärung der Begrifflichkeiten und zum Vermeiden von Missverständnissen macht es an dieser Stelle Sinn, kurz auf die Unterschiede zwischen Moral und Ethik einzugehen, bevor wir uns der Natur der Arzt-Patienten-Beziehung und ihrer Ethik widmen:

INFO

Unter **Moral** versteht man laut Definition die **Gesamtheit von ethisch-sittlichen Normen**, Grundsätzen und Werten, die das zwischenmenschliche Verhalten einer Gesellschaft regulieren und die von ihr als verbindlich akzeptiert werden. Sie stellt also ein Normensystem dar, dessen Gegenstand das richtige Handeln von Menschen in einer Gesellschaft ist.

Die **Ethik** ist im Gegensatz hierzu die philosophische Disziplin oder auch die eigenständige Lehre, die das sittliche Verhalten des Menschen selbst zum Gegenstand hat. Sie ist also die **wissenschaftliche Beschäftigung mit der Moral** und steht somit eine Reflexionsstufe über ihr, da sie diverse Moralen reflektiert, analysiert und systematisiert. Die Moral ist also umgekehrt die Anwendung der Ethik. Man unterscheidet drei Teilbereiche der Ethik. Die deskriptive Ethik beschäftigt sich mit der Frage, welche Normensysteme die Menschen de facto vertreten, unternimmt also den Versuch einer empirischen Beschreibung der Moral. Die normative Ethik fragt, welche Normensysteme die Menschen vertreten sollten und versucht, Prinzipien, Kriterien und Maßstäbe moralisch richtigen Handelns zu finden. Es bleibt die Metaethik, auch theoretische Ethik genannt, die sich mit der Frage befasst, wie ethische und moralische Urteile selbst zu verstehen sind.

11.4 Die Arzt-Patient-Beziehung

Die ärztliche Handlung kann nicht auf die bloße Heilhandlung reduziert werden, sondern umfasst eine Vielzahl von Aspekten und berührt mehrere Lebensbereiche des Patienten und auch des Arztes. Resultat ist eine komplexe Beziehung zwischen diesen beiden Akteuren.

Die Arzt-Patienten-Beziehung ist ganz generell gesprochen von einer Vielzahl an **Asymmetrien** geprägt, unter denen als die wichtigsten sicherlich die Krankheit selbst und die Kompetenzasymmetrie hervorstehen. Der Kranke ist *per definitionem* krank und sucht deshalb Beistand und Hilfe bei einem Menschen, der kompetent ist, die Leiden des Kranken zu lindern und im Idealfall zu seiner Heilung beizutragen. Dies erfordert einen gehörigen Vorschuss an Vertrauen, der sich auf zwei Dinge gründet:

1. Befähigung zum medizinischen Handeln
2. Wille zum moralisch richtigen (medizinischen) Handeln

Diese zwei Aspekte müssen vom Patienten angenommen und können von ihm nicht kontrolliert werden. Sie resultieren zusammen im sog. **antizipatorischen Systemvertrauen**, dessen Annahme durch die ärztliche Ausbildung und durch entsprechende Gesetze unterstützt wird bzw. gesichert ist.

Beides äußert sich im **ärztlichen Helfenwollen**, welches der menschlichen Fähigkeit zur Sympathie entspringt. Diese wiederum muss die Empathie zur Grundlage haben (➤ Kap. 13.2).

Obwohl wir in pluralistischen, vielschichtigen und komplizierten Gesellschaften leben, die sich trotz wachsender Unsicherheit, schwankendem Boden und gesellschaftlichem Wandel manövrieren müssen, lassen sich für das ärztliche Handeln bestimmte, unumstrittene **moralische Prinzipien** formulieren. Erstmals explizit taten dies **Tom Lamar Beauchamp** und **James F. Childress** in ihrem Buch *Principles of Biomedical Ethics*. Diese dort genannten vier Hauptprinzipien wollen wir im Folgenden etwas genauer betrachten.

Autonomie

„Die Würde des Menschen ist unantastbar. Sie zu achten und zu schützen ist Verpflichtung aller staatlichen Gewalt.“

Art. 1 Abs. 1 des Deutschen Grundgesetzes

Es scheint zunächst so, dass sich der Widerspruch der **Kompetenzasymmetrie** der Arzt-Patienten-Beziehung am einfachsten und unkompliziertesten durch das Prinzip des **Paternalismus** lösen ließe. Paternalismus bezeichnet in diesem Zusammenhang die Tatsache, dass der Arzt für den Patienten Entscheidungen trifft und sich diese Entscheidungsgewalt durch seine dem Patienten natürlich überlegene Kompetenz legitimiert. Dies geschieht durchaus **bevormundend**, da das ärztliche Handeln auf das angenommene Wohl eines Menschen (aber oftmals gegen seinen Willen) ausgerichtet ist.

Mit dem Wandel des Menschenbildes und der Anerkennung der **internationalen Menschenrechts-Charta** wurde dieses Prinzip allerdings zunehmend durch das der **Patientenautonomie** abgelöst. Dieses beginnt damit, dass dem Patienten das Recht zugesprochen wird, **eigene Wertevorstellungen und Ansichten** zu haben, zu vertreten und sein Leben nach diesen gestalten zu können. Dies muss auch (oder besonders!) dann gelten, wenn der Patient durch ärztliche Handlungen zu deren Subjekt wird. Besonders hier kommen der **Entscheidungsfreiheit**, der Förderung der Entscheidungsfähigkeit und der Möglichkeit zur Entscheidung, die frei von äußeren Zwängen ist, höchste Bedeutung zu. Durch die Kompetenzasymmetrie ist der Patient jedoch meistens nicht in der Lage, das ärztliche Handeln ohne weitere Erklärung vollumfänglich zu verstehen. Um diesen Widerspruch aufzulösen und die Entscheidungsfähigkeit des Patienten zu fördern, muss also eine Art von Aufklärung stattfindet, in der der Arzt den Patienten über sein Wissen, seine Einschätzung und sein Handeln informiert und, mehr noch, ihn in den schließlich ihn selbst betreffenden Entscheidungsprozess einbindet. Werkzeug dieses Vorgangs ist der sog. **informed consent**. Diese informierte Einwilligung beruht auf dem Grundsatz der autonomen Entscheidung eines aufklärungs- und entscheidungsfähigen Patienten, der eine nach bestem Wissen und Gewissen des Arztes erfolgte **Aufklärung** über die Art, den Nutzen und die Risiken einer medizinischen Behandlung in einer dem Patienten verständlichen Sprache vorangegangen sein muss. Die Patientenautonomie muss in Übereinstimmung mit dem Willen, den Wünschen und Zielen, sowie den Vorstellungen und Werten eines Patienten jederzeit gewahrt sein.

Schadensvermeidung

Bereits im Eid des Hippokrates wird dieses „klassische" Prinzip der Medizin erwähnt, das zusammen mit dem Fürsorgeprinzip sozusagen die Verschriftlichung des Auftrages der Medizin, kranken Menschen zu helfen, darstellt. Schaden für den Patienten durch ärztliche Handlung soll unter allen Umständen vermieden werden. Was zunächst banal und selbstverständlich klingen mag, kann sich bei genauerer Betrachtung jedoch durchaus als schwierig herausstellen. Medizinische Handlungen sind nicht immer bzw. fast nie Entscheidungen, bei denen ein klares „Entweder-oder" herrscht und der Arzt somit ganz eindeutig zum Nutzen und gegen den Schaden des Patienten entscheiden kann. Es handelt sich um teils schwierige **Einzelfallentscheidungen**, bei denen ein akzeptables **Nutzen-Risiko-Verhältnis** gefunden werden muss. Erschwerend hinzu kommt, dass dieses Prinzip oft in **Konflikt** mit dem der Patientenautonomie steht, vor allem dann, wenn es sich um risikoreiche und komplizierte ärztliche Eingriffe handelt. Schadensvermeidung begrenzt sich hierbei allerdings nicht nur auf die rein technisch-medizinische Handlung, sondern sollte sich unter Berücksichtigung individueller Werte auch auf alle anderen Aspekte der Arzt-Patienten-Beziehung und das Gesamtwohl des Patienten erstrecken.

Fürsorge

An dieser Stelle wird der Begriff des „Nutzens" („Nutzen und nicht schaden") zur **„Fürsorge"** ausgeweitet, welche das Wohl des Patienten nicht nur im streng medizinischen Sinne, sondern auch im übergeordneten Sinne miteinschließt. Dies umfasst die Gesundheit ebenso wie die Lebensqualität, aber auch die Unverletzlichkeit der Würde, die individuellen Werte sowie die Entscheidungsfreiheit des Patienten. Ziel des Prinzips ist es also, auf allen Ebenen, auf denen dies möglich ist, den Nutzen für den Patienten zu mehren und sein Wohlbefinden zu fördern.

Gerechtigkeit

In *Artikel 7 der allgemeinen Menschenrechte* heißt es: „Alle Menschen sind vor dem Gesetz gleich und haben ohne Unterschied Anspruch auf gleichen Schutz durch das Gesetz". Auch dieses Prinzip findet in der Medizinethik Anwendung und fordert eine Gleichbehandlung der Patienten als Menschen. Dies gilt vor allem für Verteilungsentscheidungen und betrifft die **gerechte Verteilung** der Zuwendung zu den Patienten und eine gerechte Ressourcenverteilung genauso wie auch das Abwägen der Bedürfnisse anderer Beteiligter, wenn zum Beispiel der Respekt vor der Selbstbestimmung eines Patienten gegen die potenzielle Gefährdung eines anderen aufgewogen werden muss. Aspekte wie Rasse, Geschlecht, ethnische Herkunft, Staatsangehörigkeit etc. dürfen nicht zu einer Ungleichbehandlung durch den Arzt führen. Es verhält sich auch hier so, dass das Prinzip zunächst banal erscheinen mag, es aber in den jeweiligen, oft doch sehr schwierigen Situationen nicht ist und schnell an Komplexität gewinnt, da es öfter mit einem oder mehreren der anderen Prinzipien in Konflikt geraten kann.

Papier ist geduldig und in der Theorie sehen die Dinge erfahrungsgemäß doch meistens anders aus, als sie tatsächlich liegen. Die Medizin bildet hierbei keine Ausnahme. Man kann Eide und Gelöbnisse formulieren, Prinzipien und Regeln aufstellen, Handlungen beschreiben und analysieren, doch die Unsicherheit bleibt. Das Leben ist nicht immer fassbar und die ärztliche Entscheidung war, ist und wird immer schwierig sein. Es kommt also auf jeden Einzelnen an, sich der Verantwortung bewusst zu werden, sich entsprechend selbst zu entwickeln, um sie schultern zu können und durch das eigene Wirken eine positive Kraft in der Welt zu sein.

12 Beschäftigung mit dem Menschen

12.1 Betrachtung des Menschen als Ganzes

PERSÖNLICHE ERFAHRUNGEN

In einer meiner Famulaturen gab es wie so oft eine Neuaufnahme auf die internistische Station. Ich wurde beauftragt, eine Anamnese durchzuführen und dem Patienten Blut abzunehmen. Als ich in das Zimmer kam, fand ich einen Herrn mittleren Alters scheinbar schlafend und abwesend im Bett liegend vor, der Geruch nach Alkohol im Zimmer war überwältigend. Ein kurzer Blick in die Akte unterstrich dieses Bild, der Aufnahmegrund war mit Alkohol-Intoxikation angegeben und dies, wie die Schwestern auf Station meinten, schon zum wiederholten Male. Mein erster, reflexartiger Gedanke war also: „Ein weiterer Alkoholiker, der sich regelmäßig ins Koma säuft und sich dann auf Station wieder zusammenflicken lässt, nur um dasselbe Spielchen anschließend wieder von vorne zu beginnen". Eine Anamnese konnte ich an diesem Tag nicht durchführen, der Patient war nicht zu wecken und auch die Blutentnahme hat er wohl nicht gespürt, jedenfalls hat er nicht auf den Einstich reagiert. Als ich einen Tag später wieder ins Zimmer kam, fand ich denselben Mann in relativ gepflegtem und wachen Zustand vor. Er saß am Tisch und aß sein Frühstück, machte einen geknickten Eindruck und war sehr schweigsam, als schäme er sich für etwas. Ich holte die Anamnese nach und verließ das Zimmer. Am nächsten Tag betrat ich abermals das Zimmer, der Patient war aber schon entlassen. Ich fragte die Schwestern, wann und warum der Patient entlassen wurde und ob man ihm während des Klinikaufenthaltes nun ausreichend weiterhelfen hatte können. Eine der älteren und erfahreneren Schwestern nahm mich beiseite und erzählte mir in Kurzfassung die Lebensgeschichte des Patienten:

Der Mensch, den ich im ersten Moment als nur einen weiteren, verlotterten Alkoholiker wahrgenommen hatte, war ein erfolgreicher Jurist und Richter gewesen, in dessen Leben alles auf Erfolg, Glück und Reichtum hingedeutet hatte. Er war respektiert und hochangesehen und wohnte mit seiner Frau und drei Kindern in einer Stadtvilla. Sein Weg nach oben schien unaufhaltsam, bis zu dem Tag, an dem er einen Mann fälschlicherweise wegen Mordes verurteilte und damit dessen Leben zerstörte. Dieses Fehlurteil verkraftete er nie, begann zu trinken, verlor seine Stelle als Richter, dann sein Geld. Seine Frau verließ ihn. Seitdem schlage er sich mit Staatshilfen und Unterstützungen durch, das Trauma dieses schicksalhaften Urteils und seine Trinksucht habe er bis heute nicht überwunden.

Ich war zunächst schockiert ob dieser Geschichte und erschrocken über meine so falsche, erste Einschätzung. Ich hatte den Blick für das Ganze verloren und nicht mehr bedacht als das, was ich auf den ersten Blick gesehen hatte. Wie viel besser wäre wohl ein Gesundheitssystem, in dem mehr Platz und Zeit für Dinge wie Fürsorge und Empathie wäre?

Der Mensch und das, was einen Menschen als Ganzes ausmacht, ist mehr als das auf den ersten Blick Sichtbare. Auch der Mediziner, der vielleicht vorrangig das Symptom als definierendes Element des Patienten sieht, sollte und muss diese Sichtweise überdenken. Ein menschliches Leben ist gefüllt mit persönlichen Erfahrungen, Gedanken, Gefühlen, Erinnerungen, Beziehungen, Empfindungen, Vorlieben, Meinungen usw., deren Fülle,

Vielzahl und **Komplexität** keinesfalls unterschätzt werden darf und nicht auf einem Arzt-brief oder einem Zettel mit Laborwerten Platz findet. Um diese **nicht quantifizierbaren** Dinge trotzdem besser erlebbar machen zu können und um besser mit ihnen umgehen zu können, brauchen wir **soziale Fähigkeiten**, die uns einen zwischenmenschlichen Aus-tausch auf dieser Ebene ermöglichen.

Sozial-emotionale Kompetenzen sind relativ schlecht greif- und quantifizierbar. Es erscheint allerdings sinnvoll, dass, in Hinblick auf das spätere Tätigkeitsfeld, auch solche Kompetenzen von (werdenden) Medizinstudierenden gefordert werden, da sie notwendig sind, um den Menschen als Ganzes betrachten zu können. Mediziner treten jeden Tag in Kontakt mit Menschen und sehen sich mit Situationen konfrontiert, die einen richtigen Umgang und sozial-emotional intelligentes Entscheiden erfordern, sei es bei einer durch-dachten Anamnese, einem Aufklärungsgespräch oder dem Gespräch mit den Angehöri-gen. Die Rolle, die hier Einfühlungsvermögen, sowie soziale und emotionale Intelligenz spielen, wird zwar gemeinhin oft diskutiert, aber generell eher schlecht gefördert, gelehrt und unterstützt.

Da Menschen komplizierte und komplexe soziale Wesen sind, sollte diesem Umstand im Rahmen des emotional intelligenten Umgangs miteinander auch im Alltag so gut wie möglich Sorge getragen werden. Bezogen auf die ärztliche Tätigkeit könnte sich dies bei-spielsweise im Sprachgebrauch gegenüber Patienten niederschlagen: Bezeichnungen wie "Die Niere in Zimmer 105" entsprechen nicht unbedingt einem würdigen Umgang mit einem Menschen als Ganzes und berücksichtigen nicht, dass es mehr gibt, was Patienten als Menschen ausmacht und dass dementsprechend auch dieses Mehr betrachtet werden sollte. Da Sprache eng mit der Psyche und der Sicht auf das Leben verknüpft ist, hat dies nicht nur einen direkten Einfluss auf den Umgang mit anderen Menschen, sondern auch einen indirekten, indem sich die Wahrnehmung selbst ändert.

An dieser Stelle soll auch das **Biopsycho-soziale Modell** der Medizin Erwähnung finden, das besagt, dass die biomedizinisch-naturwissenschaftliche Betrachtungsweise um die Körper-Seele-Einheit erweitert wer-den sollte, um ein möglichst umfassendes Bild vom Menschen, seiner Funktionsweise und seinen Krankheiten zeichnen zu können (➤ Abb. 12.1). Dieses Modell liegt vor allem auch den psychologischen Theorien zur Kog-nition und den sozial-emotionalen Fähigkei-ten des Menschen zugrunde, die unbedingt miteinbezogen werden müssen, wenn wir den Menschen als Ganzes betrachten wollen.

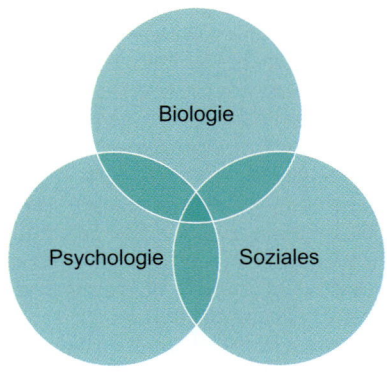

Abb. 12.1 Das Biopsychosoziale Modell [L231]

INFO

Das **Biopsychosoziale Modell** sieht sich als mittlerweile notwendige Ergänzung zum biomedizinisch-naturwissenschaftlichen Ansatz in der Medizin. Es besagt, dass die naturwissen-schaftlich geprägten Vorstellungen zum menschlichen Körper und der Entstehung seiner Krank-heiten um die sog. Körper-Seele-Einheit (*body mind unity*) erweitert werden müssen, um einen möglichst ganzheitlichen Blick auf Gesundheit und Pathologien des Menschen erlangen zu kön-nen. Psychische Vorgänge haben hierdurch immer eine physiologische Entsprechung. Der Mensch kann auch nicht mehr als alleinstehende Entität betrachtet werden, sondern muss immer im Kontext mit Körper, Seele und Umwelt, in die er eingebettet ist, bewertet werden. Hieraus ergeben sich natürlich auch Konsequenzen für Diagnostik, Therapie und Behandlung sowie auch für das Arzt-Patienten-Verhältnis. Es ist Aufgabe des Arztes, alle Faktoren in seine Überlegungen mit einzubeziehen und dementsprechend anzuwenden.

Darüber hinaus sind eben genau diese Kompetenzen gute und wichtige Fähigkeiten für mündige Menschen im Allgemeinen. Wir sind alle an einem guten und angemessenen Umgang interessiert, der ein angenehmes Miteinander der Menschen möglich macht. Gesellschaftliche Stabilität und Produktivität sind in hohem Maße auch von umfassender Bildung der Menschen abhängig, die nicht nur Fachwissen beinhaltet, wie im obigen Zitat angedeutet. Nicht nur deshalb ist es wichtig, dass sich jeder Mensch die Entwicklung dieser Fähigkeiten zum Ziel setzt und gerade junge Menschen das Studium als Lebensabschnitt begreifen, in dem sie sich mit **kritischem und immer fragendem Blick** mit sich selbst und mit ihrem Umfeld auseinandersetzen sollten, um später einen Beitrag zum Wohle aller Menschen leisten zu können.

TIPPS & TRICKS

- Die Medizin berührt jeden Lebensbereich eines Menschen, da sie das Leben selbst betrifft. Auch ihr solltet euch daher mit der Gesamtheit dieser Dinge auseinandergesetzt haben, um euch der Tragweite des Agierens auf diesem Feld bewusst zu werden.
- Macht euch zu jedem Zeitpunkt klar, dass ihr (mit einem Patienten) zu jedem Zeitpunkt einen echten Menschen aus Fleisch und Blut mit echten Gefühlen und einer eigenen Geschichte vor euch sitzen habt. Und bekanntlich gibt es da viele Dinge, die man auf den ersten Blick vielleicht nicht erwartet hätte.
- Versucht, immer mehr zu sehen, als ihr müsst. Das beste Werkzeug hierfür ist die Frage. Stellt kritische und auch unangenehm und unkonventionell anmutende Fragen. Ein wirklich gutes Pferd springt eben nicht nur so hoch, wie es muss, sondern höher.

12.2 Beschäftigung mit Leben und Tod

PERSÖNLICHE ERFAHRUNGEN

Im zweiten Semester meines Studiums stand der Kursus der makroskopischen Anatomie, der große Präparierkurs (kurz „Präpkurs") an. Im Zuge von mehreren Wochen sollten wir jeweils in Gruppen an einem Körperspender arbeiten und am Ende einen menschlichen Körper in drei großen Abschnitten (Bewegungsapparat, innere Organe, Kopf-Hals) komplett seziert haben. Schon zu Beginn des Studiums war mir beim Gedanken daran sehr mulmig zumute, schließlich macht man so etwas nicht alle Tage und man muss lernen, eine Vielzahl von Eindrücken zu verarbeiten und diese absolute Grenzerfahrung zu meistern. Für viele von uns sollte dies die erste echte Begegnung mit dem Tod sein und zum Glück wurden wir langsam und behutsam an das Thema Körperspende, Tod und Sterben herangeführt: In einer Anatomievorlesung vor dem Beginn des Kurses wurde ein abgedeckter Körperspender in das *Theatrum Anatomicum* geschoben, der Dozent erklärte uns, wie man Körperspender wird (ein Prozess, der schon zu Lebzeiten vertraglich festgehalten wird), er beschrieb die technischen Vorgänge bei der Fixierung und ging auch auf den ethisch korrekten Umgang mit dem Präparat während des Kurses ein. Er ermahnte uns außerdem, nicht zu vergessen, dass dies ein Mensch gewesen sei und dies auch noch immer wäre, auch wenn sein Menschsein nun nicht mehr unbedingt an seinen Körper gebunden sei, sondern vielmehr in dem weiterlebe, was er in der Welt und bei den Menschen an Erinnerungen hinterlassen habe und dieses Erbe zu jedem Zeitpunkt zu schätzen und zu wahren sei.

Gleich zu Beginn des Kurses wich das mulmige Gefühl einer absoluten Faszination für die Sache. Das Präparieren war sozusagen nur eine Tür zu einem ganzen Universum neuer Gedanken und Erfahrungen, in dem alles zusammenhing. Physik, (Bio-)Chemie, Evolution, Biologie, Medizin, Psychologie, Soziologie, alles, was das Leben umfasst, schien miteinander verbunden zu sein. Zu diesem ganzen Komplex gehört nun aber auch das Sterben und der Tod, und nie wurde mir das klarer und bewusster als in diesen Momenten im Präpariersaal. Was vor vielen Jahren als kleiner, unschuldiger Säugling in den Armen der Mutter begann, ein Leben voller Erfahrungen und Geschichten noch in der Zukunft, hat sein Ende auf einem kalten, harten Tisch in der Anatomie gefunden. Dies hat für mich einiges in die richtige Perspektive gerückt: Ob in der Anatomie oder im Sarg, am Ende liegen wir alle dort.

Wir sind nur eine kurze Zeit lang Gast auf dieser Welt, daher gilt es, die Augen für die wirklich wichtigen Dinge zu öffnen und das Leben, auch das der anderen, zu ehren und zu respektieren. Das Auseinandersetzen mit der Vergänglichkeit ist der Schlüssel hierzu.

Leben und Tod sind untrennbar miteinander verbunden, der Beginn, das Aufkommen des Lebens an sich bedeutete die Einführung des Konzepts „Tod". Eine der Aufgaben der Medizin und einer der Gründe für ihr Bestehen ist es jedoch, den Tod hinauszuzögern und darüber hinaus das Leben der Menschen besser zu machen, ihre Lebensqualität zu verbessern oder ihre Schmerzen zu lindern. Ultimativ ist der Tod, der eigene wie auch der von anderen Menschen, **unausweichlich**, weshalb man lernen muss, mit ihm und der Vergänglichkeit aller Dinge umzugehen. Auch dies trägt sicher zur Reife eines Charakters bei und kann, richtig eingesetzt, sogar als Antrieb dienen, denn nur die **Vergänglichkeit** vermag, die Dinge und Momente in die richtige Perspektive zu setzen und ihnen damit Sinn zu verleihen.

Einer der Berührungspunkte mit dem Tod während der Ausbildung zum Mediziner ist der sehr eindrückliche **Präparierkurs**. Hier kommen angehende Mediziner oft erstmals mit dem Tod in Kontakt und sind dazu gezwungen, sich intensiv mit der Thematik zu befassen.

13 Einfluss des Medizinstudiums auf die Persönlichkeitsentwicklung

Die Persönlichkeit eines Menschen selbst wie auch ihre Entwicklung und Beschreibung sind höchst komplizierte, ja sogar komplexe Dinge. Es ist unmöglich, DIE perfekte Persönlichkeit für Medizinstudierende, Ärzte oder Menschen ganz allgemein zu skizzieren; jeder Mensch ist unterschiedlich strukturiert und das ist auch gut so. Einige wenige Aspekte der manifesten Ausprägungen dieser Komplexität wurden jedoch durch die Wissenschaften untersucht und haben mittlerweile auch den Weg in unseren Alltag und seinen Sprachgebrauch gefunden. Als wissenschaftliche Grundlage für die Beschreibung der Persönlichkeit und ihrer Entwicklung soll daher an dieser Stelle kurz das Persönlichkeitsmodell der **„Big Five"** erläutert werden.

13.1 Das Big-Five-Persönlichkeitsmodell

PERSÖNLICHE ERFAHRUNGEN

Zu Beginn meines Studiums stand ich gedanklich vor einem riesigen, schier unbezwingbar anmutenden Berg an Anforderungen, Ängsten und Herausforderungen. Neues Umfeld, Prüfungen, Staatsexamina, Grenzerfahrungen wie Präpkurs oder Patientenkontakt flößten mir einen riesigen Respekt ein. Bei genauerer Betrachtung beobachtete ich jedoch Folgendes: Dies war weder eine neue noch eine außergewöhnliche Situation. Meiner Erfahrung nach steht man im Leben sehr oft an diesem Punkt, die zu bewältigende Aufgabe scheint in den eigenen Gedanken riesig zu sein und man neigt dazu, sich in diesen Gedanken zu verlieren, indem man sie immer weiterspinnt und die Herausforderung fast unendlich aufbauscht. Die Realität hingegen sieht fast immer anders aus als in diesem Gedankengebäude. Dies ist auch logisch, denn alles Nachdenken kann im Voraus die Realität nicht abbilden. Sie mag schlimmer oder besser sein, aber fast immer ist sie viel leichter zu bewältigen, als der Berg in den Gedanken zu bezwingen ist. Jede Reise besteht aus vielen kleinen Schritten, die man jeden für sich gesehen gut bewältigen kann, aber nicht sieht, wenn man immer nur zur Spitze des Berges schaut. Rückblickend kann ich sagen, dass dies für mich jedenfalls der Schlüssel zum Erfolg war: Blick nach unten und loslaufen, nicht zu viel nachdenken. Erst oben angekommen und indem man zurückblickt, erkennt man den zurückgelegten Weg und wie sich die eigene Persönlichkeit entwickelt und geformt hat. Ein gutes Beispiel war für mich der Präpkurs. Im ersten Semester drehten sich meine Gedanken sehr oft um diesen noch in der Ferne liegenden Kurs und die damit verbundenen Anforderungen. Aber all die Angst war wie weggeblasen und die ganze Quälerei im Vorfeld unnötig geworden, als ich den ersten Schnitt am Präparat setzte und die Angst einer unermesslichen Faszination wich, sodass ich sogar Tutor wurde und im Jahr darauf selbst Studierende am Seziertisch anleitete und den Kurs nun als eine der prägendsten Erfahrungen meines Lebens bezeichne. Anscheinend habe ich mich entwickelt.

Wie bereits ausgeführt, sind die menschliche Persönlichkeit und ihre Erfassung höchst komplexe Dinge, was folglich auch die wissenschaftliche Betrachtung und Untersuchung immens erschwert.

Trotzdem wurde nach langer Entwicklungsgeschichte ein Modell formuliert, das zum Standardmodell in der Persönlichkeitsforschung avancierte: Die „Big Five". Diesem liegt die Annahme zugrunde, dass sich Persönlichkeitsmerkmale eines Menschen in der Sprache niederschlagen, sich die Unterschiede zwischen Persönlichkeiten also in Sprache ausdrücken und beobachten lassen würden. Eine umfassende Faktoranalyse von Listen mit Tausenden von Begriffen führte schließlich zu einer Differenzierung von fünf **stabilen, weitgehend kulturunabhängigen Faktoren**, die besser als *Dimensionen* zu bezeichnen sind, da sie jeweils ein Spektrum repräsentieren, auf denen sich die unterschiedlichen Ausprägungen der jeweiligen Eigenschaft erfassen lassen (➤ Abb. 13.1, ➤ Abb. 13.2).

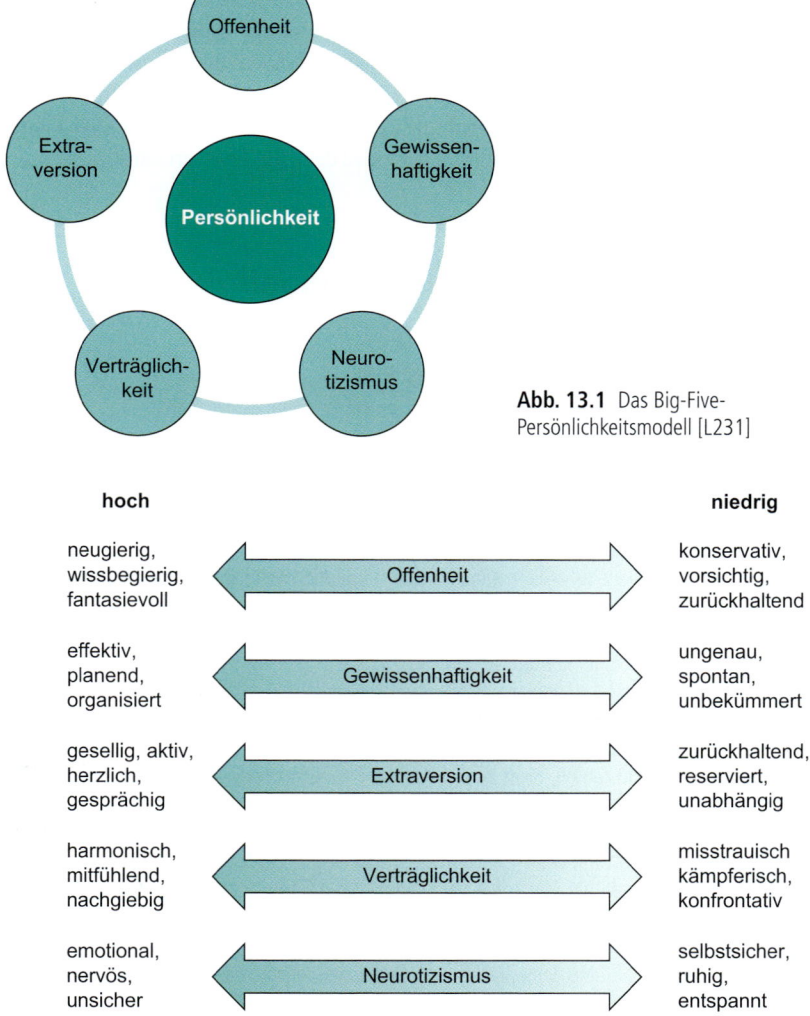

Abb. 13.1 Das Big-Five-Persönlichkeitsmodell [L231]

Abb. 13.2 Die unterschiedlichen Ausprägungen der Dimensionen [L231]

Die fünf Dimensionen sind:

- **Offenheit für Erfahrungen** (*Openness to experience*): Neigung zur Wissbegierde, Interesse an neuen Erlebnissen, Eindrücken und Erfahrungen
- **Gewissenhaftigkeit** (*Conscientiousness*): Neigung zur Disziplin, Selbstkontrolle, Zuverlässigkeit, Genauigkeit und Zielstrebigkeit
- **Extraversion** (*Extraversion*): Neigung zur Geselligkeit und zum Optimismus, Empfänglichkeit für Anregungen und Aufregungen
- **Verträglichkeit** (*Agreeableness*): Neigung zum Altruismus, zur Kooperation und zur Nachgiebigkeit
- **Neurotizismus** (*Neuroticism*): Neigung zur emotionalen Labilität, Ängstlichkeit und Traurigkeit

Es wird angenommen, dass sich jeder Mensch auf den Skalen dieser fünf großen Dimensionen einordnen lässt. Wird dieses Modell zugrunde gelegt, können mit unterschiedlichen Ausprägungen in unterschiedlichen Kombinationen unendlich viele verschiedene Persönlichkeiten beschrieben werden, da sich jedem Menschen eine spezifische Position auf den jeweiligen Skalen zuordnen lässt. Es lassen sich allerdings Muster beobachten, die eine Zuordnung und Zusammenfassung von Persönlichkeiten zu verschiedenen, häufiger vorkommenden Persönlichkeitsprofilen zulassen. Die Menschen sind dadurch allerdings keinesfalls „gleich", da diese Muster keine starren Werte auf der Skala sind, sondern ebenfalls auf einen Wertebereich erweitert werden.

Ungefähr 50% der zwischenmenschlichen Unterschiede können hierbei durch genetische Einflüsse erklärt werden. Die **Heritabilität**, ein Maß für die Erblichkeit von Eigenschaften, liegt folglich bei etwa 0,5 und ist damit als hoch einzustufen.

Wie lässt sich nun der Bezug zum Alltag und zum einzelnen Menschen herstellen? Wie bereits gesagt, gibt es nicht DIE perfekte Persönlichkeit, die sowieso, auch wenn es sie gäbe, keinen Maßstab darstellen sollte. Nichtsdestotrotz gibt es immer Charakterzüge, an denen man arbeiten kann, um sich selbst und in diesem Fall auch anderen Menschen das Leben zu erleichtern.

Ein guter Ausgangspunkt ist eine ehrliche **Selbstreflexion**, hier ist die sprichwörtliche Selbsterkenntnis tatsächlich der erste Schritt zur Besserung. Nur eine realistische Einschätzung der eigenen Persönlichkeit und der Stärken und Schwächen kann eine Grundlage für Veränderung schaffen. Auch fällt es Menschen damit sicher leichter, Einflüsse, die aus dem Umfeld einwirken, besser einzuschätzen und ihre Verarbeitung zu erleichtern. Unter Umständen erlebt man hier eine sog. **Kognitive Dissonanz**.

INFO

Die **Kognitive Dissonanz** ist ein Konzept aus der Psychologie und beschreibt einen unangenehmen Gefühlszustand, der dadurch zustande kommt, dass grob gesagt „innere" und „äußere" Welt eines Menschen nicht in Einklang miteinander stehen. Die Dissonanz und das damit verbundene unangenehme Gefühl wurzeln also in einem **Spannungszustand** zwischen verschiedenen Kognitionen wie Gedanken, Überzeugungen, Werten, Gefühlen, Entscheidungen, Handlungen usw. Eine kognitive Dissonanz kann beispielsweise dann entstehen, wenn eine Handlung nicht in Einklang mit einer Überzeugung steht.

Sie kann folglich als **Indikator** für Veränderungsbedarf gesehen werden.

TIPPS & TRICKS

- Führt **ehrliche Gespräche mit euch selbs**t und versucht, euch selbst realistisch und ehrlich einzuschätzen. Hilfreich könnten hierbei beispielsweise auch verschiedene Tests (auch online) zu den Big Five sein.
- Lasst euch auch einmal von Freunden, Familie oder Bekannten einschätzen, bittet hierbei um ehrliches Feedback, um die Sicht nicht durch Sympathie zu verzerren.
- Haltet dies am besten **schriftlich** fest und wiederholt dies in regelmäßigen Abständen, um eure Entwicklung ein wenig zu verfolgen und gegebenenfalls zu steuern.
- Überlegt euch, wie eine gewünschte Veränderung aussehen soll und setzt euch zur Erreichung des **großen Ziels** kleinere Ziele, die leichter zu erreichen sind.
- Hört auf euer **Bauchgefühl**. Analysiert die Situation und versucht zu verstehen, wie und warum es zustande gekommen ist. Kognitive Dissonanz ist ernst zu nehmen und kann nur dann aufgelöst werden, wenn diesem Gefühl nachgegangen wird.
- Weiterhin hilfreich kann ganz allgemein das Aufschreiben von Erfahrungen nach einem selbst definierten Zeitabschnitt (z. B. Abiturvorbereitung, Pflegepraktikum, o.Ä.) mit der Frage „Was habe ich gelernt, was kann ich daraus lernen und ableiten?". Das **Strukturieren und Reflektieren** der Erfahrungen können beim Analysieren des eigenen Verhaltens und bei der Formulierung von neuen Zielen von großer Bedeutung sein.

Wie bereits zu Anfang des Buches gesagt: Nur, wer weiß, woher er kommt, kann wissen, wohin er geht.

13.2 Mentale Kapazitäten/Anforderungen

Wie deutlich wird, sind der Arztberuf und das Studium mit einer ganzen Reihe von Anforderungen verbunden, die wiederum einiges an (mentalen) Kapazitäten fordern, um erfüllt werden zu können. Wie es sich auch bei anderen Aspekten verhält, sind diese untereinander verbunden, hängen zusammen und beeinflussen sich wechselseitig. Es gilt daher nicht nur, einzelne Punkte zu entwickeln, sondern den Menschen und die Persönlichkeit als Ganzes. Wir wollen uns im Folgenden mit einigen dieser Kapazitäten und Anforderungen beschäftigen, auf die ihr besonderes Augenmerk legen solltet.

Disziplin und Durchhaltevermögen

Klingt wie ein Klischee, ist auch eines. Aber eines, das mehr als nur ein bisschen Wahrheit beinhaltet. Es mag zwar plump und vereinfacht klingen, aber um Arzt zu werden und Arzt zu sein, ist eine gehörige Portion **Disziplin und Durchhaltevermögen** erforderlich. Die ungeheure Stoffmenge, die schon im Studium zu bewältigen ist, lässt sich nur dann nachhaltig und fruchtbar bearbeiten, wenn man Disziplin an den Tag legt und sich diese Eigenschaft, falls (noch) nicht vorhanden, versucht anzueignen. Ebenso wichtig ist es, diese Disziplin über einen längeren Zeitraum aufrecht zu erhalten.

TIPPS & TRICKS

Wir wollen euch hier ein paar Werkzeuge an die Hand geben, die euch dabei unterstützen können, disziplinierter und konsequenter zu werden:

- **Pläne:** Das Erstellen von Wochen-, Tages- oder Lernplänen kann das kontrollierte und strukturierte Vorgehen immens erleichtern. Der Vorteil hierbei ist, dass ihr euch eine für euch sinn- und maßvolle Aufteilung eurer Zeit frei (!) zurechtlegen könnt. Schreibt euch dies auf! Ein schriftliches Fixieren dieser Gedanken und Pläne hilft ungemein, geistige Kapazitäten für die konkreten Tätigkeiten freizumachen, anstatt im Chaos der vielen Aufgaben und Anforderungen zu versinken.
- **Belohnungen:** Nachdem ihr euch eure Ziele in kleinere Unterziele unterteilt und strukturiert habt, könntet ihr euch immer beim Erreichen eines dieser Etappenziele „belohnen". Die Belohnung hängt dabei natürlich stark von euren persönlichen Präferenzen ab und kann von einem Gummibärchen pro gelesenem Absatz über eine Pause alle 25 Minuten („Pomodoro-Technik") bis hin zu einer Folge der Lieblingsserie nach einem Lerntag alles sein. Eurer Kreativität sind hierbei keine Grenzen gesetzt, achtet allerdings auf ein gesundes Verhältnis von Arbeit und Produktivität zu Belohnung.
- **Motivation:** Macht euch immer wieder klar, warum ihr tut, was ihr tut. Hättet ihr keinen Grund dafür gehabt, hättet ihr wahrscheinlich kaum damit angefangen, und sich Widrigkeiten (z. B. mit Hilfe der Disziplin) zu stellen wird fast immer in der Zukunft Früchte tragen. Sich die Motivation für das übergeordnete Ziel immer wieder zu vergegenwärtigen hilft, wenn man dieses Ziel im Chaos des Alltags nicht immer klar im Blick hat. Die Wahrscheinlichkeit durchzuhalten steigt steil an, wenn man sich die Motivation immer wieder vor Augen hält.
- **Sport:** Sport soll hier als Beispiel und Metapher, aber auch als gutes Werkzeug Erwähnung finden. Erfahrungsgemäß lässt sich Disziplin bei „körperlichen" Aktionen einfacher durchhalten als bei „geistigen", da die Ergebnisse sicht- und damit greifbarer sind, das Erfolgserlebnis also in der näheren Zukunft liegt und die Veränderung spürbarer macht. Wenn ihr euch ein bestimmtes sportliches Ziel setzt, wisst ihr ganz genau, was zu tun ist (z. B. regelmäßiges Training) und könnt die Konsequenzen eurer Handlungen direkt beobachten (z. B. die unterschiedlichen Resultate nach einem Monat regelmäßigem Training und guter Ernährung

im Gegensatz zu keinem Training und schlechter Ernährung). Gleiches gilt auch für „geistige" Arbeit und das Entwickeln von Persönlichkeit und Fähigkeiten, nur dass hier die Ergebnisse ein bisschen schlechter greifbar sind. Versucht trotzdem, euch diese klarzumachen (z. B. Bestehen des TMS/MedAT, des Physikums, der nächsten Klausur, etc.).
- Sport ist natürlich zusätzlich ein guter Ausgleich zum vielen Lernen, Sitzen und Stehen.

Was in der Vorbereitung auf das Studium beginnt und sich im Studium fortsetzt, zieht sich bis ins Berufsleben eines Arztes: Um den ohnehin schon vollen Arbeitstag meistern und dazu bei wissenschaftlichem Fortschritt bezüglich Diagnostik, Therapie und Patientenversorgung ständig auf dem neuesten Stand bleiben zu können, ist ebenfalls ein hohes Maß an Disziplin vonnöten – vorausgesetzt, man hat einen hohen Anspruch an das eigene Handeln und das Wohl der Patienten.

Resilienz

Der Begriff der Resilienz bezeichnet die **psychische Widerstandsfähigkeit** eines Menschen, also die Fähigkeit, Krisen und salopp gesagt „Schicksalsschläge" zu meistern, sich also den Widrigkeiten des Lebens erfolgreich zu stellen. Darüber hinaus schließt eine hohe Resilienz sogar die Fähigkeit mit ein, gestärkt aus solchen Situationen hervorzugehen, indem persönliche Ressourcen sinnvoll genutzt werden. Das Gegenteil am anderen Ende des Spektrums ist die sog. **Vulnerabilität**, also die psychische Verletzbarkeit. Menschen haben erfahrungsgemäß unterschiedliche Widerstandskräfte und damit ein unterschiedliches Maß an Resilienz (und Vulnerabilität). Es wird deutlich, dass eine gut ausgeprägte Resilienz im Studium oder im Arztberuf (und auch im Leben!) von enormer Bedeutung sein kann, da hier des Öfteren **Grenzerfahrungen** gemacht werden, eine enorme Verantwortung geschultert werden muss und Krisen bewältigt werden müssen. Die Resilienz befähigt einen Menschen an dieser Stelle, nicht unter dem Druck zusammenzubrechen, sondern weiterhin handlungsfähig zu bleiben.

Der Begriff fügt sich gut in das schon oben erwähnte Persönlichkeitsmodell der „Big Five" ein, da er, obwohl nicht den fünf großen Begriffen zugehörig, von diesen maßgeblich beeinflusst und erklärt wird. So werden in diesem Modell Menschen als resilient bezeichnet, die einen niedrigen Neurotizimus-Wert und einen leicht überdurchschnittlichen Wert in den anderen Dimensionen aufweisen, eines der drei häufigsten Big-Five-Persönlichkeitsprofile.

Empathie und Sympathie

Empathie und Sympathie sind wichtige Fähigkeiten für einen Mediziner und wichtige Bausteine der Arzt-Patienten-Beziehung, sie sind darüber hinaus aber auch als Mensch im täglichen Leben wichtig und nützlich, wobei sich diese Dinge wieder einmal nicht scharf trennen lassen und sich gegenseitig beeinflussen (➤ Tab. 13.1).

Wichtig ist an dieser Stelle allerdings die Abgrenzung der Empathie zur Sympathie. Diese Begriffe werden oft gleichgesetzt verwendet, bezeichnen aber unterschiedliche Dinge. Unter **Empathie** versteht man die Fähigkeit und Bereitschaft zum Erkennen und Verstehen von Empfindungen, Gedanken, Emotionen, Motiven und Charakterzügen

Tab. 13.1 Sympathie vs. Empathie

Sympathie	Empathie
Grundlage für echte Anteilnahme und dafür, anderen zu helfen	Fähigkeit zur emotionalen Resonanz, Fähigkeit zur Einnahme der Sichtweise anderer
mit positiver Gemütserregung	ohne (positive) Gemütserregung
in erheblichem Maße durch Gefühle beeinflusst und subjektiv gefärbt, assoziiert mit prosozialem Verhalten	ohne subjektive Wertung durch Gefühle

anderer Personen. Man kann sie also auch als Kompetenz der emotionalen Resonanz anderer bezeichnen. Die Grundlage für die Empathie bildet die **Selbstwahrnehmung**: Ein Mensch hat ein umso höheres empathisches Vermögen, je bewusster ihm die eigenen Emotionen sind. Die Empathie an sich ist nicht, wie weitläufig angenommen, mit einer positiven Gemütserregung verbunden, sondern bezeichnet tatsächlich nur die beschriebene Fähigkeit, die ohne Wertung und Färbung durch Gefühle auskommt. Sie bezeichnet also keineswegs ein Sich-Gleichmachen mit (in diesem Fall) dem Patienten und seinem Leiden, sondern ein Einfühlen, das gleichzeitig eine professionelle Distanz wahrt.

Eng verbunden hiermit ist die **Sympathie** oder das **Mitgefühl**, das aber laut neuerer Hirnforschung eine klar abgrenzbare soziale Emotion darstellt. Mitgefühl geht mit einer echten positiven Gemütserregung einher und ist mit Belohnung, Zugehörigkeit und prosozialem Verhalten assoziiert. Es bildet die Grundlage für echte Anteilnahme und für die Bereitschaft, anderen zu helfen. Die Empathie ist also die Voraussetzung für die Sympathie, beide werden aber teilweise von unterschiedlichen biologischen Systemen und Hirnstrukturen unterstützt.

Beide sind folglich auch von enormer Bedeutung bei der Entwicklung einer **Ethik** und eines **moralisch richtigen Verhaltens** gegenüber anderen Menschen.

Teamarbeit

Auch dieser Punkt mag einem gebetsmühlenartig wiederholten Klischee gleichen, aber die **Teamarbeit und Teamfähigkeit** sind elementare Bestandteile der Anforderungen und mentalen Kapazitäten. Wer in der Medizin Erfolg haben möchte und dies nicht nur gemessen an eigenen, karrieretechnischen Maßstäben, sondern in Hinblick auf eine gute Patientenversorgung, muss zur Arbeit im Team fähig sein. In einem solch komplexen System, wie es das Gesundheitssystem und auch beispielsweise eine Klinik ist, kann kein Mensch alleine alle Aufgaben übernehmen, sie müssen aufgeteilt werden. Dies erfordert ein gutes Miteinander und eine gute Zusammenarbeit aller Teile dieses Systems.

Ein Team (wie auch immer definiert) ist dann effektiv und erfolgreich, wenn

- es eine **klare Struktur und Führung** besitzt. Dies kann durch eine Hierarchie bewerkstelligt werden, die im Idealfall auf Kompetenz basiert.
- die Mitglieder eine **ähnliche Motivation** haben.
- die Mitglieder **gemeinsame Aufgaben und Ziele** verfolgen. Dieser Punkt ist eng mit dem vorigen verknüpft und leitet sich sozusagen daraus ab. Die Teammitglieder müssen gemeinsam übergeordnete Ziele verfolgen, die zu erreichen sie ähnlich motiviert sind.

- die **Teammitglieder ähnliche Werte haben und gemeinsame Regeln** befolgen. Die Werte hängen eng mit der Motivation zusammen und bilden eine der Grundlagen für die aufgestellten Regeln.
- innerhalb des Teams **klar kommuniziert** wird und **sinnvolle Kooperation** stattfindet. Dies dient der Vermeidung von Fehlern und Missverständnissen, sowie der Rückversicherung und Kontrolle durch die Partner.
- sich die Teammitglieder **gegenseitig schätzen**. Im Idealfall hat jeder seinen Platz im Team und wird für die Erfüllung seiner Aufgaben, für seine individuellen Fähigkeiten und seinen Beitrag zur Arbeit des Teams von den anderen geschätzt.

Kommunikation

Unheimlich wichtig ist beim Stichwort Teamarbeit auch eine gute und klare Kommunikation. Dass dies nicht trivial ist, soll folgendes Beispiel kurz erläutern.

„Können wir den Patienten jetzt umlagern?" scheint wie ein harmloser Satz zu klingen, dessen Botschaft einfach zu sein scheint. Doch ist dies wirklich so? Bei genauerer Betrachtung stecken selbst im einfachsten Satz mehrere Botschaften, die vom deutschen Psychologen und Kommunikationswissenschaftler **Friedemann Schulz von Thun** auf vier „Seiten einer Nachricht" heruntergebrochen wurden (➤ Abb. 13.3):

1. **Sachebene:** Beinhaltet die sachliche Information der Nachricht.
2. **Selbstkundgabe:** Diese Seite einer Nachricht ist ein Ausdruck der persönlichen Absichten und Gefühle des Sprechers, trifft also eine Aussage über den Sender der Nachricht.
3. **Beziehungsseite:** Übermittelt eine Botschaft, die eine Aussage trifft über das Verhältnis zwischen Sender und Adressat der Botschaft.
4. **Appellseite:** Beschreibt den in der Nachricht enthaltenen, konkreten Aufruf an den Gesprächspartner

Im Falle unseres Beispiels also:

1. „Ich hielte es für richtig, den Patienten jetzt umzulagern." (Sachebene)
2. „Ich bin bereit, den Patienten jetzt umzulagern." (Selbstkundgabe)
3. „Geht das nicht schneller? Ich bin schließlich der Teamführer." (Beziehungsebene)
4. „Helft mir mal beim Umlagern." (Appellseite)

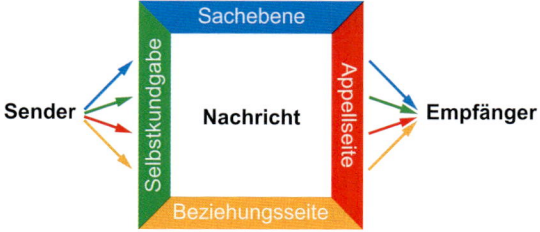

Abb. 13.3 Das Vier-Seiten-Modell nach Friedemann Schulz von Thun [L231]

Es wird deutlich, dass dies die scheinbar einfache Sache deutlich verkompliziert. Hinzu kommt, dass das, was gesendet und empfangen wird, außerdem noch von verschiedenen anderen Dingen wie Laune, Tagesform, persönlicher Beziehung usw. abhängig ist und auch noch auf verschiedenen Ebenen stattfindet, die der österreichische Verhaltensforscher **Konrad Lorenz** beschrieb:

- **verbale Ebene** (Sprache)
- **nonverbale Ebene** (Mimik und Gestik)
- **paraverbale Ebene** (Tonfall, Betonung, „Unterton")

Er stellte außerdem einige Kommunikationsregeln auf, die gerade bei der Kommunikation im professionellen Umfeld immer im Hinterkopf behalten werden sollten:

- „Gedacht heißt nicht gehört."
- „Gesagt heißt nicht gehört."
- „Gehört heißt nicht verstanden."
- „Verstanden heißt nicht einverstanden."
- „Einverstanden heißt nicht angewandt."
- „Angewandt heißt nicht beibehalten."

Diese Gedanken zur Kommunikation machen deutlich, wie kompliziert die Kommunikation sein kann und welche Gefahren für Missverständnisse (mit eventuell schwerwiegenden Folgen) sie bieten kann.

TIPPS & TRICKS

- Seid euch zu jedem Zeitpunkt bewusst, dass es verschiedene Seiten einer Nachricht gibt, die zusätzlich auch noch auf unterschiedlichen Ebenen gesendet werden können. Zur Kommunikation gehören per definitionem zwei oder mehr Leute, die Zahl der Faktoren und die Komplexität der Situation steigen hierdurch nur noch mehr an.
- Habt dies im Hinterkopf und versucht deshalb, dies in eure Kommunikation mit einzubeziehen und **so klar wie möglich zu kommunizieren.**
- Ein guter Anhaltspunkt hierfür sind die o.g. Kommunikationsregeln von Konrad Lorenz.

Verantwortung/Rückgrat/Durchsetzungsvermögen

PERSÖNLICHE ERFAHRUNGEN

Im Pflegepraktikum hatte ich mich mit einem Assistenzarzt angefreundet, der seine Stelle erst kürzlich angetreten hatte und nun als Stationsarzt eingeteilt war. Einmal in der Woche war Oberarztvisite auf Station, vor der sich alle immer ein wenig fürchteten, da dieser als besonders harter Hund galt. Bei einer dieser Visiten durfte ich mitlaufen und wurde Zeuge eines interessanten und sehr lehrreichen Schauspiels: In jedem Zimmer wurden die jeweiligen Patienten dem Oberarzt durch den Stationsarzt vorgestellt, der sich daraufhin kurz mit den Patienten unterhielt und mit ihnen im Beisein des Stationsarztes das weitere Vorgehen besprach. Einen der Patienten kannte der Oberarzt wohl schon länger, war aber, was dessen Zustand betraf, nicht mehr auf dem aktuellen Stand. Beim Gespräch mit dem Patienten wurde er also wegen fehlender Informationen höflich, aber bestimmt vom neuen und jungen Assistenzarzt unterbrochen und korrigiert. Die Stimmung im Raum kippte augenblicklich, da alle nun erwarteten, dass sich der Oberarzt in seiner Autorität und Kompetenz angegriffen fühlen würde, zumal er von einem Neuling korrigiert worden war. Nichts dergleichen geschah. Das Gespräch wurde fortgeführt und vor dem Patientenzimmer meinte der Oberarzt zum Stationsarzt ganz beiläufig, „Gut gemacht, Kollege", was so ziemlich dem höchsten jemals durch einen Oberarzt ausgesprochenen Lob entspricht. Nach der Visite fragte ich den Stationsarzt, ob er denn keine Angst gehabt hätte und warum er dem Oberarzt so kurzerhand widersprochen habe. Er antwortete: „Natürlich hatte ich Angst. Aber die gilt es zum Wohle aller zu überwinden. Es geht hier nicht um Persönliches, sondern um die Gesundheit von Menschen. Deshalb haben wir studiert und deshalb sind wir hier. Dies war kein Angriff auf seine Autorität, sondern geschah nach meinem besten Wissen und Gewissen, außerdem höflich, respektvoll und vor allem sachlich. Ich trage die Verantwortung für mein Denken und auch mein Handeln, so wie es jeder hier tut. Und deshalb muss ich mich auch mir selbst gegenüber rechtfertigen können. Hätte ich nicht widersprochen, hätte ich meine eigene Integrität verletzt. Auch wenn sie es widerwillig tun, Menschen respektieren dich für das, was du respektierst."

Eng verbunden mit dem vorigen Punkt der guten Kooperation und Kommunikation ist das Übernehmen **von Verantwortung** und das **Durchsetzungsvermögen**. Obwohl sich dies nun auf den Einzelnen bezieht, soll hiermit nicht das „einzelkämpferische" Durchsetzungsvermögen gemeint sein, sondern die Fähigkeit, eigene Einschätzungen und Vorschläge, die auf Wissen und Kompetenz basieren, für alle gewinnbringend einzusetzen. Hierzu gehört auch, Verantwortung für das eigene Denken und Handeln zu übernehmen und Dinge immer zu **hinterfragen** und niemals unkritisch anzunehmen.

In Bezug auf die Teamarbeit bedeutet dies: Jeder Einzelne hat das Recht und sogar die Verpflichtung, sowohl die Kompetenz und das Wissen betreffende wie auch ethisch-moralische Bedenken zu äußern und die eigene Sichtweise darzulegen. Dies garantiert gerade im Team eine Art **gegenseitige Kontrolle**. Besonders wichtig ist hierbei, wie im vorigen Abschnitt beschrieben, die gute Kommunikation.

TIPPS & TRICKS

- Steht für euch und eure Meinung und Auffassung gerade. Dies hat nichts mit Arroganz o.Ä. zu tun, sondern ist euer gutes Recht als eigenständige Persönlichkeiten.
- Stellt Fragen und habt keine Angst vor unqualifizierten und euch eventuell angreifenden Antworten. **Antworten, die eure Frage als dumm oder unqualifiziert abtun oder gar euch als Fragensteller angreifen sollen, machen eine Aussage über den Antwortgeber selbst, nicht über euch oder eure Frage.**

Fähigkeit zur Vernetzung/Übertragung von Lösungsansätzen

„Gib einem Mann einen Fisch, und du ernährst ihn für einen Tag. Lehre einen Mann zu fischen, und du ernährst ihn für sein Leben."

Konfuzius

Wer ein Problem lösen möchte, kümmert sich um die Lösung. Wer viele Probleme lösen möchte, lernt das Denken. Die **Fähigkeit zu Denken** ist ein essenzieller Teil der Fähigkeit zur Problemlösung. Wichtiger Bestandteil dieses Denkansatzes ist die Transferleistung, also die Fähigkeit zur Übertragung von Lösungsansätzen, die sich dann eben nicht nur auf eines, sondern gleich auf mehrere Probleme anwenden lassen. Es ist daher immer besser, sich übergeordnete Konzepte klarzumachen, aus denen man dann für den Einzelfall gültige Aussagen ableiten kann, als zu versuchen, jeden Einzelfall auswendig zu lernen.

TIPPS & TRICKS

Auch wenn das Medizinstudium nicht gerade nach diesem Grundsatz aufgebaut ist, gilt er doch besonders in der Medizin: Wenn man die grundlegenden Funktionen des menschlichen Körpers und seine Systeme und Funktionsweisen sowie seinen Aufbau erst einmal verstanden hat, kann man seine Pathologien viel besser und einfacher verstehen und sich dementsprechend besser um die Linderung und Besserung eines Leidens kümmern. Daher:

- Versucht, strukturell zu denken! Macht euch zum Beispiel zu jedem Zeitpunkt klar, welchen Platz ein gelerntes Stück Wissen in einem größeren Bild einnimmt.
- Lernt so wenig wie möglich Fakten auswendig! Dieser Aufruf mag im Angesicht der schieren Menge der zu bewältigenden und auswendig zu lernenden Fakten des Medizinstudiums zynisch klingen, büßt aber deshalb nichts von seiner Ernsthaftigkeit ein. Natürlich sind Fakten wichtig, vergesst aber dabei nicht, euch zu fragen, warum sie dies sind und ob es nicht auch einen anderen Weg nach Rom gibt. Die Patienten werden es euch danken, da ihr nicht erst Fakt Nummer 73.827 zu Krankheit Nummer 562.344 googeln müsst, sondern das Symptom mit eurem Verständnis für Physiologie erklären könnt.

Leidenschaft

„Wer ein Warum zum Leben hat, erträgt fast jedes Wie."

Friedrich Nietzsche

Die **Leidenschaft** spielt in diesem Zusammenhang eine wichtige Rolle. Warum dies so ist, ist auch leicht ersichtlich: Die Medizin befasst sich mit dem Menschen in allen Aspekten und damit mit dem Leben selbst. Dem Leben mit all seinen Höhen und Tiefen, all der Trauer und dem Schmerz, den Wünschen und Hoffnungen, Ängsten und Nöten, Träumen und Enttäuschungen eines Menschen. Sie ist keine Wissenschaft, sondern, um es mit dem Vokabular der alten Griechen auszudrücken eine *Techné*, eine (ärztliche) Kunst. Sie bringt alles zusammen und berührt alles. Sie wird also zwangsläufig auch mit allem in Berührung kommen, was das Leben und die Existenz zu bieten haben und wird damit immer **Grenzerfahrungen** für uns alle bereithalten. In diesem Umfeld mit diesen Anforderungen, die einerseits an einen selbst gestellt werden, die man aber andererseits auch an sein eigenes Leben stellt, kann man sich nur für das eigene Leben sinnstiftend und sicher bewegen, wenn man dies mit Leidenschaft tut. Leidenschaft für ebendiese Grenzerfahrungen, vor allem aber auch für das, was man tut und wofür das eigene Wirken in der Welt stehen soll. Leidenschaft kann man nicht lernen, aber man kann sie entwickeln, indem man sich vom Leben selbst faszinieren lässt.

Die Anatomie ist das Kernfach der Vorklinik.

Hier lernst du den Aufbau jedes Organs, Lage und Lagebeziehungen sowie die Bezeichnungen der Knochen, Muskeln, Nerven und Gefäße. Theorie ist jedoch nur eine Seite dieses Fachs – die Praxis ist eine andere. Im Präp- oder Sezierkurs lernst du durch das Präparieren von Leichen(-teilen) die Strukturen des menschlichen Körpers real kennen und bekommst dadurch ein genaues anatomisches Verständnis. Mit Sobotta an deiner Seite kann nichts schief gehen.

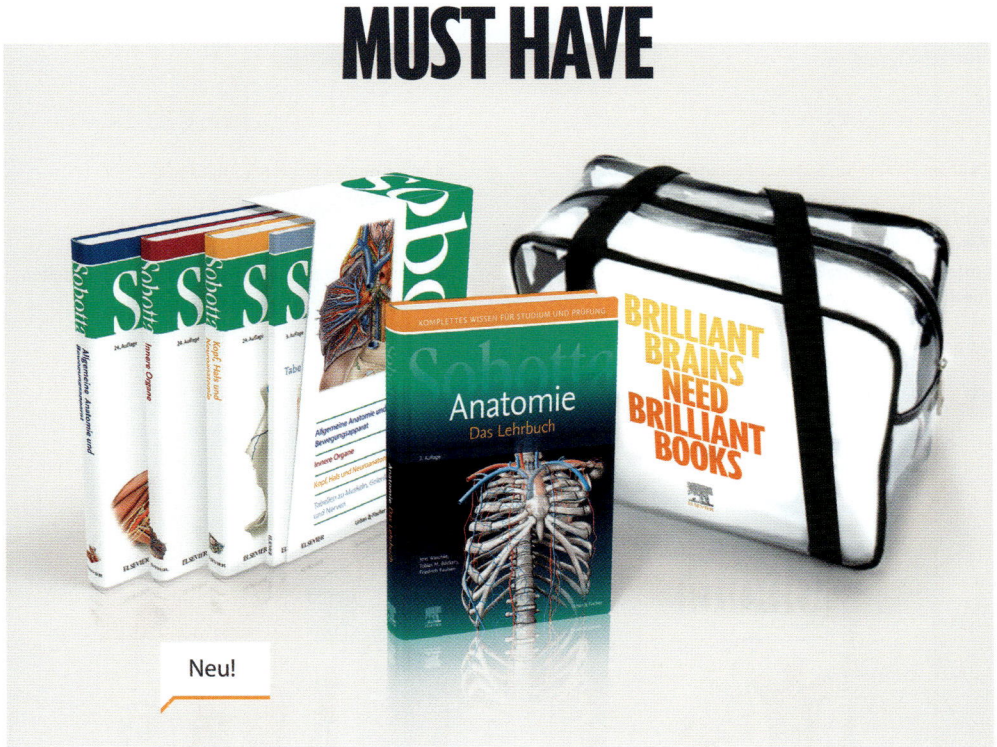

Waschke / Böckers / Paulsen,
Sobotta-Tasche
Atlas + Lehrbuch 2021/22

August 2021
€ [D] 215,– / € [A] 221,10
978-3-437-44097-7

Auch als Einzelbände erhältlich.

Der Sobotta ist das wichtigste Werk zum Einstieg in das Fach und kann so viel mehr als ein Atlas: perfekt zum Nachschlagen und ideal zum Lernen dank zahlreicher Übungsaufgaben. Das Herzstück bilden die über 1.800 realitätsnahen und detailgetreuen anatomischen Illustrationen. Von den Körperregionen bis in die kleinste Struktur führt dieser Atlas auf mehr als 1.900 Seiten durch die Anatomie des Körpers.

Das Sobotta Lehrbuch enthält die perfekte Kombination aus Bildern, Tabellen und erklärendem Text mit starkem klinischem Bezug.

Deine Sobotta-Essentials sind zum Semesterstart als praktisches Set erhältlich! Die Bibbag enthält:

* Sobotta, Atlas der Anatomie des Menschen, 3 Bände und Tabellenheft im Schuber
* Das Lehrbuch Anatomie von Jens Waschke

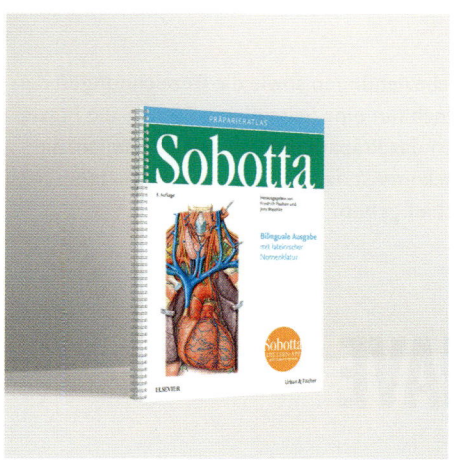

Paulsen/Waschke, Sobotta Präparieratlas

3. Aufl. 2017
€ [D] 54,– / € [A] 55,60
978-3-437-44016-8

Unterstützt das praktische Lernen im Präpsaal –
ideal zum Mitnehmen.

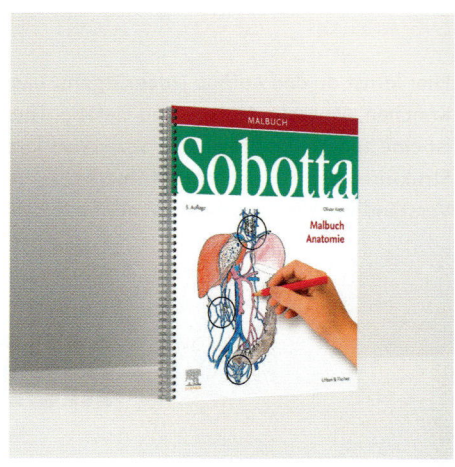

Kretz, Sobotta Malbuch Anatomie

5. Aufl. 2021
€ [D] 20,– / € [A] 20,60
978-3-437-41437-4

Makroskopische Anatomie durch Malen erarbeiten
und verstehen.

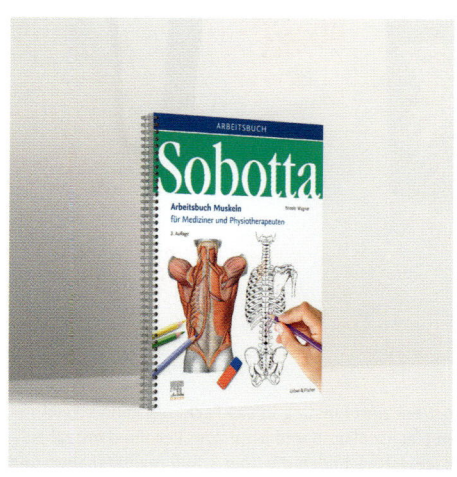

Wagner, Sobotta Arbeitsbuch Muskeln

2. Aufl. 2020
€ [D] 25,– / € [A] 25,70
978-3-437-44102-8

Muskelursprung, Ansatz, Innervation und Funktion
aktiv und kreativ erarbeiten.

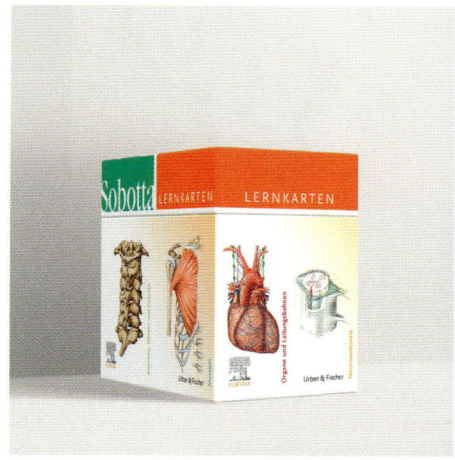

Bräuer/Scholz, Sobotta Lernkarten Gesamtpaket

3. Aufl. 2020
€ [D] 52,– / € [A] 53,50
978-3-437-41906-5

Alles drin und immer dabei: Die Themen „Muskeln",
„Knochen, Bänder und Gelenke" sowie „Organe
und Leitungsbahnen" und „Neuroanatomie" im
praktischen Format.

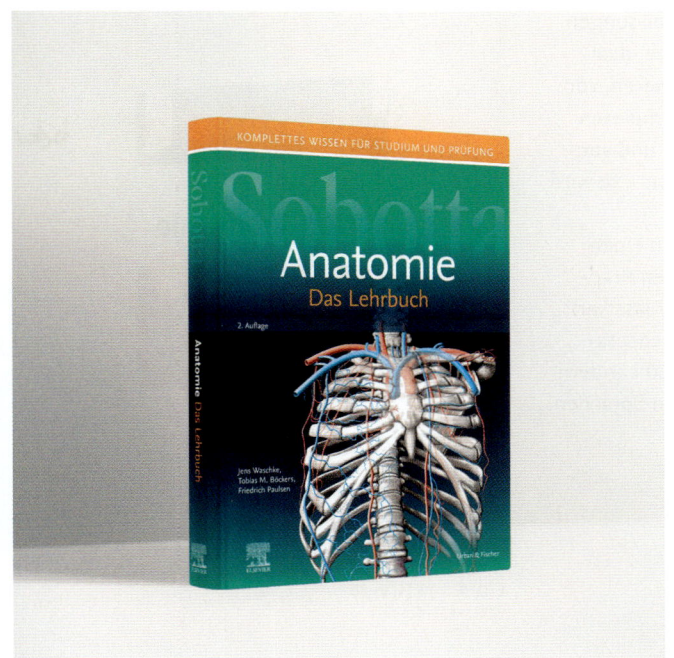

**Waschke et al.,
Anatomie – Das Lehrbuch**

2. Aufl. 2019
€ [D] 73,– / € [A] 75,10
978-3-437-44081-6

Anatomie verstehen und bestehen –
dieses Lehrbuch erklärt Anatomie
vollständig, anschaulich und ohne
Umschweife mit Fokus auf Prüfungsrelevanz und Klinikbezug für effek-
tives und motiviertes Lernen.

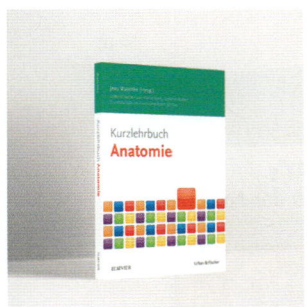

**Waschke et al.,
Kurzlehrbuch Anatomie**

2017
€ [D] 39,– / € [A] 40,10
978-3-437-43295-8

Fürs semesterbegleitende Lernen
oder gezieltes Vorbereiten auf die
Prüfung – mit den wichtigsten
IMPP-Hits, klinischen Hinweisen
für Praxisbezug und zahlreichen
Lerntipps.

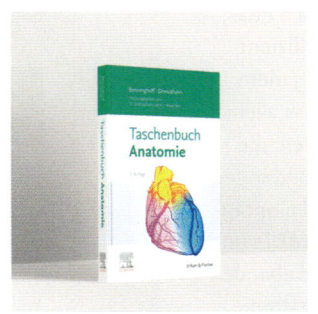

**Benninghoff/Waschke,
Taschenbuch Anatomie**

3. Aufl. 2020
€ [D] 42,– / € [A] 43,20
978-3-437-42303-1

Zuverlässig, vollständig und anschaulich vermitteln die didaktisch
aufbereiteten Texte alles Wichtige
rund um die Anatomie.

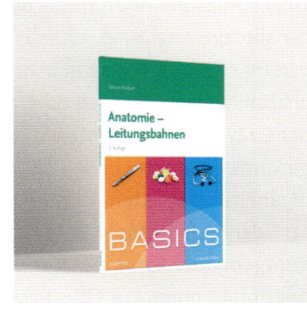

Rengier, BASICS Leitungsbahnen

2. Aufl. 2019
€ [D] 13,– / € [A] 13,40
978-3-437-42507-3

Ausführliche Darstellung der
klinisch-relevanten Leitungsbahnen von den Arterien und Venen
bis zu Nerven und Lymphsystem.

Die über 2.000 preisgekrönten Abbildungen im typischen Netter-Stil führen dich ideal-didaktisch vom Leichten zum Schweren, von vereinfachten Darstellungen zu komplexen Strukturen. Detailreich beschriftet und von bestechender Klarheit und Präzision – so wird Anatomie greifbar!
Praktisch: Die gesamte Anatomie in einem Band – ideal zum Mitnehmen in den Präp-kurs. Netter ist der internationale Klassiker: Der meistverkaufte Atlas im englischspra-chigen Raum, erfolgreich in über 60 Ländern der Welt, übersetzt in bisher sieben Sprachen.

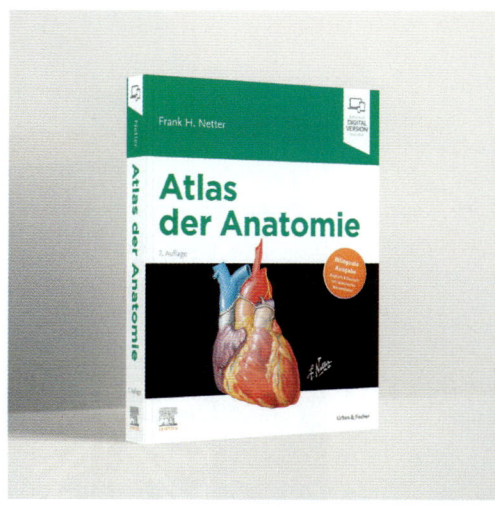

Netter, Atlas der Anatomie
7. Aufl. 2020
€ [D] 93,– / € [A] 95,70
978-3-437-41607-1

Gray's Atlas der Anatomie – der ideale Atlas, für alle, die Anatomie schnell und effizient verstehen wollen. Als Ergänzung zu jedem anatomischen Lehrbuch oder als Atlas allein – der Gray's Atlas erleichtert das Lernen: die gesamte Anatomie in fast 1.000 Abbildungen in einem kompakten Atlas, maximal einpräg-sam dargestellt. Mehr als 270 CTs, MRTs und Röntgenbilder sowie „Anatomie am Lebenden" mit Abbildungen zur Oberflächenanatomie. Besonders praktisch: Lateinische Nomen-klatur mit zusätzlichen Erklärungen zu jeder Abbildung in deutscher und englischer Sprache sowie zwei Register in deutsch-lateinisch sowie separates Register in englischer Sprache.

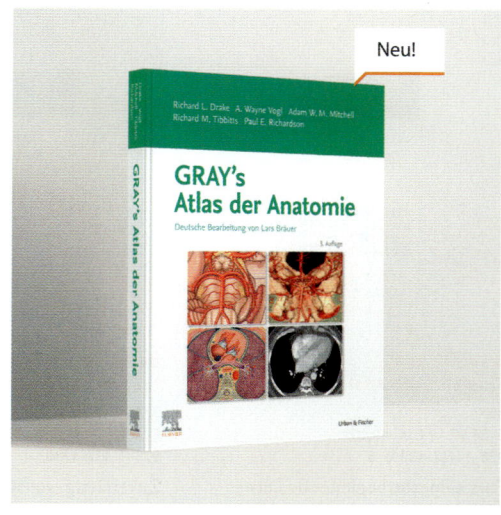

Neu!

**Drake / Vogl / Mitchell,
Gray's Atlas der Anatomie**
3. Aufl. 2021
€ [D] 35,– / € [A] 36,–
978-3-437-44702-0

Die Neuroanatomie untersucht den Aufbau des Nervensystems.

In dieser Fachdisziplin zeigt sich besonders, dass du Bau und Funktion des zentralen Nervensystems nicht ohne erste klinische Bezüge und anatomisches Verständnis lernen kannst. Kennt man nämlich die komplexe Verschaltung und Struktur des Gehirns als zentrale Rechenstelle, kann man schon viele Krankheiten und Ausfallerscheinungen besser verstehen.

Keine Sorge, auch wenn die Neuroanatomie viel Stoff enthält, geht es doch nicht nur um reines Auswendiglernen, sondern es zeigen sich dir recht schnell interessante Zusammenhänge und praktische Anwendungen in diesem spannenden Fach.

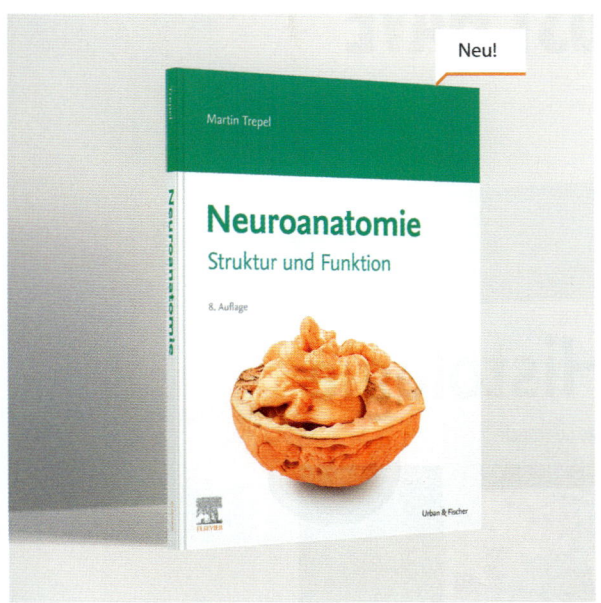

Trepel, Neuroanatomie

8. Aufl. 2021
€ [D] 39,– / € [A] 40,10
978-3-437-41289-9

Neuroanatomie abwechslungsreich und praxisnah erklärt – hier liegt der Schwerpunkt auf dem Zusammenhang von Morphologie, Funktion und Klinik. Dieses Lehrbuch berücksichtigt nicht nur die Prüfungsrelevanz sondern gibt dank zahlreicher Fallbeispiele ebenso einen Ausblick auf die künftige Praxis.

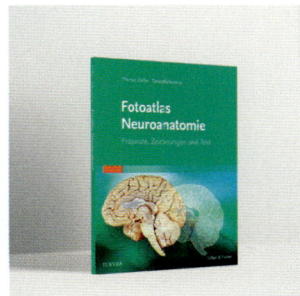

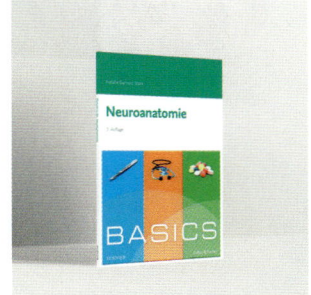

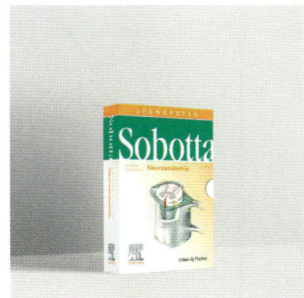

Deller / Sebestény, Fotoatlas Neuroanatomie

2013
€ [D] 35,– / € [A] 36,–
978-3-437-41215-8

Schnitt für Schnitt Neuroanatomie lernen dank exzellenter Farbfotos plus erklärende Schemazeichnungen.

Garzorz, BASICS Neuroanatomie

2. Aufl. 2018
€ [D] 21,– / € [A] 21,60
978-3-437-42458-8

Zuverlässig und anschaulich vermitteln die leicht verständlichen Texte alles Wichtige rund um die Neuroanatomie.

Bräuer / Scholz, Sobotta Lernkarten Neuroanatomie

2. Aufl. 2020. € [D] 26,– / € [A] 26,80
978-3-437-42912-5

Handlich, praktisch, vollständig: Neuroanatomie für unterwegs, mit vielen Fragen und Antworten zum Selbsttest.

Die Histologie beleuchtet die Anatomie auf mikroskopischer Ebene.

In der Histologie oder Gewebelehre lernst du anhand spezifischer Merkmale menschliches Gewebe zu identifizieren und untersuchen. Gewebepräparate der verschiedenen Organe sehen unter dem Mikroskop oft ganz eindeutig und typisch aus. Manchmal ähneln sie sich stark und dann heißt es differentialdiagnostisch vorgehen.

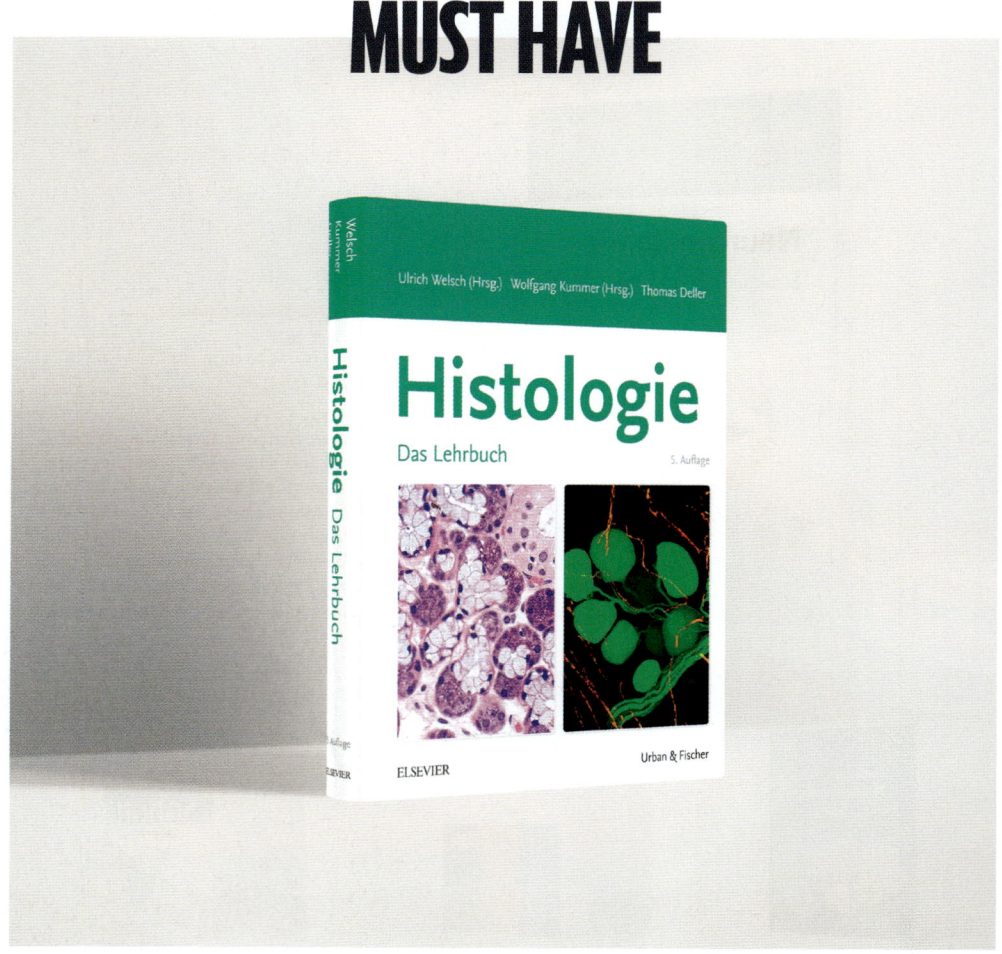

Welsch et al.,
Histologie – Das Lehrbuch

5. Aufl. 2018
€ [D] 52,– / € [A] 53,50
978-3-437-44434-0

Das bewährte Lehrbuch Histologie erläutert die komplette Gewebelehre verständlich, funktionsorientiert und im anatomischen Zusammenhang. Es bietet umfassende Einblicke in morphologische, physiologische und klinische Zusammenhänge. Über 870 großformatige, einprägsame Abbildungen machen das Lehrbuch gleichzeitig zu einem hochwertigen Atlas. Denn exzellente Aufnahmen in angemessener Größe sind unverzichtbar für das Verständnis, Lernen und Wiedererkennen von histologischen Strukturen.